U0236853

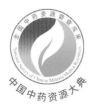

"十三五"国家重点图书出版规划项目

国家新闻出版改革发展项目

国家出版基金项目

中央本级重大增减支项目

科技基础性工作专项

全国中药资源普查项目

# 梵净山
# 中药资源图志

## 第四卷

|主 编|

## 黄璐琦 周 涛 江维克

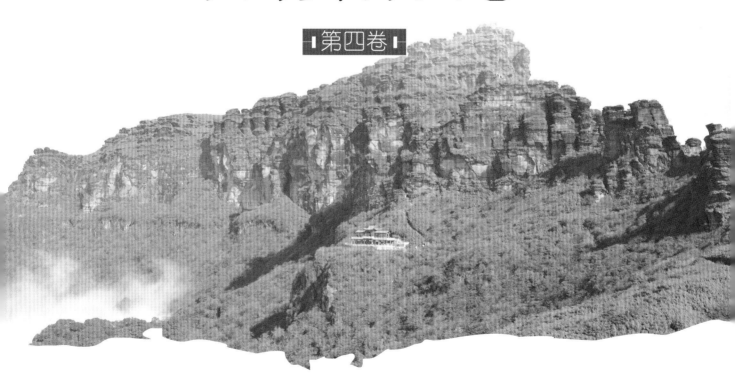

海峡出版发行集团　福建科学技术出版社

THE STRAITS PUBLISHING & DISTRIBUTING GROUP　FUJIAN SCIENCE & TECHNOLOGY PUBLISHING HOUSE

# 目录

第四卷

## 第二章　梵净山药用动物资源　　　1847

# 泽泻科

# 矮慈姑 *Sagittaria pygmaea* Miq.

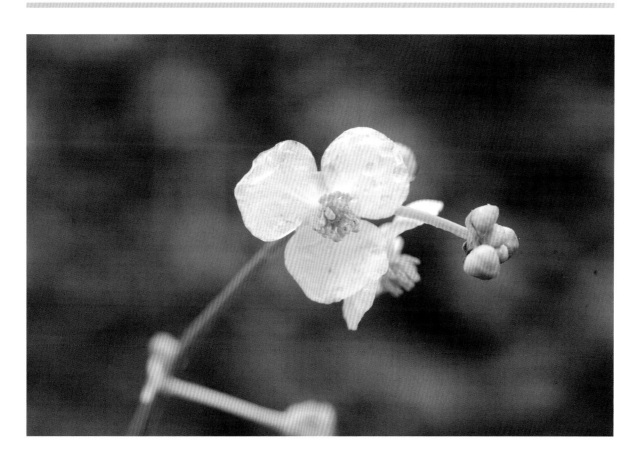

【别　　名】瓜皮草（《中国植物志》），鸭舌草、鸭舌子（《贵州民间草药》），水充草（《贵州草药》），鸭舌条、小箭（《四川常用中草药》）。

【形态特征】一年生沼生植物。叶全部基生，叶片条形或条状稀披针形，长2~30 cm，宽0.2~1 cm，先端渐尖或稍钝，基部鞘状。花葶直立，高5~35 cm。花序总状；花轮生；雌花单一，无梗，着生于下轮，或与雄花组成1轮，雄花2~5，具1~3 cm长的细梗；外轮花被片3，倒卵形，内轮花被片3，较外轮者大；雄蕊12，花丝扁而宽；心皮多数，集成圆球形。瘦果，近倒卵形，背翅具鸡冠状齿裂。花、果期5~11月。

【分布与生境】梵净山地区资源分布的代表区域：郭家沟、峰坝村等地。生于沼泽、水田、沟溪浅水处。

【中　药　名】鸭舌头（全草）。

【功 效 主 治】清肺利咽，利湿解毒。主治肺热咳嗽，咽喉肿痛，小便热痛，痈疖肿毒，湿疮，烫伤，蛇伤。

【采 收 加 工】夏、秋季采收，鲜用或晒干备用。

【用 法 用 量】内服：煎汤，鲜品15～30 g。外用：适量，捣敷。

【用 药 经 验】①喉火：鲜鸭舌头30 g，水煎服；同时另取一部分捣敷颌下。②无名肿毒：鲜鸭舌头捣烂外敷。③湿疮：鸭舌头、水慈姑、猪鼻孔叶各等分，捣烂搽患处，最后用清水洗净。

# 野慈姑 *Sagittaria trifolia* L.

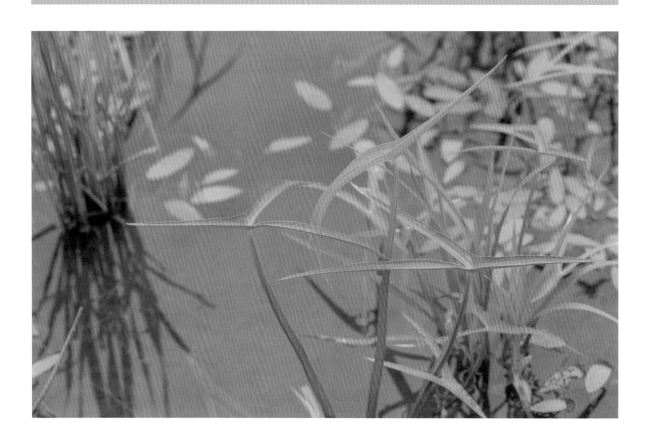

【别　　　　名】慈姑（《中国植物志》）。

【形 态 特 征】多年生水生或沼生草本。根状茎横走，较粗壮，末端膨大或否。挺水叶箭形，叶片长短、宽窄变异很大，通常顶裂片短于侧裂片，比值为1：1.2～1：1.5，有时侧裂片更长，顶裂片与侧裂片之间缢缩，或否；叶柄基部渐宽，鞘状，具横脉，或不明显。花葶直立，挺水，高15～70 cm，或更高，通常粗壮；花序总状或圆锥状，长5~20 cm，有时更长，具分枝1~2枚，具花多轮，每轮2~3花；苞片3枚；花单性；花被片反折，外轮花被片椭圆形或广卵形，内轮花被片白色或淡黄色；雌花通常1~3轮，花梗短粗，心皮多数，花柱自腹侧斜上；雄花多轮，花梗斜举，长0.5~1.5 cm，雄蕊多数，花药黄色，花丝长短不一，通常外轮短，向里渐长。瘦果两侧压扁，倒卵形，具翅；果喙短，自腹侧斜上。种子褐色。花、果期5~10月。

【分布与生境】梵净山地区资源分布的代表区域：烂泥坳、下月亮坝、坝溪等地。生于湖泊、池塘、沼泽、沟渠、水田等水域。

【中　药　名】慈姑（球茎），慈姑叶（地上部分）。

【功效主治】■慈姑　活血凉血，止咳通淋，解毒散结。主治产后血闷，胎衣不下，带下，崩漏，咳嗽痰血，淋浊，目赤肿痛。

　　　　　　■慈姑叶　清热解毒，凉血化痰，利水消肿。主治咽喉肿痛，黄疸，水肿，恶疮肿毒，瘰疬，湿疹，蛇虫咬伤。

【采收加工】■慈姑　秋季初霜后，茎叶黄枯，球茎充分成熟，自此至翌年春发芽前，均可采收，采收后，洗净，鲜用或晒干。

　　　　　　■慈姑叶　夏、秋季采收，鲜用或切段晒干。

【用法用量】■慈姑　内服：煎汤，15~30 g；或绞汁。外用：适量，捣敷；或磨汁沉淀后点眼。

　　　　　　■慈姑叶　内服：煎汤，10~30 g；或捣汁。外用：适量，研末调敷；或鲜品捣敷。不宜久敷。

【用药经验】①胃气痛：慈姑9 g，莱菔子、土川芎各6 g，水煎，兑酒服。②小儿疳积：慈姑粉3 g，朱砂0.3 g，饭内蒸食。③脱肛：慈姑5枚，去皮，放入猪大肠内，炖熟食2~3次。④淋浊：慈姑180 g，加水适量煎服。⑤黄疸：慈姑、倒触伞各30 g，煨水服。⑥水肿：慈姑、水折耳、水灯心各15 g，水菖蒲9 g，煨水服。

# 水鳖科

## 黑 藻 *Hydrilla verticillata* (L. f.) Royle.

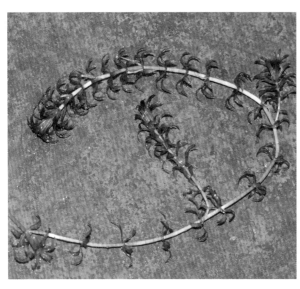 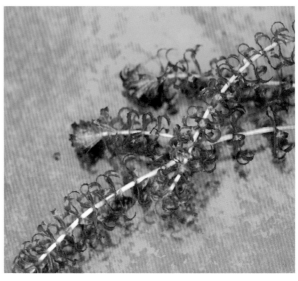

【形态特征】多年生沉水草本。茎圆柱形，表面具纵向细棱纹，质较脆。休眠芽长卵圆形；苞叶多数，螺旋状紧密排列，白色或淡黄绿色，狭披针形至披针形。叶3~8枚轮生，线形或长条形，常具紫红色或黑色小斑点，先端锐尖，边缘锯齿明显，无柄，具腋生小鳞片；主脉1条，明显。花单性，雌雄同株或异株；雄佛焰苞近球形，绿色，表面具明显的纵棱纹，顶端具刺凸；雄花萼片3，白色，稍反卷；花瓣3，反折开展，白色或粉红色；雄蕊3，花丝纤细，花药线形，2~4室；花粉粒球形，表面具凸起的纹饰；雄花成熟后自佛焰苞内放出，漂浮于水面开花；雌佛焰苞管状，绿色；苞内雌花1朵。果实圆柱形，表面常有2~9个刺状突起。种子2~6粒，茶褐色，两端尖。植物以休眠芽繁殖为主。花、果期5~10月。

【分布与生境】梵净山地区资源分布的代表区域：大烂沟、烂泥坳、云舍等地。生于淡水中。

【中 药 名】黑藻（全草）。

【功效主治】清热解毒，利尿除湿。主治疮疡肿毒。

# 龙舌草 *Ottelia alismoides* (L.) Pers.

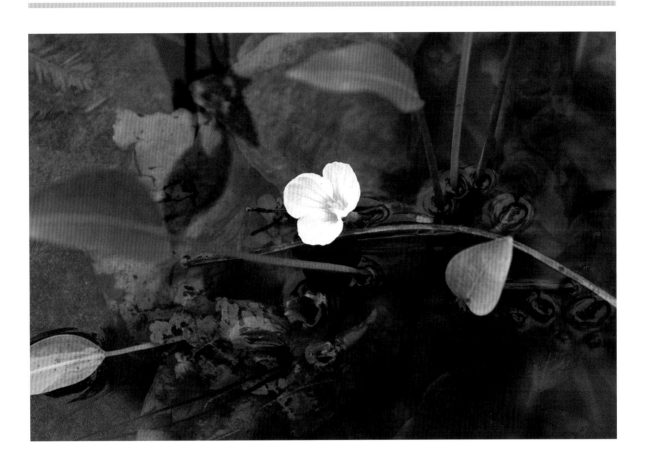

【别　　名】水白菜、水莴苣、龙爪草（《贵州民间方药集》），瓢羹菜、山窝鸡（《贵州草药》），龙舌（《本草纲目》）。

【形态特征】沉水草本。茎极短，具须根。叶基生，膜质；叶柄长短随水体的深浅而异，多变化于2～40 cm；叶卵状椭圆形、近圆形或心形，长约20 cm，宽约18 cm，常见叶形尚有狭长形、披针形乃至线形，长达8～25 cm，宽仅1.5～4 cm，全缘或有细齿。佛焰苞椭圆形至卵形，长2.5～4 cm，宽1.5～2.5 cm，先端2～3浅裂，有3～6条纵翅；花两性，无梗，单生；花瓣3，白色、淡紫色或浅蓝色；雄蕊3～12枚，花丝具腺毛，花药条形，黄色，药隔扁平；子房下位，近圆形，心皮3～10枚。果实长圆形。种子多数，纺锤形，细小。花期4～10月。

【分布与生境】梵净山地区资源分布的代表区域：老月亮坝、大烂沟、云舍等地。生于湖泊、沟渠、水塘、水田及积水洼地。

【中　药　名】龙舌草（全草）。

【功 效 主 治】清热化痰，解毒利尿。主治肺热咳喘，咳痰黄稠，水肿，小便不利，痈肿，烫火伤。

【采 收 加 工】夏、秋季采收，鲜用或晒干。

【用 法 用 量】内服：煎汤，15～30 g。外用：适量，捣敷；或研末，调敷。

【用 药 经 验】①咳血：龙舌草30 g，煨水服。②便秘：龙舌草15 g，五皮风、木通各9 g，煨水服。③子宫脱垂：龙舌草捣绒，调菜油敷患处。④水肿：龙舌草、石菖蒲、通花根各15 g，水煎服。

# 禾本科

## 看麦娘 *Alopecurus aequalis* Sobol.

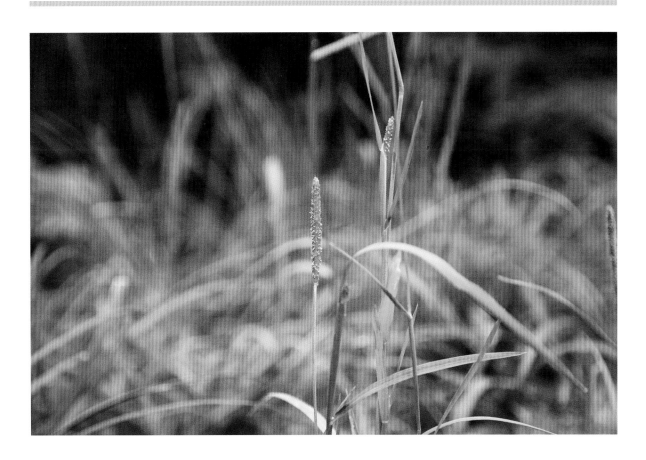

【别　　　名】牛头猛（《湖南药物志》），路边谷、道旁谷（《青岛中草药手册》），油草（《浙江药用植物志》），棒槌草（《秦岭巴山天然药物志》）。

【形 态 特 征】一年生草本。秆少数丛生，细瘦，光滑，节处常膝曲，高15 ~ 40 cm。叶鞘光滑，短于节间；叶舌膜质；叶片扁平。圆锥花序圆柱状，灰绿色，长2 ~ 7 cm，宽3 ~ 6 mm；小穗椭圆形或卵状长圆形，长2 ~ 3 mm；颖膜质，基部互相联合，具3脉，脊上有细纤毛，侧脉下部有短毛；外稃膜质，先端钝，等大或稍长于颖，下部边缘互相联合，芒长1.5 ~ 3.5 mm，约于稃体下部1/4处伸出，隐藏或稍外露；花药橙黄色，长0.5 ~ 0.8 mm。颖果长约1 mm。花、果期4 ~ 8月。

【分布与生境】梵净山地区资源分布的代表区域：护国寺、马槽河等地。生于海拔较低的田边及潮湿之地。

【中　药　名】看麦娘（全草）。

【功效主治】清热解毒，止泻，利湿。主治黄疸性肝炎，毒蛇咬伤，泄泻，水肿，水痘等。

【采收加工】春、夏季采收，鲜用或晒干。

【用法用量】内服：煎汤，30～60 g。外用：适量，捣敷；或煎水洗。

【用药经验】①水肿：看麦娘60 g，水煎服。②水痘：看麦娘30 g，野紫苏、芫荽菜各9 g，水煎服。

# 矛叶荩草 *Arthraxon lanceolatus* (Roxb.) Hochst.

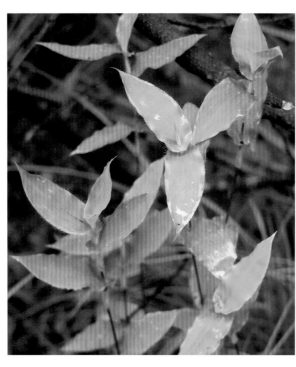
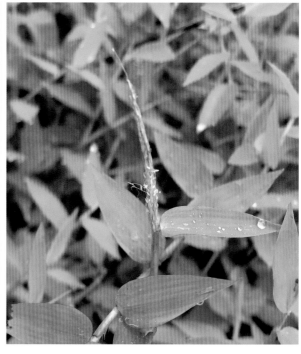

【形态特征】多年生草本。秆较坚硬，直立或倾斜，高40～60 cm，常分枝，具多节；节着地易生根，节上无毛或生短毛。叶鞘短于节间，无毛或疏生疣基毛；叶舌膜质，被纤毛；叶片披针形至卵状披针形，先端渐尖，基部心形，抱茎，无毛或两边生短毛，乃至具疣基短毛，边缘通常具疣基毛。总状花序长2～7 cm，2至数枚呈指状排列于枝顶，稀可单性；总状花序轴节间长为小穗的1/3～2/3，密被白毛纤毛。无柄小穗长圆状披针形，质较硬，背腹压扁；第一颖长约6 mm硬草质，先端尖，两侧呈龙骨状，具2行篦齿状疣基钩毛，具不明显7～9脉，脉上及脉间具小硬刺毛，尤以顶端为多；第一颖草质，具6～7脉，先端尖，边缘包着第二颖；第二颖质较薄，与第一颖等长，具3脉，边缘近膜质而内折成脊；第一外稃与第二外稃均透明膜质，近等长，长约为小穗的3/5，无芒；雄蕊3。花、果期7～10月。

【分布与生境】梵净山地区资源分布的代表区域：石板寨、猴子洞、清水江、洼溪河等地。生于山坡、旷野及沟边阴湿处。

【中　药　名】矛叶荩草（全草）。

【功效主治】止咳定喘，杀虫。主治上气喘逆，久咳，疮疡疥癣。

【采收加工】夏、秋季采收，洗净，鲜用或晒干。

# 荩　草
*Arthraxon hispidus* (Thunb.) Makino.

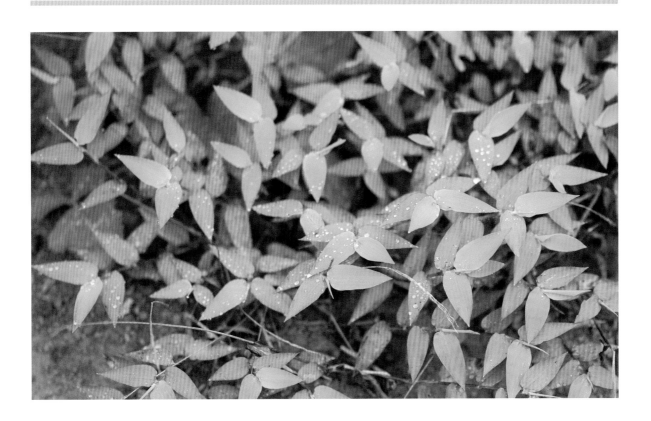

【别　　　名】菉竹（《诗经》），黄草（《吴晋本草》），菉蓐草（《新修本草》），细叶秀竹（《广州植物志》），马耳草（《吉林中草药》）。

【形态特征】一年生草本。秆细弱，无毛，基部倾斜，高30～60 cm，具多节，常分枝，基部节着地易生根。叶鞘短于节间，生短硬疣毛；叶舌膜质，边缘具纤毛；叶片卵状披针形，长2～4 cm，宽0.8～1.5 cm，除下部边缘生疣基毛外余均无毛。总状花序细弱，长1.5～4 cm，2～10枚呈指状排列或簇生于秆顶；总状花序轴节间无毛，长为小穗的2/3～3/4；无柄小穗卵状披针形，呈两侧压扁，灰绿色或带紫；第一颖草质，边缘膜质，包住第二颖2/3，具7～9脉，脉上粗糙至生疣基硬毛，尤以顶端及边缘为多，先端锐尖；第二颖近膜质，与第一颖等长，舟形，具3脉而2侧脉不明显，先端尖；第一外稃长圆形，透明膜质，先端尖，长为第一颖的2/3；第二外稃与第一外稃等长，透明膜质，近基部伸出1膝曲的芒，芒下几部扭转；雄蕊2；花药黄色或紫色。颖果长圆形，与稃体等长。花、果期9～11月。

【分布与生境】梵净山地区资源分布的代表区域：鱼坳、观音阁、棉絮岭、岩高坪、凉水井等地。生于山坡草地阴湿处。

【中 药 名】荩草（全草）。

【功效主治】止咳定喘，杀虫解毒。主治久咳气喘，肝炎，咽喉炎，口腔炎，鼻炎，淋巴结炎，乳腺炎，疮疡疥癣。

【采收加工】7～9月割取全草，晒干。

【用法用量】内服：煎汤，6～15 g。外用：适量，煎水洗；或捣敷。

【用药经验】①气喘：荩草12 g，水煎，日服2次。②疥癣，皮肤瘙痒，痈疖：荩草60 g，水煎外洗。

# 芦 竹 *Arundo donax* L.

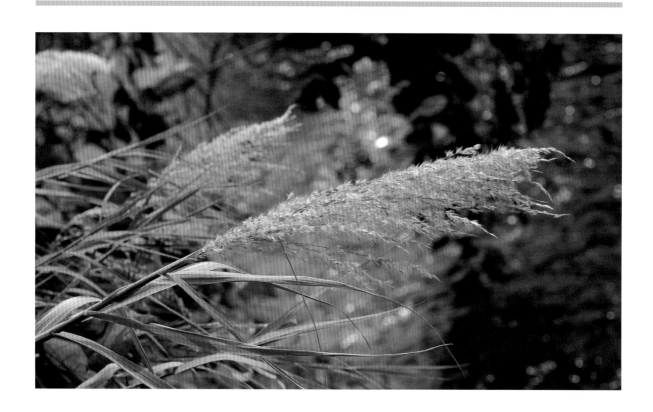

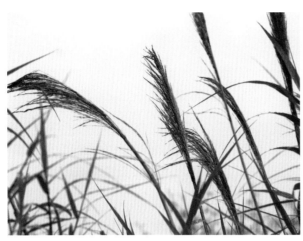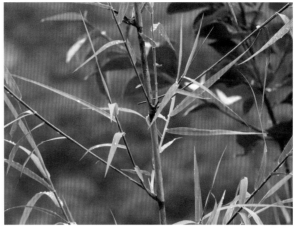

【别　　　名】狄芦竹（《本草汇言》），楼梯杆（《四川中药志》），芦荻头（《岭南采药录》），绿竹（《分类草药性》）。

【形 态 特 征】多年生草本，具发达根状茎。秆粗大直立，高3~6 m，直径1~3.5 cm，坚韧，具多数节，常生分枝。叶鞘长于节间，无毛或颈部具长柔毛；叶舌截平，长约1.5 mm，先端具短纤毛；叶片扁平，长30~50 cm，宽3~5 cm，上面与边缘微粗糙，基部白色，抱茎。圆锥花序极大型，长30~90 cm，宽3~6 cm，分枝稠密，斜升；小穗长10~12 mm；含2~4小花，小穗轴节长约1 mm；外稃中脉延伸成长1~2 mm之短芒，背面中部以下密生长柔毛，两侧上部具短柔毛，第一外稃长约1 cm；内稃长约为外稃之半；雄蕊3。颖果细小黑色。花、果期9~12月。

【分布与生境】梵净山地区资源分布的代表区域：盘溪河、长溪沟、郭家沟、凯土河等地。生于河岸道旁、沙质壤土上。

【中　药　名】芦竹根（根茎），芦竹笋（嫩苗），芦竹沥（经烧炙后沥出的液汁）。

【功 效 主 治】■芦竹根　清热泻火，生津除烦，利尿。主治热病烦渴，虚劳骨蒸，吐血，热淋，小便不利，风火牙痛。

　　　　　　　　■芦竹笋　清热泻火。主治肺热吐血，骨蒸潮热，头晕，热淋，牙痛。

　　　　　　　　■芦竹沥　清热镇惊。主治小儿高热惊风。

【采 收 加 工】■芦竹根　夏季拔取全株，砍取根茎，洗净，剔除须根，切片或整条晒干。

　　　　　　　　■芦竹笋　春季采收，洗净，鲜用。

　　　　　　　　■芦竹沥　取鲜芦竹竿，截成30~50 cm长，两端去节，劈开，架起，中部用火烤之，两端即有液汁流出，以器盛之。

【用 法 用 量】■芦竹根　内服：煎汤，15~30 g；或煎膏。外用：适量，捣敷。

　　　　　　　　■芦竹笋　内服：煎汤，鲜品15~60 g；或捣汁；或熬膏。外用：适量，捣汁滴耳。

　　　　　　　　■芦竹沥　内服：开水冲，15~30 g。

【用药经验】①肺热吐血：芦竹笋500 g，捣汁加白糖服。②热毒灌耳心（中耳炎）：芦竹笋500 g，捣取汁加冰片滴耳。③青壮年用脑过度，精神失常：芦竹笋捣汁熬膏加白糖服，每服1茶匙。

# 薏 苡 *Coix lacryma-jobi* L.

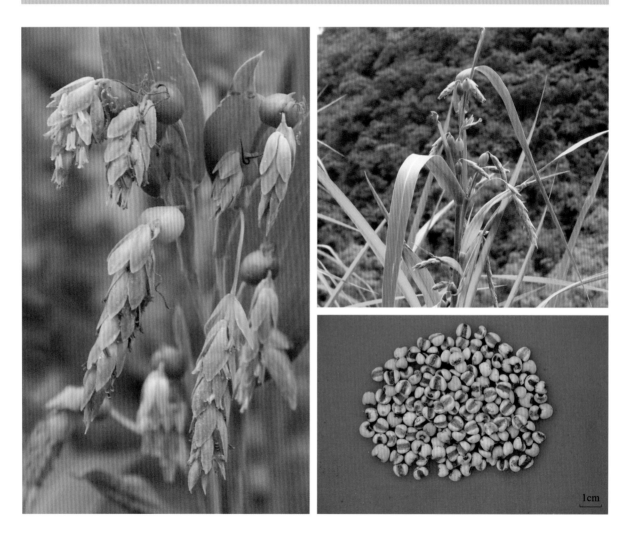

1cm

【别　　　名】菩提子（《本草纲目》），五谷子、草珠子、含珠薏苡、大薏苡（《中国植物志》）。

【形 态 特 征】一年生粗壮草本，须根黄白色，海绵质。秆直立丛生，高1～2 m，具10多节，节多分枝。叶鞘短于其节间，无毛；叶舌干膜质，长约1 mm；叶片扁平宽大，开展，基部圆形或近心形，中脉粗厚，在下面隆起，边缘粗糙，通常无毛。总状花序腋生成束，长4～10 cm，直立或下垂，具长梗；雌小穗位于花序之下部，外面包以骨质念珠状之总苞，总苞卵圆形，珐琅质，坚硬，有光泽；第一颖卵圆形，顶端渐尖呈喙状，具10余脉，包围着第二颖及第一外稃；第二外稃短于颖，具3脉，第二内稃较小；雄蕊常退化；雌蕊具细长之柱头，从总苞之顶端伸出，颖果小；无柄雄小穗第一颖草质，边缘内折成脊，具有不等宽之翼，顶端钝，具多数脉，第二颖舟形；外稃与内稃膜质；第一及第二小花常具雄蕊3枚，花药橘黄色；有柄雄小穗与无柄者相似。花、果期6~12月。

【分布与生境】梵净山地区资源分布的代表区域：马槽河、下月亮坝、徐家沟等地。生于海拔300~2000 m湿润的屋旁、池塘、河沟、山谷、溪涧或易受涝的农田等地。

【中 药 名】薏苡仁（成熟种仁），薏苡根（根）。

【功效主治】■薏苡仁 利水渗湿，健脾止泻，除痹，排脓，解毒散结。主治水肿，脚气病，小便不利，脾虚泄泻，湿痹拘挛，肺痈，肠痈，赘疣，癌肿。

■薏苡根 清热，利湿，健脾，杀虫。主治黄疸，水肿，淋病，疝气，经闭，带下，虫积腹痛。

【采收加工】■薏苡仁 秋季果实成熟时采割植株，晒干，打下果实，再晒干，除去外壳、黄褐色种皮和杂质，收集种仁。

■薏苡根 秋季采挖，洗净，晒干或鲜用。

【用法用量】■薏苡仁 内服：煎汤，10~30 g；或入丸、散；或浸酒；或煮粥；或做羹。

■薏苡根 内服：煎汤，9~15 g，鲜品50~100 g。外用：适量，煎水洗。

【用药经验】①水肿：薏苡仁、瓜蒌壳、木瓜、车前草、木通、升麻各适量，水煎服。②小儿蛔虫：薏苡根、生姜各30 g，水煎服。③急性肾炎平缓期：算盘子根、薏苡根（鲜品）、益母草、萱草根、车前草、酸汤杆各30 g，水煎服。

# 狗牙根 *Cynodon dactylon* (L.) Pers.

【别 名】铁线草（《滇南本草》），绊根草、堑头草（《植物名实图考》），马挽手（《分类草药性》），牛马根、马根子草（《湖南植物志》），铺地草（《云南中草药》）。

【形态特征】低矮草本，具根状茎。秆细而坚韧，下部匍匐地面蔓延甚长，节上常生不定根，直立部分高10~30 cm，直径1~1.5 mm，秆壁厚，光滑无毛，有时略两侧压扁。叶鞘

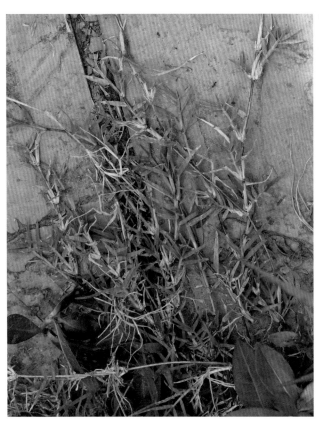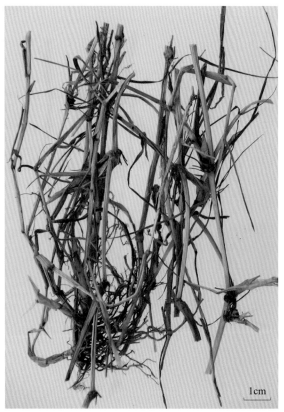

微具脊，无毛或有疏柔毛，鞘口常具柔毛；叶舌仅为1轮纤毛；叶片线形，长1～12 cm，宽1～3 mm，通常两面无毛。穗状花序（2）3～5（6）枚，长2～5（～6）cm；小穗灰绿色或带紫色，仅含1小花；颖长1.5～2 mm，第二颖稍长，均具1脉，背部成脊而边缘膜质；外稃舟形，具3脉，背部明显成脊，脊上被柔毛；内稃与外稃近等长，具2脉；鳞被上缘近截平；花药淡紫色；子房无毛，柱头紫红色。颖果长圆柱形。花、果期5～10月。

【分布与生境】梵净山地区资源分布的代表区域：太平河、凯土河、金厂河、洼溪河等地。生于村庄附近、道旁河岸、荒地山坡。

【中　药　名】狗牙根（全草）。

【功效主治】祛风活络，凉血止血，解毒。主治风湿痹痛，半身不遂，劳伤吐血，便血，跌打损伤，疮疡肿毒。

【采收加工】夏、秋季采割全草，洗净，晒干或鲜用。

【用法用量】内服：煎汤，30～60 g；或浸酒。外用：适量，捣敷。

【用药经验】①筋骨疼痛：狗牙根、小白淑气花晒干，秦归、牛膝、桂枝，共入内泡酒，文武火煮一炷香，埋土内一夜去火，次日取出，临卧服三杯。②腋疮长期不愈：狗牙根嫩尖捣绒敷。

# 马　唐 *Digitaria sanguinalis* (L.) Scop.

【别　　名】羊麻、羊粟（《名医别录》），马饭、荒（《本草拾遗》）。

【形态特征】一年生草本。秆直立或下部倾斜，膝曲上升，高10～80 cm，直径2～3 mm，无毛或节生柔毛。叶鞘短于节间，无毛或散生疣基柔毛；叶舌长1～3 mm；叶片线状披针形，长5～15 cm，宽4～12 mm，基部圆形，边缘较厚，微粗糙，具柔毛或无毛。总状花序长5～18 cm，4～12枚成指状着生于长1～2 cm的主轴上；穗轴直伸或开展，两侧具宽翼，边缘粗糙；小穗椭圆状披针形，长3～3.5 mm；第一颖小，短三角形，无

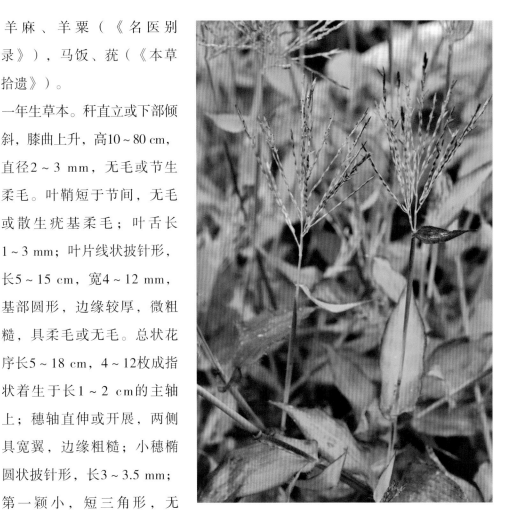

脉；第二颖具3脉，披针形，长为小穗的1/2左右，脉间及边缘大多具柔毛；第一外稃等长于小穗，具7脉，中脉平滑，两侧的脉间距离较宽，无毛，边脉上具小刺状粗糙，脉间及边缘生柔毛；第二外稃近革质，灰绿色，顶端渐尖，等长于第一外稃；花药长约1 mm。花、果期6～9月。

【分布与生境】梵净山地区资源分布的代表区域：聂耳坪、芙蓉坝、冷家坝等地。生于路旁、田野。

【中　药　名】马唐（全草）。

【功效主治】明目润肺。主治目暗不明，肺热咳嗽。

【采收加工】夏、秋季收割全草，晒干。

【用法用量】内服：煎汤，9～15 g。

# 淡竹叶 *Lophatherum gracile* Brongn.

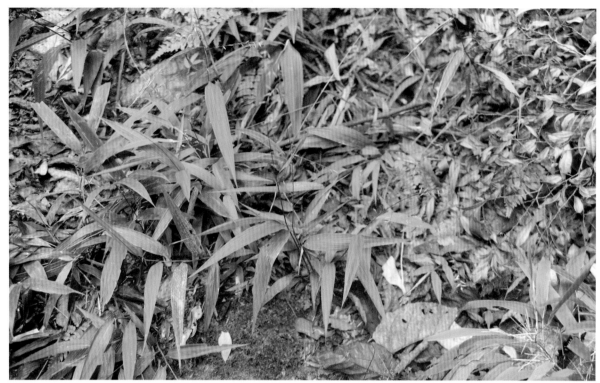

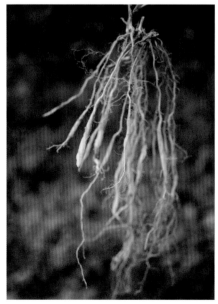

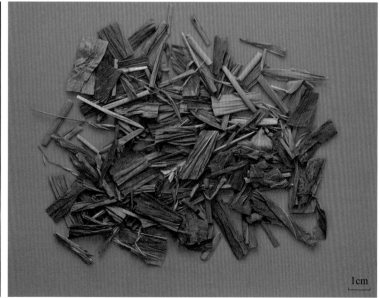

1cm

【别　　名】碎骨草、山鸡米草、竹叶草（《中国植物志》）。

【形态特征】多年生草本，具木质根头。须根中部膨大成纺锤形小块根。秆直立，疏丛生，
高40~80 cm，具5~6节。叶鞘平滑或外侧边缘具纤毛；叶舌质硬，长0.5~1 mm，褐

色，背有糙毛；叶片披针形，长6~20 cm，宽1.5~2.5 cm，具横脉，有时被柔毛或疣基小刺毛，基部收窄成柄状。圆锥花序长12~25 cm，分枝斜升或开展，长5~10 cm；小穗线状披针形，长7~12 mm，宽1.5~2 mm，具极短柄；颖顶端钝，具5脉，边缘膜质，第一颖长3~4.5 mm，第二颖长4.5~5 mm；第一外稃长5~6.5 mm，宽约3 mm，具7脉，顶端具尖头，内稃较短，其后具长约3 mm的小穗轴；不育外稃向上渐狭小，互相密集包卷，顶端具长约1.5 mm的短芒；雄蕊2枚。颖果长椭圆形。花、果期6~10月。

【分布与生境】梵净山地区资源分布的代表区域：大黑湾、盘溪、月亮坝、张家坝、核桃坪等地。生于海拔500~1100 m的疏林下、沟边、路旁等。

【中 药 名】碎骨子（根），淡竹叶（叶）。

【功效主治】■碎骨子 堕胎，催生。

　　　　　　■淡竹叶 清热，除烦，利尿。

【采收加工】■淡竹叶 6月间采收，取原药切去根，拣去杂质，拍去灰尘，晒干。

【用法用量】■碎骨子 内服：煎汤，15~25 g。

# 毛 竹 *Phyllostachys edulis* (Carriere) J. Houzeau

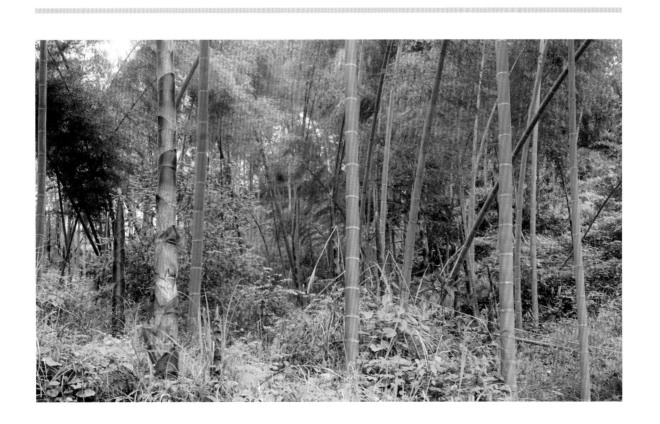

【别　　　名】毛竹笋（《本草纲目拾遗》）。

【形 态 特 征】竿高达20 m，基部节间甚短而向上则逐节较长，壁厚约1 cm。箨鞘背面黄褐色或紫褐色，箨耳微小，繸毛发达；箨舌宽短，边缘具粗长纤毛；箨片较短，长三角形至披针形，绿色，初时直立，以后外翻。末级小枝具2～4叶；叶耳不明显，鞘口繸毛存在而为脱落性；叶舌隆起；叶片较小较薄，披针形，长4～11 cm，宽0.5～1.2 cm。花枝穗状，长5～7 cm，基部托以4～6片逐渐稍较大的微小鳞片状苞片，当此时则花枝呈顶生状；佛焰苞

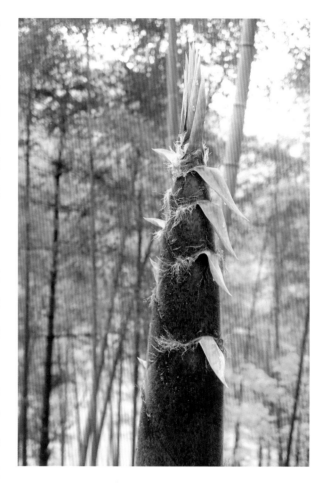

通常在10片以上，常偏于一侧，呈整齐的覆瓦状排列，每片孕性佛焰苞内具1～3枚假小穗；小穗仅有1朵小花，呈针状，颖1片，下部、上部及边缘常生毛茸；外稃上部及边缘被毛，中部以上生有毛茸；鳞被披针形；花丝长4 cm。颖果长椭圆形，顶端有宿存的花柱基部。笋期4月，花期5～8月。

【分布与生境】梵净山地区资源分布的代表区域：马槽河、黄泥沟、牛角洞、青冈坪、丁家坪、盘溪等地。生于海拔400～800 m的丘陵、低山山麓地带。

【中　药　名】毛笋（嫩苗）。

【功 效 主 治】化痰，消胀，透疹。主治食积腹胀，痘疹不出。

【采 收 加 工】4月采挖，鲜用。

【用 法 用 量】内服：煎汤，30～60 g；或煮食。

【用 药 经 验】①痰热咳嗽：毛笋同肉煮食。②糖尿病（肺热型）：鲜毛笋1个，去皮切片，同粳米共煮成粥，每日分2次服。③肾炎，心脏病，肝脏病等浮肿腹水：毛笋、陈蒲瓜各60 g，或加冬瓜皮30 g，水煎服。

# 紫 竹 *Phyllostachys nigra* (Lodd. ex Lindl.) Munro.

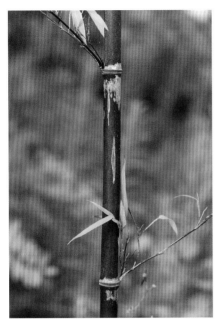 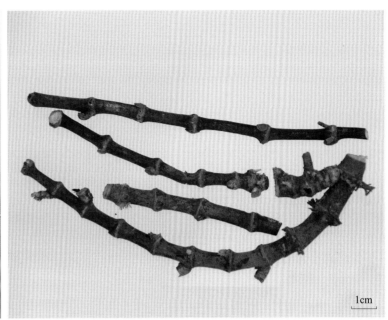

1cm

【别　　名】水竹子（《植物名汇》），黑竹（《草木便方》），油竹（《湖南药物志》）。

【形态特征】竿高4～8 m，稀可高达10 m，直径可达5 cm，幼竿绿色，密被细柔毛及白粉，一年生以后的竿逐渐先出现紫斑，最后全部变为紫黑色，无毛；中部节间长25～30 cm；竿环与箨环均隆起，且竿环高于箨环或两环等高；箨耳长圆形至镰形，紫黑色，边缘生有紫黑色繸毛；箨舌拱形至尖拱形，紫色，边缘生有长纤毛；箨片三角形至三角状披针形，绿色，但脉为紫色，舟状，直立或以后稍开展，微皱曲或波状。花枝呈短穗状，基部托以4～8片逐渐增大的鳞片状苞片；佛焰苞4～6片，除边缘外无毛或被微毛，叶耳不存在，鞘口繸毛少数条或无，缩小叶细小，通常呈锥状或仅为一小尖头，亦可较大而呈卵状披针形，每片佛焰苞腋内有1～3枚假小穗；小穗披针形，具2或3朵小花，小穗轴具柔毛；颖1～3片，偶可无颖；外稃密生柔毛；内稃短于外稃；柱头3，羽毛状。笋期4月下旬。

【分布与生境】梵净山地区资源分布的代表区域：黑湾河、老山门等地。生于海拔800～1200 m的山坡林缘或林旁。

【中　药　名】紫竹根（根茎）。

【功效主治】祛风除湿，活血解毒。主治风湿热痹，筋骨酸痛，经闭，癥瘕，狂犬咬伤。

【采收加工】全年均可采收，洗净，晒干。

【用法用量】内服：煎汤，15～30 g。

【用药经验】①狂犬病：紫竹根60 g，白花柴胡、搜山虎各30 g，熬水服。②骨节痛：紫竹根30 g，黄松节、桑枝各15 g，桂枝9 g，水煎服。③闭经：紫竹根18 g，丹参15 g，水煎服。

# 早熟禾 *Poa annua* L.

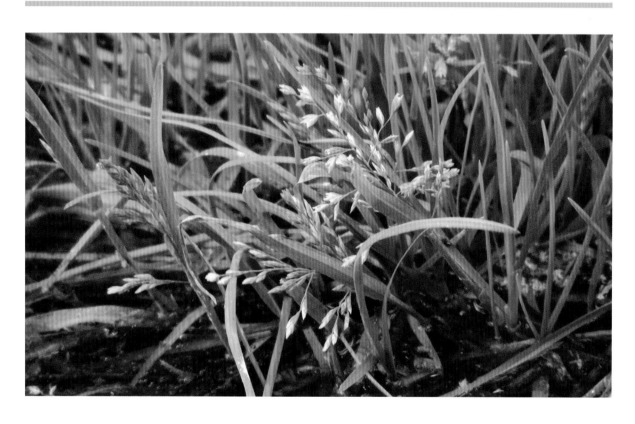

【别　　名】爬地早熟禾（《中国植物志》）。

【形态特征】一年生或冬性禾草。秆直立或倾斜，质软，高6～30 cm，全体平滑无毛。叶鞘稍压扁，中部以下闭合；叶舌圆头；叶片扁平或对折，长2～12 cm，宽1～4 mm，质地柔软，常有横脉纹，顶端急尖成船形，边缘微粗糙。圆锥花序宽卵形，长3～7 cm，开展；分枝1～3枚着生于各节，平滑；小穗卵形绿色；颖质薄，具宽膜质边缘，顶端钝，第一颖披针形，长1.5～2（～3）mm，具1脉，第二颖长2～4 mm，具3脉；外稃卵圆形，顶端与边缘宽膜质，具明显的5脉，脊与边脉下部具柔毛，间脉近基部有柔毛，基盘无绵毛，第一外稃长3～4 mm；内稃与外稃近等长，两脊密生丝状毛；花药黄色，长0.6～0.8 mm。颖果纺锤形。花期4～5月，果期6～7月。

【分布与生境】梵净山地区资源分布的代表区域：苏家坡、坝梅寺等地。生于海拔400～2500 m的
　　　　　　　平原和丘陵的路旁草地、田野水沟或荫蔽荒坡湿地。

【中　药　名】硬质早熟禾干（全草）。

【功效主治】消炎，清热，止咳。主治跌打损伤，支气管炎，感冒咳嗽，湿疹。

【采收加工】秋季割取地上部分，洗净，晒干，切段。

【用法用量】内服：煎汤，6～9 g。

# 棒头草 *Polypogon fugax* Nees ex Steud.

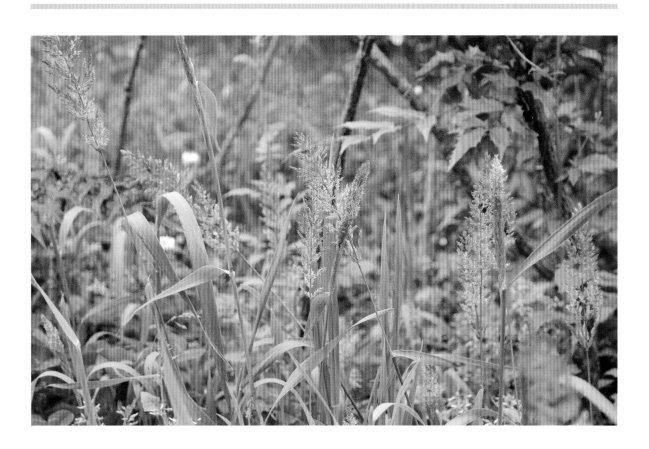

【别　　　名】狗尾梢草、梢草（《中国农田杂草彩色图谱》）。

【形态特征】一年生草本。秆丛生，基部膝曲，大都光滑，高10～75 cm。叶鞘光滑无毛，大都
　　　　　　短于或下部者长于节间；叶舌膜质，长圆形，常2裂或顶端具不整齐的裂齿；叶片
　　　　　　扁平，微粗糙或下面光滑，长2.5～15 cm。圆锥花序穗状，长圆形或卵形，较疏
　　　　　　松，具缺刻或有间断，分枝长可达4 cm；小穗长约2.5 mm（包括基盘），灰绿色或
　　　　　　部分带紫色；颖长圆形，疏被短纤毛，先端2浅裂，芒从裂口处伸出，细直，微粗

糙；外稃光滑，先端具微齿，中脉延伸成长约2 mm而易脱落的芒；雄蕊3，花药长0.7 mm。颖果椭圆形，1面扁平。花、果期4～9月。

【分布与生境】梵净山地区资源分布的代表区域：马槽河、洼溪河、徐家沟等地。生于海拔400～2500 m的山坡、田边、潮湿处。

【中 药 名】棒头草（全草）。

【功 效 主 治】清热利湿，消炎。主治关节疼痛。

【采 收 加 工】秋季采收，洗净，鲜用或晒干。

# 甜根子草 *Saccharum spontaneum* L.

【别 名】割手密（《岭南科学期刊》）。

【形态特征】多年生草本，根状茎长。秆高1～2 m，直径4～8 mm；节具短毛，节下常敷白色蜡粉，花序以下部分被白色柔毛。叶鞘较长于其节间，鞘口具柔毛，有时鞘节或上部边缘具有柔毛，稀为全体被疣基柔毛；叶舌钝，具纤毛；叶片长30～70 cm，宽4～8 mm，无毛。圆锥花序长20～40 cm，分枝细弱；小穗柄长2～3 mm；无柄小穗披针形，基盘具长于小穗3～4倍的丝状毛；两颖近相等，无毛，下部厚纸质，上部膜质；第一

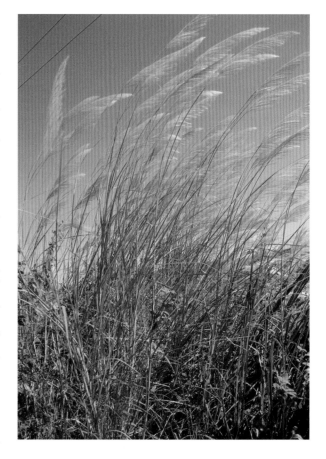

颖上部边缘具纤毛；第二颖中脉成脊，边缘具纤毛；第一外稃卵状披针形，等长于小穗，边缘具纤毛；第二外稃窄线形，边缘具纤毛；第二内稃微小；鳞被倒卵形，顶端具纤毛；有柄小穗与无柄者相似，有时较短或顶端渐尖。花、果期7～8月。

【分布与生境】梵净山地区资源分布的代表区域：老爷坡、牛角洞、张家营盘、平所等地。生于海拔2000 m以下的平原和山坡、河旁溪流岸边、砾石沙滩荒洲上。

【中　药　名】甜根子草（根茎及秆）。

【功效主治】清热，止咳，利尿。主治感冒发热，口干，咳嗽，热淋，小便不利。

【采收加工】全年均可挖根茎，秋季采收秆，去叶片，切段，通常鲜用。

【用法用量】内服：煎汤，15～30 g。

【用药经验】妊娠咳嗽：甜根子草（根茎）20～30 g，柿饼或橘饼1块，水炖服。

# 囊颖草 *Sacciolepis indica* (L.) A. Chase

【别　　　名】滑草（《植物学大辞典》），长穗稗（《岭南科学杂志》）。

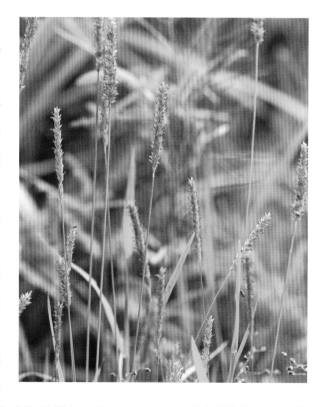

【形态特征】一年生草本，通常丛生。秆基常膝曲，高20～100 cm，有时下部节上生根。叶鞘具棱脊，短于节间，常松弛；叶舌膜质，顶端被短纤毛；叶片线形，长5～20 cm，宽2～5 mm，基部较窄，无毛或被毛。圆锥花序紧缩成圆筒状，长1～16 cm（或更长），宽3～5 mm，向两端渐狭或下部渐狭，主轴无毛，具棱，分枝短；小穗卵状披针形，向顶渐尖而弯曲，绿色或染以紫色，长2～2.5 mm，无毛或被疣基毛；第一颖为小穗长的1/3～2/3，通常具3脉，基部包裹小穗，第二颖背部囊状，与小穗等长，具明显的7～11脉，通常9脉；第一外稃等长于第二颖，通常9脉；第一内稃退化或短小，透明膜质；第二外稃平滑而光亮，长约为小穗的1/2，边缘包着较其小而同质的内稃；鳞被2，阔楔形，折叠，具3脉；花柱基分离。颖果椭圆形。花、果期7～11月。

【分布与生境】梵净山地区资源分布的代表区域：大河边、凯土河、坝溪等地。生于湿地或淡水中，常见于稻田边、林下等地。

【中　药　名】囊颖草（全草）。

【功效主治】清热解毒，消炎。主治跌打损伤，疮疡。

【采收加工】夏、秋季采收，洗净，鲜用或晒干。

# 大狗尾草 *Setaria faberii* R. A. W. Herrm.

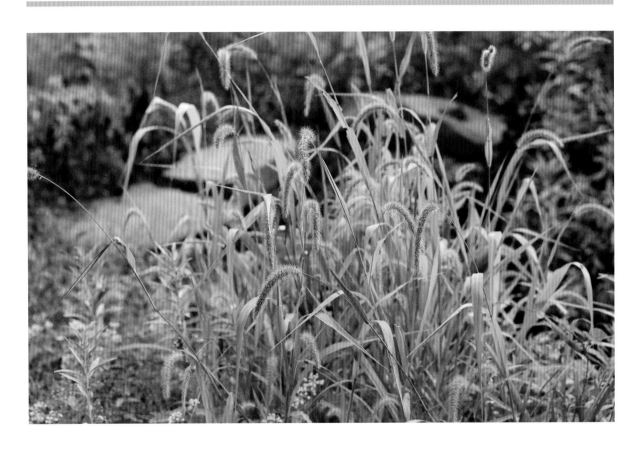

【别　　　名】法氏狗尾草（《禾本科图说》）。

【形态特征】一年生草本，通常具支柱根。秆粗壮而高大、直立或基部膝曲，高50～120 cm，直径达6 mm，光滑无毛。叶鞘松弛；叶片线状披针形，长10～40 cm，宽5～20 mm，先端渐尖细长，基部钝圆或渐窄狭几呈柄状，边缘具细锯齿。圆锥花序紧缩成圆柱状，长5～24 cm，宽6～13 mm（芒除外），通常垂头，花序基部通常不间断，偶有间断；小穗椭圆形，顶端尖，刚毛通常绿色，少具浅褐紫色，粗糙；第一颖长为小穗的1/3～1/2，宽卵形，顶端尖，具3脉；第二颖长为小穗的3/4或稍短于小穗，少数长为小穗的1/2，顶端尖，具5～7脉，第一外稃与小穗等长，具5脉，其内稃膜质，披针形，长为其1/3～1/2，第二外稃与第一外稃等长，具细横皱纹，顶端尖，成熟后背部极膨胀隆起；鳞被楔形；花柱基部分离。颖果椭圆形，顶端尖。叶表皮细胞同荩草类型。花、果期7～10月。

【分 布 与 生 境】梵净山地区资源分布的代表区域：印江土家族苗族自治县、松桃苗族自治县等地。生于山坡、路旁、田野和荒野。

【中　 药　 名】大狗尾草（全草或根）。

【功 效 主 治】清热消疳，祛风止痛。主治小儿疳积，风疹，牙痛。

【采 收 加 工】春、夏、秋季均可采收，鲜用或晒干。

【用 法 用 量】内服：煎汤，10～30 g。

【用 药 经 验】①小儿疳积：大狗尾草9～21 g，猪肝60 g，水炖，服汤食肝。②风疹：大狗尾草（穗）21 g，水煎，甜酒少许兑服。③牙痛：大狗尾草（根）30 g，水煎去渣，加入鸡蛋2个煮熟，服汤食蛋。

# 狗尾草 *Setaria viridis* (L.) Beauv.

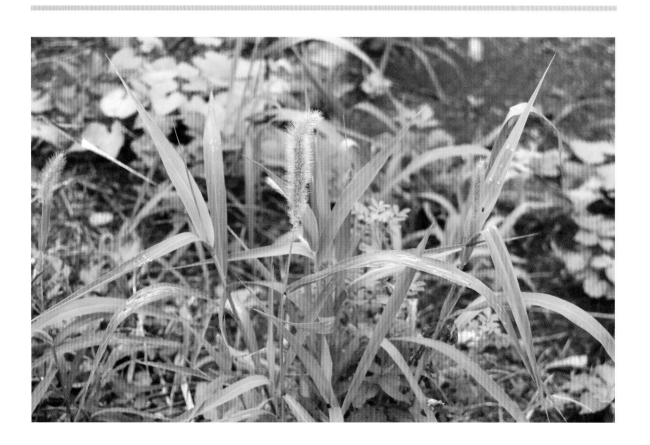

【别　　　名】狗尾半支（《本草纲目拾遗》），谷莠子（《植物名汇》），洗草（《贵州民间方药集》），大尾草（《福建民间草药》），毛毛草（《新华本草纲要》）。

【形 态 特 征】高大植株具支持根。秆直立或基部膝曲，高10～100 cm。叶鞘松弛，无毛或疏具柔毛或疣毛，边缘具较长的密绵毛状纤毛；叶舌极短，缘有纤毛；叶片扁平，长三角状狭披针形或线状披针形，先端长渐尖或渐尖，基部钝圆形，几呈截状或渐窄，通常无毛或疏被疣毛，边缘粗糙。圆锥花序紧密成圆柱状或基部稍疏离，直立或稍弯垂，主轴被较长柔毛；小穗2～5个簇生于主轴上或更多的小穗着生在短小枝上，椭圆形，先端钝，铅绿色；第一颖卵形、宽卵形，长约为小穗的1/3，先端钝或稍尖，具3脉；第二颖几与小穗等长，椭圆形，具5～7脉；第一外稃与小穗等长，具5～7脉，先端钝，其内稃短小狭窄；第二外稃椭圆形，顶端钝，具细点状皱纹，边缘内卷，狭窄；鳞被楔形，顶端微凹；花柱基分离。颖果灰白色。花、果期5～10月。

【分布与生境】梵净山地区普遍分布。生于海拔2500 m以下的荒野、道旁。

【中　药　名】狗尾草（全草），狗尾草子（种子）。

【功 效 主 治】■狗尾草　清热利尿，除热去湿，祛风明目。主治风热感冒，黄疸，小儿疳积，痢疾，痈肿，目赤肿痛，疮癣等。

　　　　　　　■狗尾草子　解毒，止泻，截疟。主治缠腰火丹，泄泻，疟疾。

【采 收 加 工】■狗尾草　夏、秋季采收，晒干或鲜用。

　　　　　　　■狗尾草子　秋季采收成熟果穗，搓下种子，去净杂质，晒干。

【用 法 用 量】■狗尾草　内服：煎汤，6～12 g，鲜品可用30～60 g。外用：适量，煎水洗或捣敷。

　　　　　　　■狗尾草子　内服：煎汤，9～15 g；或研末冲。外用：适量，研末捣敷。

【用 药 经 验】①小儿疳积：狗尾草（花穗）60～125 g，水煎，代茶饮。②热淋：狗尾草30 g，米泔水煎服。

# 莎草科

## 舌叶薹草 *Carex ligulata* Nees. ex Wight

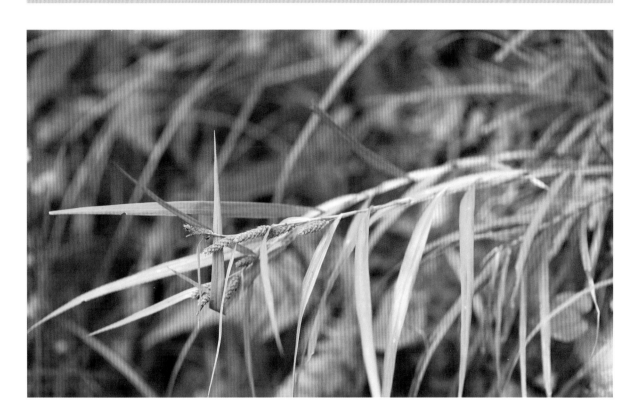

【形态特征】根状茎粗短，木质，具较多须根。秆疏丛生，高35~70 cm，三棱形，较粗壮，上部棱上粗糙，基部包以红褐色无叶片的鞘。叶上部的长于秆，下部的叶片短，有时可达15 mm，平张，有时边缘稍内卷，质较柔软，背面具明显的小横隔脉，具明显锈色的叶舌，叶鞘较长，最长可达6 cm。苞片叶状，长于花序，下面的苞片具稍长的鞘，上面的鞘短或近于无鞘；小穗6~8个，下部的间距稍长，上部的较短，顶生小穗为雄小穗，圆柱形或长圆状圆柱形，密生多数花，具小穗柄，上面的小穗柄较短；雌花鳞片卵形或宽卵形，顶端急尖，常具短尖，膜质，淡褐黄色，具锈色短条纹，无毛，中间具绿色中脉。果囊近直立，长于鳞片，绿褐色，具锈色短条纹，密被白色短硬毛；小坚果紧包于果囊内，椭圆形，三棱形，棕色，平滑；花柱短，基部稍增粗，柱头3个。花、果期5~7月。

【分布与生境】梵净山地区资源分布的代表区域：上牛塘、炕药洞、骄子岩、叫花洞、烂茶顶等地。生于海拔600~2000 m的山坡林下、草地、山谷沟边或河边湿地。

【中　药　名】鼠尾粟（全草或根）。

【功效主治】清热，凉血，解毒，利尿。主治流行性脑脊髓膜炎，流行性乙型脑炎高热神昏，病毒性肝炎，赤白痢疾，热淋，尿血。

【采收加工】夏、秋季采收，鲜用或晒干。

【用法用量】内服：煎汤，30~60 g，鲜品可用60~120 g。

【用药经验】①高热抽筋神昏：鼠尾粟120 g，水3碗煎至1碗，加食盐少许冲服，12 h内服3次。

②热淋，尿血：鼠尾粟30 g，小果倒地铃、菟丝子全草、臭椿叶各15 g，猪膀胱1个，水炖服。

# 花莛薹草 *Carex scaposa* C. B. Clarke.

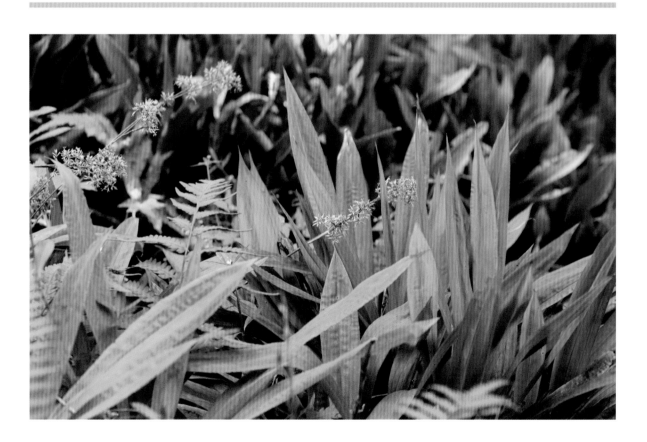

【别　　　名】落地蜈蚣（《广西药用植物名录》），花葶薹草（《中国植物志》）。

【形态特征】多年生粗壮草本，高50~60 cm。根状茎长，粗壮；秆钝三棱形，疏生短粗毛。叶柄长20~40 cm，基生叶线状椭圆形，长20~35 cm，宽3~4 cm，秆生叶退化。圆锥花序复出，长8~20 cm，序梗、序轴密被短粗毛；小穗卵形，长5~8 mm，近水平开展，雄、雌顺序；雌花鳞片卵形，淡褐色，有密的锈点线，边缘疏生短粗毛，具3脉。果囊三棱状椭圆形，稍长于鳞片，顶端具长喙，喙与囊体近等长；小坚果三棱状卵形，花柱基膨大。花期秋季。

【分布与生境】梵净山地区资源分布的代表区域：观音阁、青龙洞、火烧岭、四方岩、乱石河、石柱岩、堰沟等地。生于海拔600~1800 m的河边潮湿地或山坡灌丛下。

【中　药　名】翻天红（全草）。

【功效主治】活血散瘀，清热解毒。主治腰肌劳损，跌打损伤，急性胃肠炎等。

【采收加工】夏、秋季采收，洗净，鲜用或晒干。

【用法用量】内服：煎汤，3~10 g。外用：适量，鲜品捣敷。

# 扁穗莎草 *Cyperus compressus* Linn.

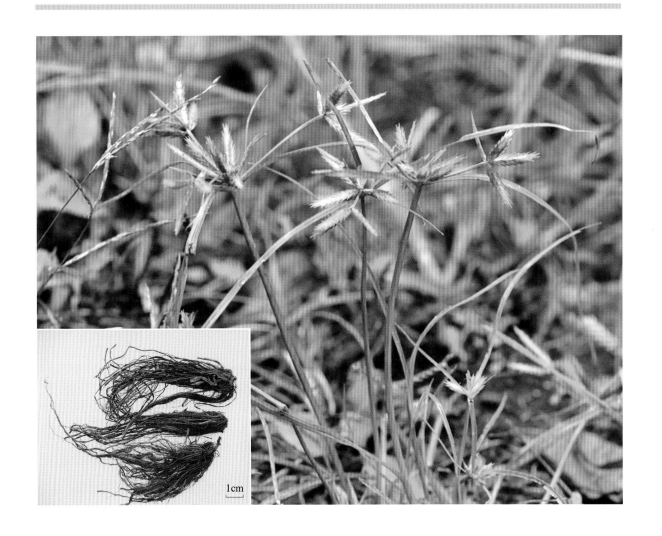

1cm

【形态特征】丛生草本。根为须根。秆稍纤细，高5～25 cm，锐三棱形，基部具较多叶。叶短于秆，或与秆几等长，宽1.5～3 mm，折合或平张，灰绿色；叶鞘紫褐色。苞片3～5枚，叶状，长于花序；长侧枝聚伞花序简单，具1～7个辐射枝，辐射枝最长达5 cm；穗状花序近于头状；花序轴很短，具3～10个小穗；小穗排列紧密，斜展，线状披针形，长8～17 mm，宽约4 mm，近于四棱形，具8～20朵花；鳞片紧贴的覆瓦状排列，稍厚，卵形，顶端具稍长的芒，背面具龙骨状突起，中间较宽部分为绿色，两侧苍白色或麦秆色，有时有锈色斑纹，脉9～13条；雄蕊3，花药线形，药隔突出于花药顶端；花柱长，柱头3，较短。小坚果倒卵形，三棱形，侧面凹陷，长约为鳞片的1/3，深棕色，表面具密的细点。花、果期7～12月。

【分布与生境】梵净山地区资源分布的代表区域：烂泥坳、石棉厂、三角岩、铧口尖、金子沟等地。生于空旷的田野里。

【中　药　名】扁穗莎草（根）。

【功效主治】养心，调经行气。主治月经不调，痛经。

【采收加工】夏、秋季采挖，洗净，晒干。

【用法用量】内服：煎汤，5～10 g；或入丸、散。外用：适量，研末撒；或调敷。

# 砖子苗

*Cyperus cyperoides* (L.) Kuntze

【别　　　名】关子苗（《救荒本草》）、兰陵草（《陕西中药名录》）、大香附子（《贵州草药》）、兰角草（《广西药用植物名录》）。

【形态特征】根状茎短；秆疏丛生，高10～50 cm，锐三棱形，平滑，基部膨大，具稍多叶。叶短于秆或几与秆等长，下部常折合，向上渐成平张，边缘不粗糙；叶鞘褐色或红棕色。叶状苞片5～8枚，通常长于花序，斜展；长侧枝聚伞花序简单，具6～12个或更多辐射枝，辐射枝长短不等，有时短缩，最长达8 cm；穗状花序圆筒形或长圆形，具多数密生的小穗；小穗平展或稍俯垂，线状披针形，具1～2个小坚果；小穗轴具宽翅，翅披针形，白色透明；鳞片膜质，长圆形，顶端钝，无短尖，边缘常内卷，淡黄色或绿白色，背面具多数脉，中间3条脉明显，绿色；雄蕊3，花药线形，药隔稍突出；花柱短，柱头3个，细长。小坚果狭长圆形，三棱形，长约为鳞片的2/3，初期麦秆黄色，表面具微突起细点。花、果期4～10月。

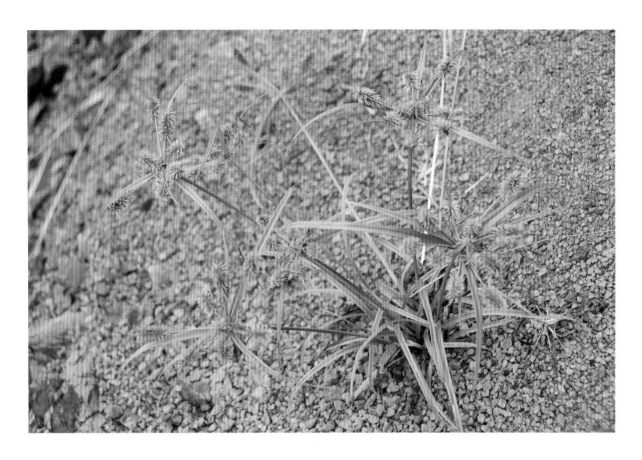

【分布与生境】梵净山地区资源分布的代表区域：天马寺、黄家坝、金盏坪、苏家坡、马槽河等地。生于山坡阳处、路旁、草地、溪边及松林下。

【中　药　名】砖子草（全草）。

【功效主治】祛风解表，解郁调经，止咳化痰。主治风寒感冒，咳嗽痰多，皮肤瘙痒，月经不调。

【采收加工】夏、秋季采收，洗净，切段，晒干。

【用法用量】内服：煎汤，15～30 g。

【用药经验】①皮肤瘙痒：砖子草、杠板归各适量，水煎外洗。②月经不调：砖子草、连钱草各15 g，水煎服。③血崩：砖子草20 g，石灰菜、柏枝叶各10 g，水煎服。

# 香附子　*Cyperus rotundus* L.

【别　　　名】雀头香（《江表传》），雷公头（《本草纲目》），莎草根（《名医别录》），香头草（广州）。

【形态特征】匍匐根状茎长，具椭圆形块茎。秆稍细弱，高15～95 cm，锐三棱形，平滑，基部

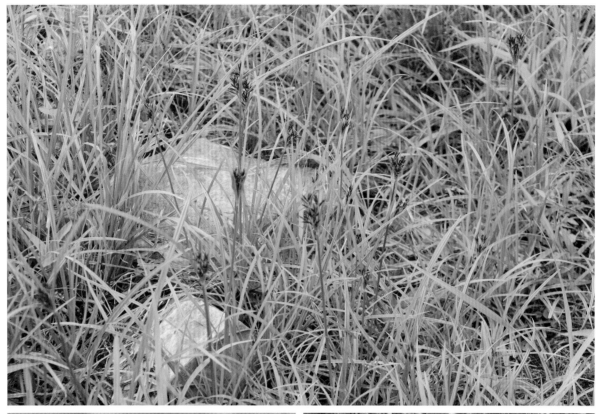

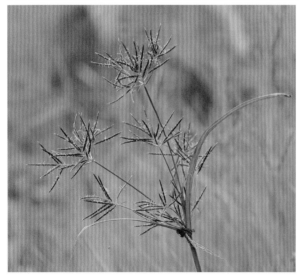

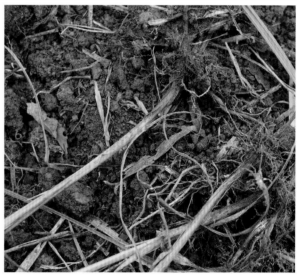

呈块茎状。叶较多，短于秆，平张；鞘棕色，常裂成纤维状。叶状苞片2~5枚，常长于花序，或有时短于花序；长侧枝聚伞花序简单或复出，具2~10个辐射枝；辐射枝最长达12 cm；穗状花序轮廓为陀螺形，稍疏松，具3~10个小穗；小穗斜展开，线形，长1~3 cm，宽约1.5 mm，具8~28朵花；小穗轴具较宽的、白色透明的翅；鳞片稍密地覆瓦状排列，膜质，卵形或长圆状卵形，顶端急尖或钝，无短尖，中间绿色，两侧紫红色或红棕色，具5~7条脉；雄蕊3，花药长，线形，暗血红色，药隔突出于花药顶端；花柱长，柱头3，细长，伸出鳞片外。小坚果长圆状倒卵形，三棱形，长为鳞片的1/3～2/5，具细点。花、果期5～11月。

【分布与生境】梵净山地区资源分布的代表区域：烂泥坳、亚盘岭、丁家坪、大河边等地。生于山坡荒地草丛中或水边潮湿处。

【中　药　名】香附（根茎）。

【功效主治】理气解郁，调经止痛，安胎。主治胁肋胀痛，乳房胀痛，疝气疼痛，月经不调，经行腹痛，崩漏带下，胎动不安。

【采收加工】春、秋季采挖根茎，用火燎去须根，晒干。

【用法用量】内服：煎汤，5～10 g；或入丸、散。外用：适量，研末撒；或调敷。

【用药经验】①脾胃不和：香附500 g（酒浸炒），山楂肉500 g（饭上蒸），半夏曲200 g（炒），萝卜子100 g（炒），共为细末，水叠为丸。白滚汤、姜汤随意服。②安胎：香附子5 g（炒去毛），为细末，浓煎紫苏汤调下。

# 水虱草 *Fimbristylis littoralis* Grandich

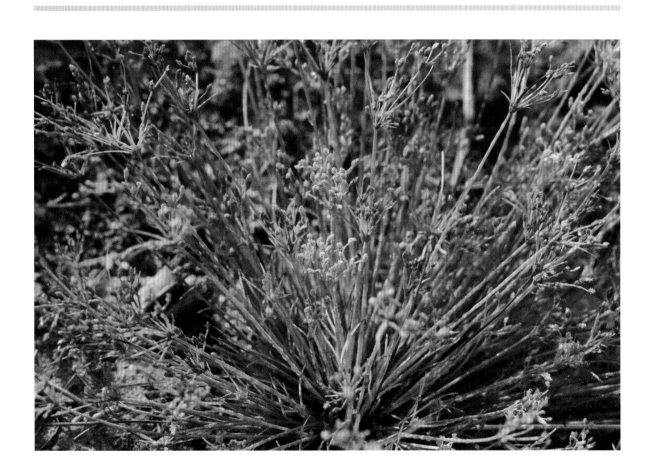

【别　　　名】芝麻关草（《广西药用植物名录》），筅帚草、鹅草（《浙江民间常用草药》），日照飘拂草（《植物学大辞典》）。

【形 态 特 征】一年生草本，高10~60 cm。秆丛生，扁四棱形，具纵槽，基部包着1~3个无叶片的鞘。叶长于或短于秆或与秆等长，剑状，边上有疏细齿，先端渐尖成刚毛状；鞘侧扁，套褶。苞片2~4枚，刚毛状，基部宽，花序短而多；聚伞花序复出或多次复出，有很多小穗；小穗单生，球形或近球形；鳞片膜质，卵形，先端极钝，长1 cm，具有3条脉；雄蕊2；花柱三棱形，基部稍膨大，无缘毛，柱头3，为花柱长的1/2。小坚果倒卵形或宽倒卵形，钝三棱形，褐黄色，具疣状突起和横长圆形网纹。花、果期7~10月。

【分布与生境】梵净山地区资源分布的代表区域：小罗河沟口、烂坳口、老月亮坝、青龙洞等地。生于溪边、沼泽地、水田及潮湿的山坡、路旁和草地。

【中　药　名】水虱草（全草）。

【功 效 主 治】清热利尿，活血解毒。主治风热咳嗽，小便短赤，胃肠炎，跌打损伤。

【采 收 加 工】夏、秋季采收，洗净，鲜用或晒干。

【用 法 用 量】内服：煎汤，鲜品30~60 g。外用：适量，捣敷。

【用 药 经 验】①暑热，少尿，尿赤：鲜水虱草30~60 g，水煎服。②胃肠炎：水虱草60 g，水煎服。③小腿劳伤肿痛：水虱草、樟树皮、桃树嫩梢加酒精捣烂外敷。

# 短叶水蜈蚣 *Kyllinga brevifolia* Rottb.

【别　　　名】球子草（《岭南采药录》），水香附（《重庆草药》），夜摩草（《广西药用植物图志》），连根草、草含珠（《贵州中草药名录》）。

【形 态 特 征】多年生草本，丛生，全株光滑无毛。根状茎柔弱，匍匐平卧于地下，形似蜈蚣，节多数，节下生须根多数，每节上有一小苗；秆成列地散生，细弱，高7~20 cm，扁三棱形，平滑，基部不膨大，具4~5个圆筒状叶鞘，最下面2个叶鞘常为干膜质，棕色，鞘口斜截形，顶端渐尖，上面2~3个叶鞘顶端具叶片。叶柔弱，短于或稍长于秆，平张，上部边缘和背面中肋上具细刺。叶状苞片3枚，极展开，后期常向下反折；穗状花序单个，极少2或3个，球形或卵球形，具极多数密生的小穗；小穗长圆状披针形或披针形，具1朵花；鳞片膜质，下面鳞片短于上面的鳞片，白色，具锈斑，少为麦秆黄色，背面的龙骨状突起绿色，具刺，顶端延伸成外弯的短尖，脉

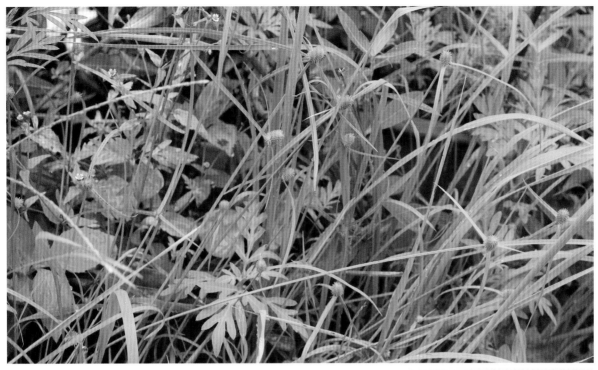

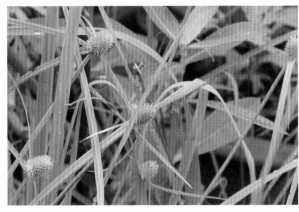
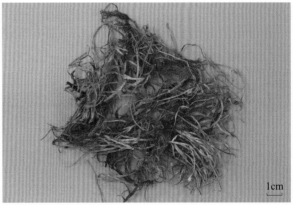

　　5～7条；雄蕊1～3个，花药线形；花柱细长，柱头2。小坚果倒卵状长圆形，扁双凸状，表面具密的细点。花、果期5～9月。

【分布与生境】梵净山地区资源分布的代表区域：苏家坡、大水溪、大河堰、坝溪、团龙、大河边等地。生于海拔500～1800 m的田边或沟边潮湿处。

【中　药　名】水蜈蚣（带根茎全草）。

【功效主治】止咳化痰，祛风利湿，截疟。主治感冒咳嗽，关节酸痛，百日咳，皮肤瘙痒，疟疾等。

【采收加工】5～9月采收，洗净，鲜用或晒干。

【用法用量】内服：煎汤，15～30 g，鲜品30～60 g；或捣汁；或浸酒。外用：适量，捣敷。

【用药经验】①疟疾：鲜水蜈蚣1把，生姜3片，水煎。②跌打损伤：鲜水蜈蚣30 g，酒90～150 g，将药泡入酒中，早、晚各服1次，每次15 g。③盲症：水蜈蚣9 g，炖猪胰或鸡肝、羊肝吃。

# 球穗扁莎 *Pycreus flavidus* (Retzius) T. Koyama

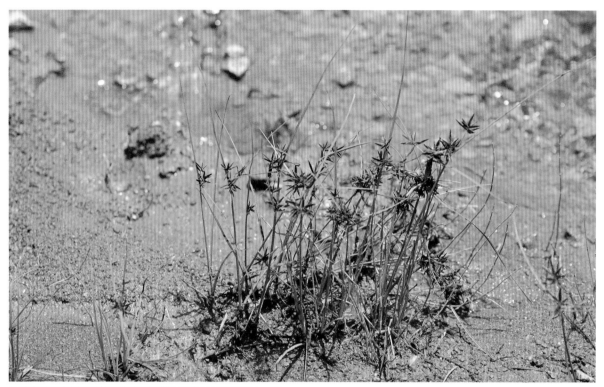

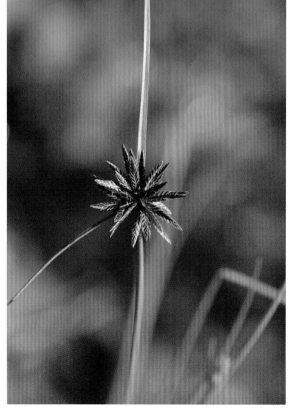

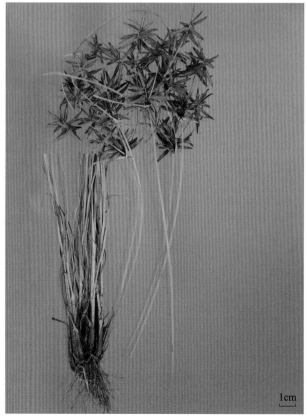

1cm

【别　　　名】香附子、回头青（浙江）。

【形态特征】根状茎短，具须根；秆丛生，细弱，高7～50 cm，钝三棱形，一面具沟，平滑。叶少，短于秆，折合或平张；叶鞘长，下部红棕色。苞片2～4枚，细长，较长于花序；简单长侧枝聚伞花序具1～6个辐射枝，辐射枝长短不等，最长达6 cm，有时极短缩成头状；每一辐射枝具2～20余个小穗；小穗密聚于辐射枝上端成球形，辐射展开，线状长圆形或线形，极压扁，具12～66朵花；小穗轴近四棱形，两侧有具横隔的槽；鳞片稍疏松排列，膜质，长圆状卵形，顶端钝，背面龙骨状突起绿色；具3条脉，两侧黄褐色、红褐色或为暗紫红色，具白色透明的狭边；雄蕊2，花药短，长圆形；花柱中等长，柱头2，细长。小坚果倒卵形，顶端有短尖，双凸状，稍扁，长约为鳞片的1/3，褐色或暗褐色，具白色透明有光泽的细胞层和微突起的细点。花、果期6～11月。

【分布与生境】梵净山地区资源分布的代表区域：盘溪、两岔河、郭家沟、朝阳山、清水江、跑马场等地。生于海拔400～1800 m的山坡、草地、水旁或潮湿地。

【中　药　名】球穗扁莎草（全草）。

【功效主治】破血行气，止痛。主治跌打损伤，小便不利，风寒感冒等。

【采收加工】夏、秋季采收，洗净，晒干。

# 红鳞扁莎 *Pycreus sanguinolentus* (Vahl) Nees.

【形态特征】根为须根。秆密丛生，高7～40 cm，扁三棱形，平滑。叶稍多，常短于秆，少有长于秆，平张，边缘具白色透明的细刺。苞片3～4枚，叶状，近于平向展开，长于花序；简单长侧枝聚伞花序具3～5个辐射枝；辐射枝有时极短，因而花序近似头状，有时可长达4.5 cm，由4～12个或更多的小穗密聚成短的穗状花序；小穗辐射展开，长圆形、线状长圆形或长圆状披针形，具6～24朵花；小穗轴直，四棱形，无翅；鳞片稍疏松地覆瓦状排列，膜质，卵形，顶端钝，背面中间部分黄绿色，具3～5条脉，两侧具较宽的槽，麦秆黄色或褐黄色，边缘暗血红色或暗褐红色；雄蕊3，少2，花药线形；花柱长，柱头2，细长，伸出于鳞片之外。小坚果圆倒卵形或长圆状倒卵形，双凸状，稍肿胀，成熟时黑色。花、果期7～12月。

【分布与生境】梵净山地区资源分布的代表区域：岩高坪、木耳坪、龙塘河、老月亮坝、黄泥沟等地。生于山谷、田边、河旁潮湿处，或长于浅水处，多在向阳的地方。

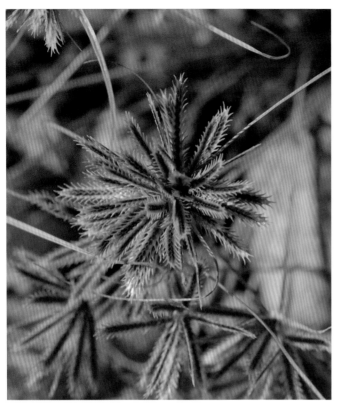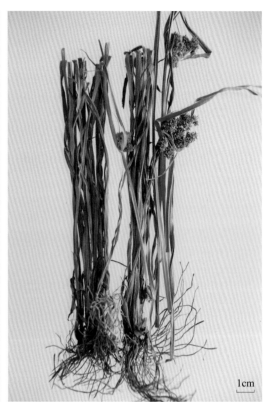

1cm

【中　药　名】红鳞扁莎草（全草）。

【功 效 主 治】清热解毒。主治肝炎。

【采 收 加 工】夏、秋季采收，洗净，晒干。

# 萤蔺 *Schoenoplectiella juncoides* (Roxburgh) Lye

【别　　　名】直立席草（《全国中草药汇编》）。

【形 态 特 征】丛生，根状茎短，具许多须根。秆稍坚挺，圆柱状，少数近于有棱角，平滑，基部
具2～3个鞘；鞘的开口处为斜截形，顶端急尖或圆形，边缘为干膜质，无叶片。苞
片1枚，为秆的延长，直立，长3～15 cm；小穗2～7个聚成头状，假侧生，卵形或
长圆状卵形，棕色或淡棕色，具多数花；鳞片宽卵形或卵形，顶端骤缩成短尖，近
于纸质，背面绿色，具1条中肋，两侧棕色或具深棕色条纹；下位刚毛5～6条，长
等于或短于小坚果，有倒刺；雄蕊3，花药长圆形，药隔突出；花柱中等长，柱头
2，极少3个。小坚果宽倒卵形或倒卵形，平凸状，稍皱缩，但无明显的横皱纹，成
熟时黑褐色，具光泽。花、果期8～11月。

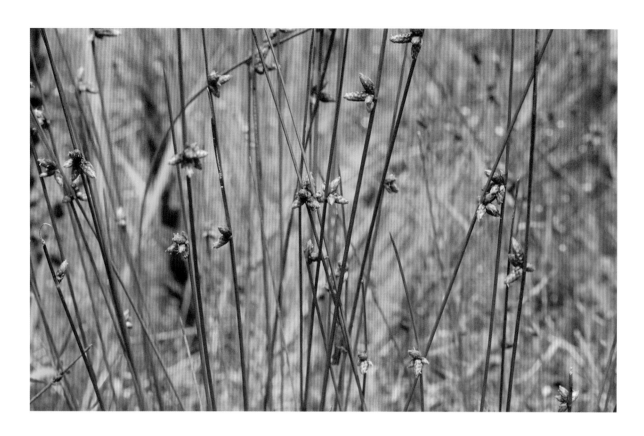

【分布与生境】梵净山地区资源分布的代表区域：盘溪河、天马寺等地。生于海拔300～2000 m的路旁、荒地潮湿处，或水田边、池塘边、溪旁、沼泽中。

【中　药　名】野马蹄草（全草）。

【功效主治】清热凉血，解毒利湿，消积开胃。主治麻疹热毒，肺痨咳血，牙痛，目赤，热淋，白浊，食积停滞。

【采收加工】夏、秋季采收，洗净，晒干。

【用法用量】内服：煎汤，60～120 g。

【用药经验】①麻疹热毒：野马蹄草120 g，冰糖60 g，煎汤，当茶饮。②肺痨咳血：野马蹄草60 g，冰糖30 g，煎汤服。③火盛牙痛：野马蹄草60 g，拦路蛇30 g，煎汤饮并含漱。④赤眼：野马蹄草60 g，煎汤服。⑤白浊：野马蹄草、车前草、地榆、桑树浆、枫树浆各适量，煎汤服。

# 黑鳞珍珠茅　*Scleria hookeriana* Bocklr.

【别　　　名】娥公七、三角草、竹根七、别射（《湖南药物志》）。

【形态特征】匍匐根状茎短，木质，密被紫红色、长圆状卵形的鳞片；秆直立，三棱形，高60~100 cm，稍粗糙。叶线形，向顶端渐狭，纸质；叶鞘纸质，长1~10 cm，有时被疏柔毛，在近秆基部的鞘钝三棱形，紫红色或淡褐色，鞘口具约3个大小不等的三角形齿，在秆中部的鞘锐三棱形，绿色；叶舌半圆形，被紫色髯毛。圆锥花序顶生，分枝斜立，密或疏，具多数小穗；小苞片刚毛状，基部有耳，耳上具髯毛；小穗通常2~4个紧密排列，多数为单性；雄小穗长圆状卵形，顶端截形或钝；

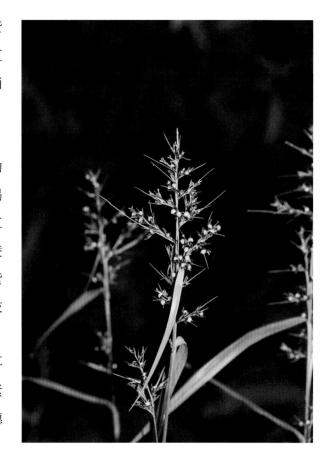

鳞片卵状披针形或长圆状卵形，在下部的3~4片纸质，稍具龙骨状突起；雌小穗通常生于分枝的基部，披针形或窄卵形，顶端渐尖，具较少鳞片；鳞片卵形、三角形或卵状披针形，色较深；雄花具3个雄蕊，花药线形；子房被长柔毛，柱头3。小坚果卵珠形，钝三棱形，顶端具短尖，白色。花、果期5~7月。

【分布与生境】梵净山地区资源分布的代表区域：漆树坪、牛头山、胜利坳、护国寺、牛风包、十字街等地。生于海拔450~2000 m的山坡、山沟、山脊灌木丛或草丛中。

【中药名】黑鳞珍珠茅（根）。

【功效主治】祛风除湿，舒筋通络。主治痛经，风湿疼痛，跌打损伤，痢疾，咳嗽，劳伤疼痛。

【采收加工】秋、冬季采挖，洗净，晒干。

# 天南星科

# 菖　蒲 *Acorus calamus* L.

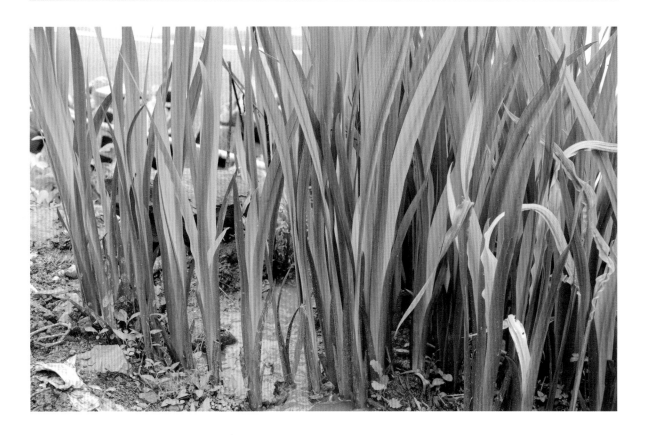

【别　　　名】臭蒲（《唐本草注》），泥菖蒲（《本草纲目》），香蒲（上海、浙江、福建）。

【形 态 特 征】多年生草本。肉质根多数，长5~6 cm，具毛发状须根。根茎状横走，稍扁，分枝，外皮黄褐色，芳香。叶基生，基部两侧膜质叶鞘宽4~5 mm，向上渐狭，至叶长1/3处渐行消失、脱落；叶片剑状线形，长90~150 cm，中部宽1~3 cm，基部宽、对折，中部以上渐狭，草质，绿色，光亮，中肋在两面均明显隆起，侧脉3~5对，平行，纤弱，大都伸延至叶尖。花序柄三棱形，长15~50 cm；叶状佛焰苞剑状线形，长30~40 cm；肉穗花序斜向上或近直立，狭锥状圆柱形，长4.5~8 cm；花黄绿色，花被片长约2.5 mm，宽约1 mm；花丝长2.5 mm，宽约1 mm；子房长圆柱形。浆果长圆形，红色。花期2~9月。

【分布与生境】梵净山地区资源分布的代表区域：詹家岭、鸡窝坨等地。生于海拔2500 m以下的水边、沼泽湿地或湖泊浮岛上。

【中 药 名】菖蒲（根茎）。

【功 效 主 治】健胃除湿，化痰开窍。主治癫痫，中风，惊悸健忘，痰厥昏迷，食积腹痛。

【采 收 加 工】全年均可采挖，但以8～9月采挖的根茎质量较佳，洗净泥土，除去须根，晒干。

【用 法 用 量】内服：煎汤，3～6g；或入丸、散。外用：适量，煎水洗；或研末调敷。

【用 药 经 验】①阑尾炎：菖蒲、岩马桑（腊梅）各适量，水煎服。②水疾（冷水激后造成皮肤黄、眼肿、月经不调）：菖蒲、柳叶白前、水皂角、荆芥、薄荷、厚朴、槟榔、斛皮各30g，水煎服。

# 金钱蒲 *Acorus gramineus* Soland.

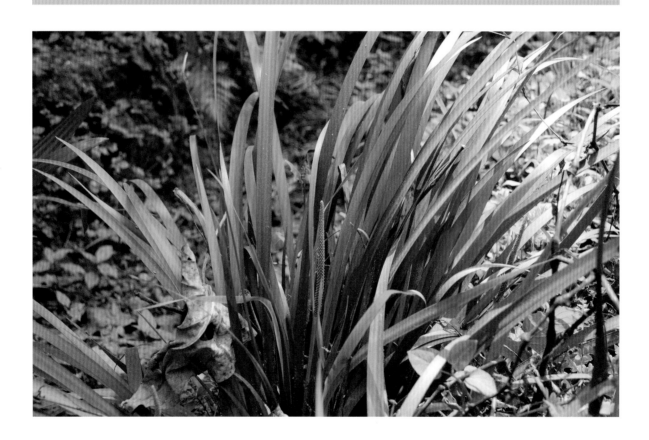

【别　　　名】钱蒲、石菖蒲（《本草纲目》），九节菖蒲（《滇南本草》），建菖蒲（四川），小石菖蒲（四川南江）。

【形 态 特 征】多年生草本，高20～30 cm。根肉质，多数，长可达15 cm；须根密集。根状茎较短，长5～10 cm，横走或斜伸，芳香，外皮淡黄色，节间长1～5 mm；根茎上部多分枝，呈丛生状。叶基对折，两侧膜质叶鞘棕色，下部宽2～3 mm，上延至叶片中部以下，渐狭，脱落；叶片质地较厚，线形，绿色，长20~30 cm，极狭，先端长渐尖，无中肋，平行脉多数。花序柄长2.5~15 cm；叶状佛焰苞短，长3~14 cm，为肉穗花序长的1~2倍，稀比肉穗花序短；肉穗花序黄绿色，圆柱形，长3~9.5 cm，直径3~5 mm。果序直径达1 cm，果实黄绿色。花期5~6月，果熟期7~8月。

【分布与生境】梵净山地区资源分布的代表区域：漆树坪、铜矿厂、黄泥河、淘金河、清水江等地。生于海拔1800 m以下的水旁湿地或石上。

【中　药　名】金钱蒲（根茎）。

【功效主治】开窍化痰，辟秽杀虫。主治痰涎壅闭，神志不清，腹胀腹痛，风寒湿痹，食欲不振，痢疾，肠炎。

【采收加工】早春或冬末挖出根茎，剪去叶片和须根，洗净，晒干，去毛毛须即成。

【用法用量】内服：煎汤，3~6 g，鲜品加倍；或入丸、散。外用：适量，煎水洗；或研末调敷。

【用药经验】①痰迷心窍：金钱蒲、生姜，共捣汁灌下。②手足不得伸屈，寒湿瘀滞：用金钱蒲煎水熏洗，并作汤浴。③哑惊风：金钱蒲捣汁和雪梨汁同饮。

# 石菖蒲 *Acorus tatarinowii* Schott.

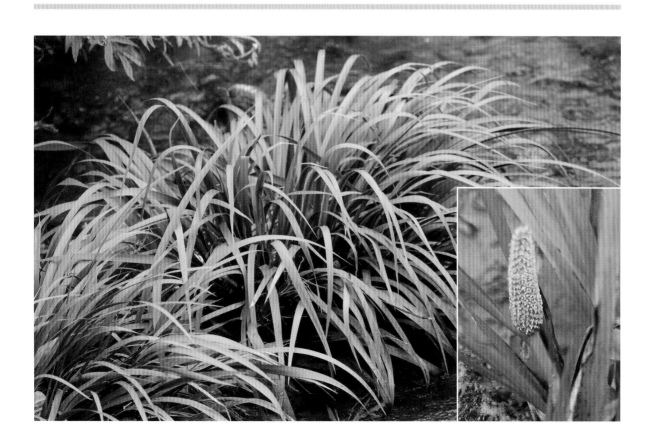

【别　　　名】九节菖蒲（江苏、浙江、江西、湖南），水菖蒲（四川彭水、兴文），野韭菜、水蜈蚣、香草（云南玉溪）。

【形 态 特 征】多年生草本。根肉质，具多数须根。根状茎芳香，外部淡褐色，节间长3~5 mm，根状茎上部分枝甚密，植株因而成丛生状，分枝常被纤维状宿存叶基。叶无柄，叶片薄，基部两侧膜质叶鞘宽可达5 mm，上延几达叶片中部，渐狭，脱落；叶片暗绿色，线形，长20~50 cm，基部对折，中部以上平展，宽7~13 mm，先端渐狭，无中肋，平行脉多数，稍隆起。花序柄腋生，长4~15 cm，三棱形；叶状佛焰苞长13~25 cm，为肉穗花序长的2~5倍或更长，稀近等长；肉穗花序圆柱状，长2.5~8.5 cm，直径4~7 mm，上部渐尖，直立或稍弯；花白色。成熟果序长7~8 cm，直径可达1 cm；幼果绿色，成熟时黄绿色或黄白色。花、果期2~6月。

【分布与生境】梵净山地区资源分布的代表区域：牛角洞、盘溪试验场、马槽河、金厂等地。生于海拔2500 m以下的密林下、湿地或溪旁石上。

【中　药　名】石菖蒲（根茎）。

【功 效 主 治】开窍豁痰，醒神益智，化湿开胃。主治神昏癫痫，健忘失眠，耳鸣耳聋，脘痞不饥，噤口下痢。

【采 收 加 工】秋、冬季采挖，除去须根及泥沙，晒干。

【用 法 用 量】内服：煎汤，3~6 g，鲜品加倍；或入丸、散。外用：适量，煎水洗；或研末调敷患处。

【用 药 经 验】①风湿：石菖蒲10 g，青藤根60 g，野棉花（打破碗花花）根、白果皮各10 g，用1500 g白酒浸泡，每次服15 g，日服2次。②不孕：石菖蒲、四块瓦、地柑子、蒲公英、水杨柳、活血莲、十大功劳、过路黄、蓝布正（柔毛路边青）、筋骨草、钩藤、山高粱（珍珠菜）各适量，水煎兑少许酒服。③失眠：石菖蒲、钩藤、老雅果、吴茱萸、花椒、茶叶各适量，研末，放入小布袋内，置于枕旁。④腹胀：石菖蒲3~9 g，水煎服，日服3次。

# 磨　芋
*Amorphophallus rivieri* Durieu.

【别　　　名】鬼芋（《本草图经》），花杆莲、麻芋子（陕西），花麻蛇（云南），花伞把（江西）。

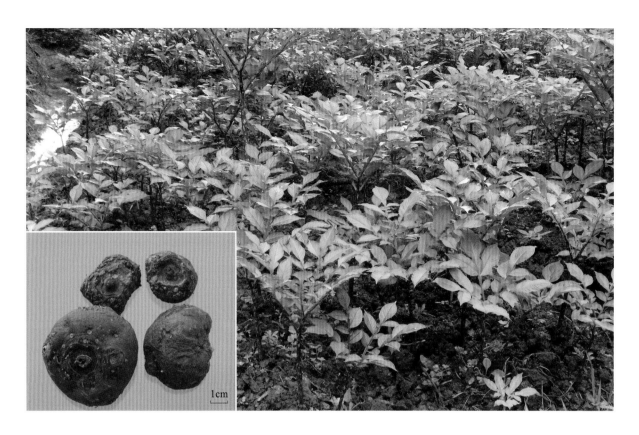

【形态特征】块茎扁球形，直径7.5～25 cm，顶部中央多少下凹，暗红褐色；颈部周围生多数肉
　　　　　质根及纤维状须根。叶柄长45～150 cm，黄绿色，光滑，有绿褐色或白色斑块；基
　　　　　部膜质鳞叶2～3，披针形，内面的渐长大。叶片绿色，3裂。花序柄长50～70 cm，
　　　　　直径1.5～2 cm，色泽同叶柄；佛焰苞漏斗形，长20～30 cm，基部席卷，管部苍绿
　　　　　色，杂以暗绿色斑块，边缘紫红色；檐部心状圆形，锐尖，边缘折波状，外面变
　　　　　绿色，内面深紫色；肉穗花序比佛焰苞长1倍，雌花序圆柱形，紫色，雄花序紧接
　　　　　（有时杂以少数两性花），长8 cm，直径2～2.3 cm；附属器伸长的圆锥形，中空，
　　　　　明显具小薄片或具棱状长圆形的不育花遗垫，深紫色；子房苍绿色或紫红色，2
　　　　　室，胚珠极短，无柄，花柱与子房近等长，柱头边缘3裂。浆果球形或扁球形，成
　　　　　熟时黄绿色。花期4～6月，果熟期8～9月。

【分布与生境】梵净山地区资源分布的代表区域：大水溪、牛角洞、平所、青冈坪等地。生于疏林
　　　　　下、林缘或溪谷两旁湿润地。或栽培于房前屋后、田边地角，有的地方与玉米混种。

【中　药　名】魔芋（块茎）。

【功效主治】解毒散结，行瘀止痛，化痰消积。主治痈疔肿毒，跌打损伤，疔疮，毒蛇咬伤，疟
　　　　　疾，痰嗽，积滞等。

【采收加工】10～11月采挖，洗净，鲜用或切片晒干。

【用法用量】内服：煎汤，9～15 g（需久煎2 h以上）。外用：适量，捣敷；或磨醋涂。

【用药经验】①间日疟：魔芋切取7粒（如梧桐子大），发疟前2 h，用冷水吞服。②腹中痞块：魔芋60 g，放入猪肚子炖吃。③脚转筋：魔芋适量，捣绒，加酒炒热，揉患处，再将药渣包上。

# 疏毛磨芋 *Amorphophallus sinensis* Belval.

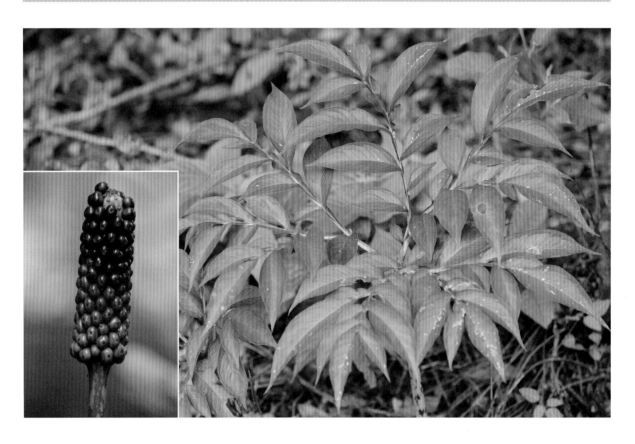

【别　　　名】土半夏、伍花莲（浙江），蛇六谷、鬼蜡烛、蛇头草（上海）。

【形态特征】块茎扁球形，直径3～20 cm。鳞叶2，卵形，披针状卵形，有青紫色、淡红色斑块。叶柄长可达1.5 m，光滑，绿色，具白色斑块；叶片3裂，第一次裂片二歧分叉，最后羽状深裂，小裂片卵状长圆形，渐尖，长6～10 cm，宽3～3.5 cm。花序柄长25～45 cm，光滑，绿色，具白色斑块；佛焰苞长15～20 cm，管部席卷，外面绿色，具白色斑块，内面暗青紫色，基部有疣皱，檐部展开为斜漏斗状，边缘波状，膜质，长渐尖，直立，后外仰，外面淡绿色，内面淡红色，边缘带杂色，二面均有白色圆形斑块；肉穗花序长10～22 cm，雌花序长2～3 cm，直径1～1.2 cm，雄序长3～4 cm，直径0.7～1.2 cm；附属器长圆锥状，常为花序长的2倍，深青紫色；

雄蕊3~4，药隔外凸；子房球形，花柱不存在，柱头不明显地浅裂，2室。浆果红色，变蓝色。花期5月。

【分布与生境】梵净山地区资源分布的代表区域：二道拐、观音阁、黄泥坳、黄泥沟、大岩屋、清水江、丁家坪等地。生于海拔300~1200 m的林下、灌丛中。

【中 药 名】魔芋（块茎）。

【功效主治】解毒散结，行瘀止痛，化痰消积。主治痈疔肿毒，跌打损伤，疔疮，毒蛇咬伤，疟疾，痰嗽，积滞等。

【采收加工】10~11月采挖，洗净，鲜用或切片晒干。

【用法用量】内服：煎汤，9~15 g（需久煎2 h以上）。外用：适量，捣敷；或磨醋涂。

【用药经验】①间日疟：魔芋切取7粒（如梧桐子大），发疟前2 h，用冷水吞服。②腹中痞块：魔芋60 g，放入猪肚子炖吃。③脚转筋：魔芋适量，捣绒，加酒炒热，揉患处，再将药渣包上。

# 雷公连 *Amydrium sinense* (Engl.) H. Li

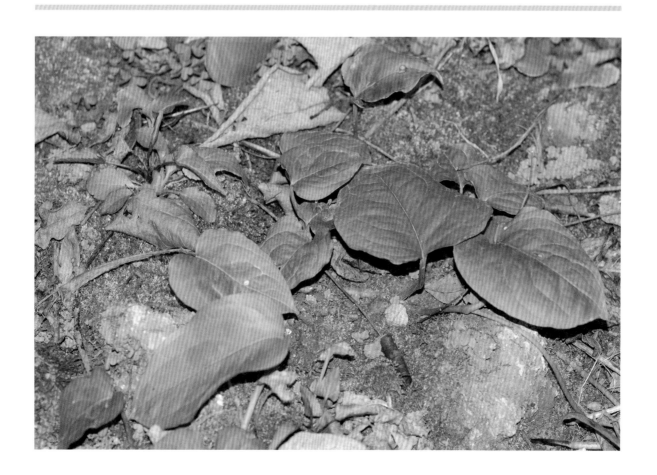

【别　　　名】大匹药、风湿药（贵州罗甸），软筋藤（贵州镇远、四川南川），大软筋藤（贵州剑河、兴仁），九龙上吊（贵州剑河），野红苕（贵州榕江）。

【形态特征】附生藤本，茎借肉质气生根紧贴于树干上，节间长3～5 cm。叶柄长8～15 cm，上部有长约1 cm的关节，叶柄鞘达关节；叶片革质，表面亮绿色，背面黄绿色，镰状披针形，全缘，长13～23 cm，宽5～8 cm，不等侧，常一侧为另一侧宽的2倍；中肋表面平坦，背面隆起，侧脉极多数，细脉网状。花序柄淡绿色，长5.5 cm；佛焰苞肉质，蕾时绿色，席卷为纺锤形，上端渐尖，盛花时展开成短舟状，近卵圆形，长8～9 cm，黄绿色至黄色；肉穗花序具长0.5～1 cm的梗，倒卵形，长约4 cm，直径1.8 cm；花两性；子房顶部五至六边形，柱头无柄，近圆形，1室，胚珠2；花丝基部宽，药室长圆形，外露或否，从顶部外向纵裂。浆果绿色，成熟黄色、红色，味臭。种子1～2枚，棕褐色，倒卵状肾形。花期6～7月，果期7～11月。

【分布与生境】梵净山地区资源分布的代表区域：观音阁、大黑湾、大岩屋、洼溪河、黄泥沟、火烧岭、清水江等。生于海拔550～1100 m的常绿阔叶林中树干上或石崖上。

【中　药　名】雷公连（全草）。

【功效主治】舒筋活络，祛瘀止痛。主治风湿麻木，心绞痛，骨折，跌打损伤。

【采收加工】全年均可采收，鲜用或切片晒干。

【用法用量】内服：煎汤，9～15 g。外用：适量，捣烂敷患处。

【用药经验】①心绞痛：雷公连末5 g，兑淘米水服。②骨折：雷公连捣烂拌酒糟炒热，先将骨折处复位，再包上药。

# 刺柄南星 *Arisaema asperatum* N. E. Brown.

【别　　　名】绿南星、天南星、白南星（《全国中草药汇编》），三甫莲（《新华本草纲要》），三步跳（四川）。

【形态特征】多年生草本。块茎扁球形，直径约3 cm。鳞叶宽线状披针形，内面的长15～20 cm，带紫红色。叶1，叶柄长30～50 cm，密被乳突状白色弯刺，基部5 cm鞘筒状，鞘上缘斜截形，直径2 cm，叶片3全裂，无柄，中裂片宽倒卵形，先端微凹，具细尖头，基部楔形，长16～23 cm，宽18～27 cm，侧裂片菱状椭圆形，中肋背面具白色弯刺。花序柄长25～60 cm，具疣，粗糙；佛焰苞暗紫黑色，具绿色纵纹，管部圆柱形，长5～6 cm，喉部无耳，亦不外卷，檐部倒披针形或卵状披针形，渐尖，近

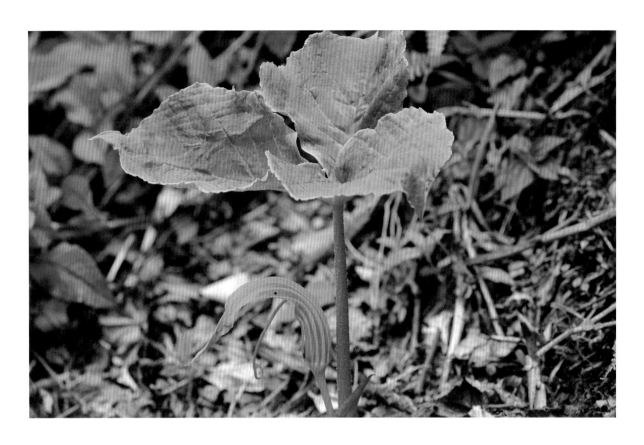

直立，长8~12 cm；肉穗花序单性，雄花序圆柱形，长约3 cm，雄花具短柄，花药2~3，黄色，药室扁圆球形，汇合，顶部马蹄形开裂；雌花序圆锥状，长2~3 cm，子房圆柱状，柱头盘状，近无柄；各附属器圆柱形，向上渐狭，伸出喉外，近直立。花期5~6月。

【分布与生境】梵净山地区资源分布的代表区域：牛凤包、大尖峰、白云寺、淘金坳、万宝岩等地。生于海拔1300~2500 m的干山坡林下或灌丛中。

【中药名】刺柄南星（块茎）。

【功效主治】祛痰止咳，解毒散结。主治劳伤咳嗽，痈疽。

【采收加工】夏、秋季采挖，除去须根及茎叶，洗净，鲜用或晒干。

【用法用量】内服：煎汤，2.5~4.5 g。外用：适量，捣敷。

# 一把伞南星 *Arisaema erubescens* (Wall.) Schott.

【别　　名】虎掌南星（《本草纲目》），麻蛇饭（云南嵩明），刀口药、闹狗药（云南通海），蛇包谷（贵州、四川）。

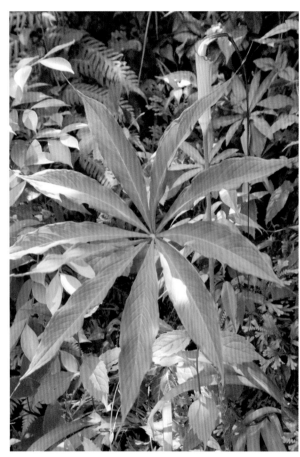
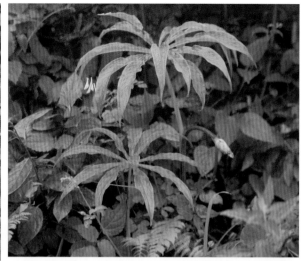
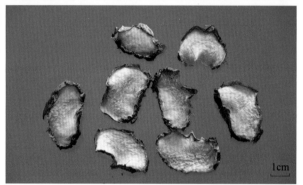

【形态特征】块茎扁球形，直径可达6 cm，表皮黄色。鳞叶绿白色、粉红色，有紫褐色斑纹。叶1，极稀2，叶柄长40～80 cm，中部以下具鞘；叶片放射状分裂，裂片无定数；幼株少则3～4枚，多年生植株有多至20枚的，常1枚上举，余放射状平展，披针形、长圆形至椭圆形，无柄，长6～24 cm，渐尖，具线形长尾或否。花序柄比叶柄短；佛焰苞绿色，管部圆筒形，喉部边缘截形或稍外卷，檐部通常颜色较深，长4～7 cm，宽2.2～6 cm，肉穗花序单性，雄花序长2～2.5 cm，花密；雌花序长约2 cm；各附属器棒状、圆柱形，中部稍膨大或否，直立，雄花序的附属器下部光滑或有少数中性花，雌花序上的具多数中性花；雄花具短柄，雄蕊2～4；雌花子房卵圆形，柱头无柄。浆果红色。种子1～2，球形，淡褐色。花期5～7月，果熟期9月。

【分布与生境】梵净山地区资源分布的代表区域：护国寺、跑马场、密麻树、洼溪河、白沙、苗王坡等地。生于海拔2200 m以下的林下、灌丛、草坡、荒地。

【中　药　名】天南星（块茎）。

【功效主治】祛风止痉，化痰散结。主治中风痰壅，半身不遂，手足麻痹，癫痫，破伤风，痈肿，跌打损伤，毒蛇咬伤等。

【采收加工】秋后采挖，洗净，鲜用或切片晒干。

【用法用量】内服：煎汤，3~9 g（炮制后用）；或入丸、散。外用：鲜品适量，研末以醋或酒调敷。

【用药经验】①关节痛：天南星（炮制品）、桑枝、苕叶细辛、土牛膝、骨碎补（槲蕨）、威灵仙、钩藤、血三七各适量，泡酒1500 g，每日服3次，每次10~15 g，连服20 d。②乳房包块：天南星、八角莲各适量，捣烂敷患处。③会阴部包块，淋巴结结核：天南星、半夏、乌头、七叶一枝花、八角莲、细辛各适量，泡酒，用棉花浸湿包患处，如剧痛者加半截烂（绥阳雪里见）。④毒蛇咬伤：天南星、半夏、半边莲、香茶菜各适量，捣烂敷患处。⑤咳嗽，痈疽：天南星（炮制品）少量，水煎服。

# 象头花 *Arisaema franchetianum* Engl.

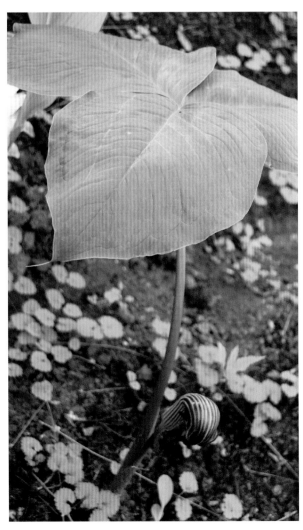
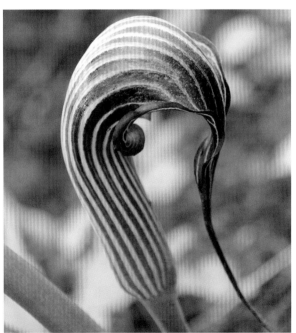
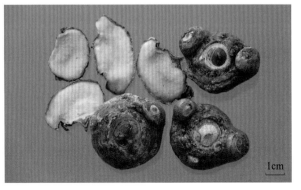

【别　　　名】母猪半夏（《昆明民间通用草药》），红南星（《全国中草药汇编》），岩半夏（《贵州中草药汇编》），狗爪南星（贵州）。

【形 态 特 征】块茎扁球形，颈部生多数圆柱状肉质根，周围有多数小球茎，均肉红色，小球茎逐渐与母体分离，萌发为独立的植株。鳞叶2～3，披针形，膜质，最内的长13～20 cm，淡褐色，带紫色斑润。叶1，叶柄肉红色，幼株叶片轮廓心状箭形，全缘，两侧基部近圆形；成年植株叶片绿色，背淡，近革质，3全裂。花序柄肉红色，花期直立，果期下弯180°；佛焰苞污紫色、深紫色，具白色或绿白色宽条纹，管部圆筒形，喉部边缘反卷，檐部下弯成盔状，渐尖，有线形尾尖，下垂；肉穗花序单性，雄花序紫色，雄花具粗短的柄，花药2～5，药室球形，顶孔开裂，附属器绿紫色；雌花序圆柱形，子房绿紫色，柱头明显凸起，胚珠2，近纺锤形，白色。浆果绿色，干时黄褐色，倒圆锥形。种子1～2，倒卵形或卵形，种皮淡褐色，骨质，表面泡沫状。花期5～7月，果熟期9～10月。

【分布与生境】梵净山地区资源分布的代表区域：上牛塘、九龙池、牛风包、黄柏沟、青龙洞等地。生于海拔960～2500 m的林下、灌丛或草坡。

【中　药　名】象头花（块茎）。

【功 效 主 治】散瘀解毒，消肿止痛。主治胃痛，乳腺炎，疮疖肿毒，颈淋巴结结核，毒蛇咬伤。

【采 收 加 工】夏季采挖，洗净，鲜用或切片晒干。

【用 法 用 量】内服：适量，浸酒。外用：适量，捣烂敷患处。

【用 药 经 验】①外科手术局部麻醉：象头花、闹羊花、雪上一枝蒿、金铁锁、九子不离母、狗核桃各等分，浸酒外搽，忌入口。②食积胃痛：象头花60 g，泡酒1000 g，一星期后服，日服1次，每次15～20 mL。

# 异叶天南星 *Arisaema heterophyllum* Blume.

【别　　　名】天南星（《名医别录》），南星、半边莲（重庆奉节、湖北巴东），狗爪半夏（四川马边），虎掌半夏（四川合江）。

【形 态 特 征】多年生宿根草本，高15～30 cm。块茎扁球形，直径2～4 cm。叶常单1，叶片鸟趾状分裂，裂片13～19，长圆形、倒披针形或长圆状倒卵形，顶端骤狭渐尖，基部楔形，全缘，侧裂片长7.7～24.2 cm，宽2～6.5 cm，中央裂片最小。花柄长30～55 cm，从叶鞘

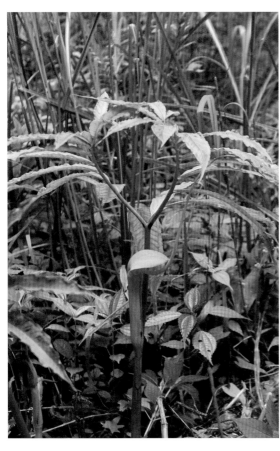
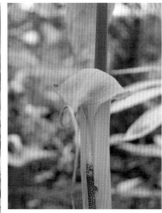
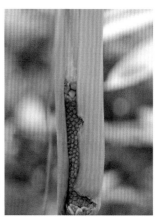
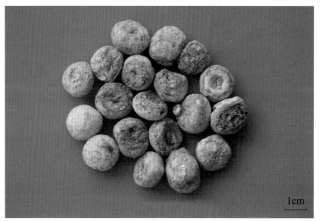

中抽出；佛焰苞绿色，下部管状，上部下弯近成盔状；肉穗状花序两性和单性，单性花序雄花在下部；两性花序下部为雌花，上部疏生雄花，花序轴顶端的附属体鼠尾状，伸出。浆果熟时红色。花期4～5月，果期7～9月。

【分布与生境】梵净山地区资源分布的代表区域：大岩屋、三角岩、岩高坪、四方岩、银厂坪等地。生于山坡、山谷阴湿处。

【中 药 名】天南星（块茎）。

【功效主治】燥湿，化痰，祛风，消肿，散结。主治咳嗽痰多，中风口眼㖞斜，半身不遂，小儿惊风，痈肿，毒蛇咬伤。

【采收加工】夏、秋季采挖，除去须根及茎叶，洗净，鲜用或晒干。

【用法用量】内服：煎汤，3～6 g（需经炮制后用）；或入丸、散。外用：生品适量，研末以醋或酒调敷。

【用药经验】①风痫：天南星（九蒸九晒）为末，姜汁糊丸，梧子大，煎人参、菖蒲汤或麦冬汤下二十丸。②头痛，偏正头风，痛攻眼目额角：天南星、川乌各等分，共研极细粉，通蓬须葱白做饼，贴太阳穴。③乳赤肿，欲作痈者：天南星为细粉，生姜自然汁调涂，自散，才作便用之。

# 花南星
*Arisaema lobatum* Engl.

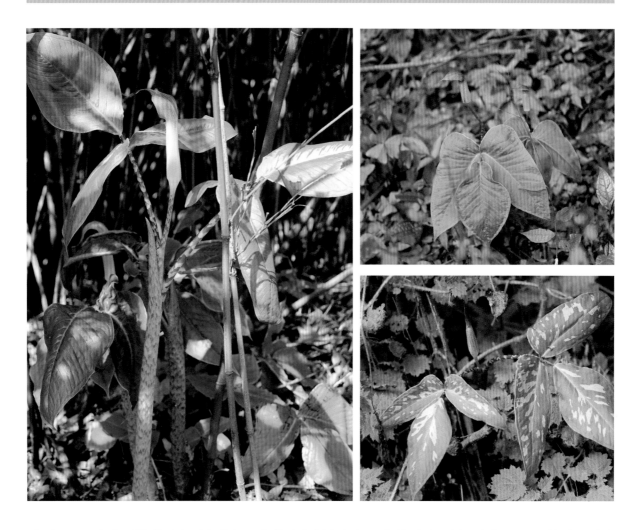

【别　　　名】独脚莲（广西龙胜），虎芋（贵州兴义），麻芋子（四川天全），血理箭（四川武
隆），大半夏、芋儿南星（四川北川）。

【形 态 特 征】多年生草本。块茎近球形。鳞叶线状披针形，最上的长12～15 cm，先端锐尖或钝。
叶1或2，叶柄长17～35 cm，下部具鞘，黄绿色，有紫色斑块，形如花蛇；叶片3全
裂，中裂片具1.5～5 cm长的柄，长圆形或椭圆形，基部狭楔形或钝，长8～22 cm，
宽4～10 cm；侧裂片无柄，极不对称，长圆形，外侧宽为内侧的2倍，下部1/3具宽
耳，长5～23 cm，宽2～8 cm；均渐尖或骤狭渐尖、锐尖。花序柄与叶柄近等长，常较
短；佛焰苞外面淡紫色，管部漏斗状，长4～7 cm，上部粗1～2.5 cm，喉部无耳，斜截
形，略外卷或否，骤狭为檐部，檐部披针形，狭渐尖，长4～7 cm，深紫色或绿色，
下弯或垂立；肉穗花序单性，雄花序花疏；雌花序圆柱形或近球形；各附属器具细

柄，先端钝圆，直立。浆果有种子3枚。花期4～7月，果期8～9月。

【分布与生境】梵净山地区资源分布的代表区域：中灵寺、二道拐、黄家坝、观音阁、桃树岭等地。生于海拔600～2300 m的林下、草坡或荒地。

【中　药　名】花南星（块茎）。

【功效主治】燥湿，化痰，祛风，消肿，散结。主治咳嗽痰多，中风口眼㖞斜，半身不遂，小儿惊风，痈肿，毒蛇咬伤。

【采收加工】夏、秋季采挖，除去须根及茎叶，洗净，鲜用或晒干。

【用法用量】内服：煎汤，3～6 g（需经炮制后用）。外用：适量，捣敷。

# 雪里见 *Arisaema rhizomatum* C. E. C. Fisch.

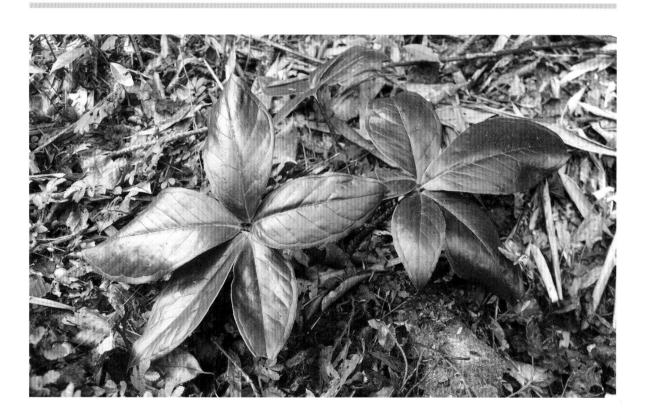

【别　　　名】半截烂、躲雷草（《贵州草药》），野包谷（《新华本草纲要》），花脸（《湖南药物志》），大麻药（广西龙胜）。

【形态特征】根状茎横卧，圆锥形或圆柱形，具节，节上生长达10 cm的圆柱形根。鳞叶2～3，披针形。叶2，叶柄纤细，长15～35 cm，暗褐色或绿色，散布紫色或白色斑块；叶片鸟足状分裂，裂片5，长椭圆形至长圆状披针形；侧裂片具短柄或无柄至基部联合，较小，外侧的长5 ~ 17 cm，宽1.5 ~ 3.5 cm；各裂片侧脉细弱，斜伸。花序柄远短于叶柄，长5 ~ 21 cm；佛焰苞黄绿色、黄色、淡红色，具暗紫色或黑色斑点，管部圆柱形，不具耳，檐部披针形至卵状披针形，先端具长6 ~ 10 cm的线形长尾；肉穗花序单性，雄花序长2 ~ 2.5 cm，雌花序狭圆锥形，长1.5 ~ 2 cm；附属器稍伸出喉外，暗紫色，有黑斑，长2 ~ 3.5 cm，先端棒状，顶部有肉质钻形凸起，雄花较疏，下部的具柄，上部的无柄，花药2 ~ 3，纵裂；雌花密集，子房近球形，花柱明显，柱头小。浆果倒卵形，内有倒卵形种子1枚。

【分布与生境】梵净山地区资源分布的代表区域：牛尾河、细沙河、肖家河、回香坪、三角桩、三叉路、岩高坪、双狮子、金竹坪等地。生于海拔650 ~ 2200 m的常绿阔叶林和苔藓林下。

【中　药　名】雪里见（根茎）。

【功效主治】祛风除湿，散瘀止痛，解毒消肿。主治风湿痹痛，肢体麻木，劳伤疼痛，跌打损伤，胃痛，毒蛇咬伤等。

【采收加工】夏、秋季采挖，洗净，鲜用或切片晒干。

【用法用量】内服：研末入胶囊，0.3 ~ 0.6 g。外用：适量，捣敷；或研末撒；或磨酒涂。孕妇及体弱者忌服。

【用药经验】①风湿麻木：雪里见、草乌各30 g，瓜子金、天南星各15 g，荞草叶6 g，捣绒，加酒120 g，蜂蜜30 g，浸泡3 d后，用七星针蘸药汁，在患处轻刺。②劳伤疼痛：雪里见3 g，泡酒120 g，每次服3 g。③风湿关节痛，跌打损伤，胃痛，牙痛：雪里见0.3 ~ 0.6 g，研末，用豆腐皮或馒头皮包好（不能直接接触口腔黏膜），酒送服，或用10%酒浸液外搽。④疮疖肿毒初起，毒蛇咬伤：雪里见磨酒涂（蛇伤不涂伤口）。

# 滴水珠 *Pinellia cordata* N. E. Brown

【别　　　名】石半夏、石里开、滴珠、水滴珠（《江西草药》），斑叶滴水珠、岩芋（浙江），野慈姑、独角莲、山半夏（广西）。

【形态特征】块茎球形、卵球形至长圆形，表面密生多数须根。叶常紫色或绿色具紫斑，几无鞘，下部及顶头各有珠芽1枚。幼株叶片心状长圆形；多年生植株叶片心形、心状三角形、心状长圆形或心状戟形，表面绿色、暗绿色，背面淡绿色或红紫色，二面

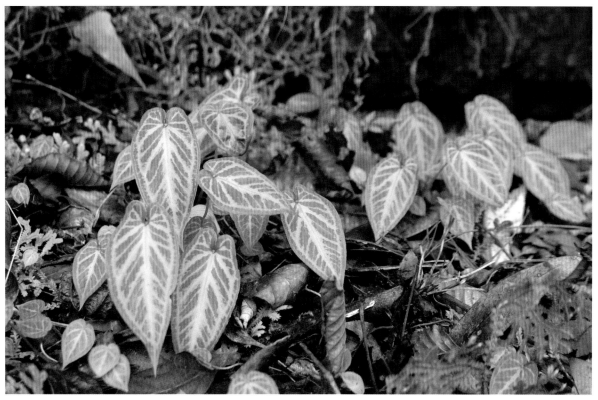

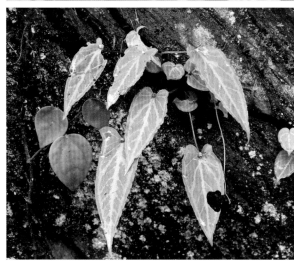

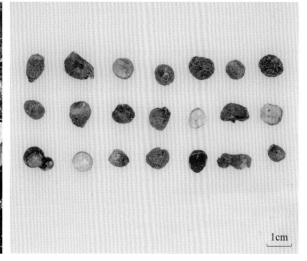

1cm

　　沿脉颜色均较淡，先端长渐尖，有时成尾状，基部心形；后裂片圆形或锐尖，稍外展。花序柄短于叶柄；佛焰苞绿色，淡黄带紫色或青紫色，不明显过渡为檐部，檐部椭圆形，钝或锐尖，直立或稍下弯；肉穗花序，附属器青绿色，长6.5～20 cm，渐狭为线形，略成"之"字形上升。花期3～6月，果熟期8～9月。

【分布与生境】梵净山地区资源分布的代表区域：鱼坳、大黑湾、密麻树、石棉厂、亚木沟、马槽河等地。生于海拔300～950 m的溪旁、潮湿处岩隙中或岩壁上等。

【中　药　名】滴水珠（块茎）。

【功效主治】解毒消肿，散瘀止痛。主治毒蛇咬伤，乳痈，肿毒，深部脓肿，瘰疬，头痛，胃痛，腰痛，跌打损伤。

【采收加工】夏、秋季采挖，洗净，鲜用或晒干备用。

【用法用量】内服：研末装胶囊，每次0.3~0.6 g，或1~3粒吞服（不可嚼服）。外用：适量，捣敷。

【用药经验】①乳痈，肿毒：滴水珠与蓖麻子等量，捣烂和凡士林或猪油调匀，外敷患部。②颈淋巴结结核，乳腺炎：滴水珠、紫背天葵等分，共研细末，以猪油调匀，外散患处。③深部脓肿：滴水珠1.5 g，草乌0.3 g，鲜天南星半个，共捣烂外敷。④头痛，神经痛，胃痛，腹痛，漆疮及其他过敏性皮炎：滴水珠，研粉装胶囊，每颗含0.5 g，成人每服2颗，每日2~3次。⑤腰痛：鲜滴水珠（完整无破损）3 g，整粒用温开水吞服（不可嚼碎），另以鲜滴水珠加食盐或白糖捣烂，敷患处。

# 虎 掌 *Pinellia pedatisecta* Schott

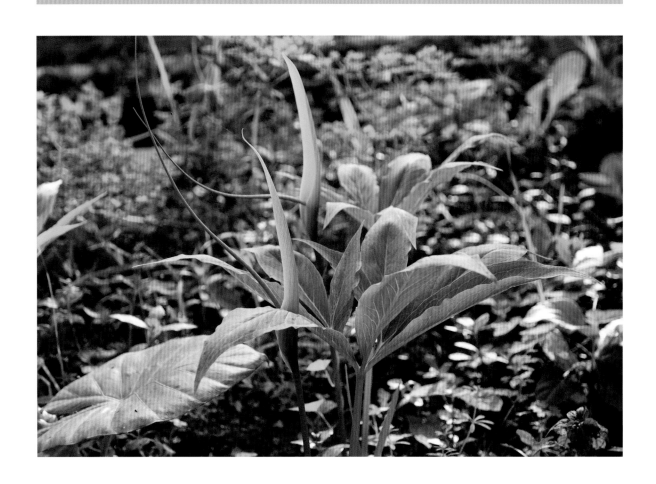

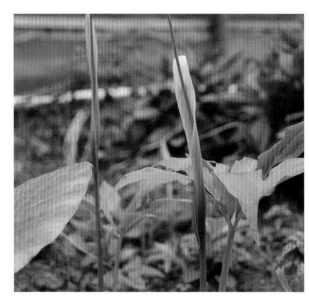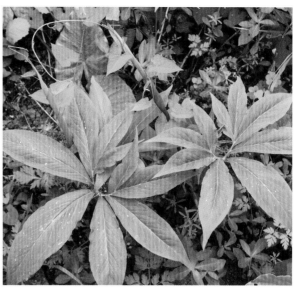

【别　　名】掌叶半夏（《秦岭植物志》），麻芋子、半夏子、独败家子（四川），麻芋果（贵州），狗爪半夏（湖北、四川）。

【形态特征】根密集，肉质。块茎近圆球形，直径可达4 cm，块茎四旁常生若干小球茎。叶1～3或更多，叶柄淡绿色，下部具鞘；叶片鸟足状分裂，裂片6～11，披针形，渐尖，基部渐狭，楔形，中裂片长15～18 cm，宽3 cm，两侧裂片依次渐短小；侧脉连结为集合脉，网脉不明显。花序柄长20～50 cm，直立；佛焰苞淡绿色，管部长圆形，长2～4 cm，直径约1 cm，向下渐收缩，檐部长披针形，锐尖；肉穗花序，雌花序长1.5～3 cm，雄花序长5～7 mm，附属器黄绿色，细线形，长10 cm，直立或略呈"S"形弯曲。浆果卵圆形，绿色至黄白色，藏于宿存的佛焰苞管部内。花期6～7月，果9～11月成熟。

【分布与生境】梵净山地区资源分布的代表区域：苗王坡、天庆寺、金厂、艾家坝等地。生于海拔1100 m以下的林缘、路旁、沟谷阴湿处或田埂土边等。

【中　药　名】天南星（块茎）。

【功效主治】祛风止痉，化痰散结。主治中风痰壅，半身不遂，手足麻痹，风痰眩晕，癫痫，惊风，破伤风，咳嗽多痰，痈肿瘰疬，跌扑损伤，毒蛇咬伤。

【采收加工】9～11月采挖，洗净，除去须根，晒干或烘干。

【用法用量】内服：炮制后使用，煎汤，3～9 g；或入丸、散。外用：适量，研末以酒或醋调敷患处。

【用药经验】①癫痫猝然发作，两目上视，口噤抽搐：天南星、全蝎、僵蚕等同用，以化痰息风定痫。②腮腺炎肿痛：取生天南星研末，醋浸3～5 d后涂患处，能消肿痛。

# 半 夏 *Pinellia ternata* (Thunb.) Breit.

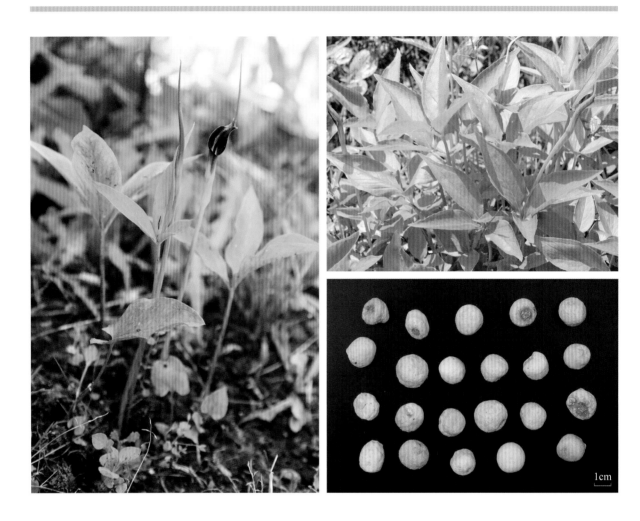

【别　　　名】麻芋果（《贵州民间方药集》），三叶半夏（山西、河南、广西），三步跳（湖北、四川、贵州、云南），燕子尾、地慈姑（广西）。

【形态特征】块茎圆球形，直径1~2 cm，具须根。叶2~5枚。叶柄长15~20 cm，基部具鞘，鞘内、鞘部以上或叶片基部（叶柄顶头）有直径3~5 mm的珠芽，珠芽在母株上萌发或落地后萌发；幼苗叶片卵状心形至戟形，为全缘单叶；老株叶片3全裂，裂片绿色，长圆状椭圆形或披针形，两头锐尖，中裂片长3~10 cm，宽1~3 cm；侧裂片稍短；全缘或具不明显的浅波状圆齿，侧脉8~10对，细脉网状，密集，集合脉2圈。花序柄长25~35 cm，长于叶柄；佛焰苞绿色或绿白色，管部狭圆柱形，长1.5~2 cm，檐部长圆形，绿色，有时边缘青紫色，长4~5 cm，宽1.5 cm，钝或锐尖；肉穗花序，雌花序长2 cm，雄花序长5~7 mm，其中间隔3 mm；附属器绿色变青紫色，直立，有时"S"形弯曲。浆果卵圆形，黄绿色，先端渐狭为明显的花柱。花期5～7月，果熟期8月。

【分 布 与 生 境】梵净山地区资源分布的代表区域：护国寺、刘家湾、青冈坪、长岗岭、大河边、大土等地。生于海拔2500 m以下的草坡、荒地、玉米地、田边或疏林下。

【中　药　名】半夏（块茎）。

【功 效 主 治】燥湿化痰，降逆止呕，消痞散结。主治湿痰寒痰，咳喘痰多，痰饮眩悸，风痰眩晕，痰厥头痛，呕吐反胃，胸脘痞闷，梅核气。

【采 收 加 工】夏、秋季采挖，洗净，除去外皮和须根，晒干。

【用 法 用 量】内服：炮制后使用，3～9 g。外用：适量，磨汁涂或研末以酒调敷患处。

【用 药 经 验】①肺气不调，咳嗽喘满，痰涎壅塞，心下坚满，短气烦闷，及风壅痰实，头目昏眩，咽隔不利，呕吐恶心，神思昏愦，心忪而热，涕唾稠黏：白矾（枯过）125 g，半夏（汤洗去滑姜汁罨一宿）1500 g，上捣为细末，生姜自然汁为丸，如梧桐子大，每服二十丸，加至三十丸，食后、临卧时，生姜汤下。②湿痰，咳嗽，脉缓，面黄，肢体沉重，嗜卧不收，腹胀而食不消化：南星、半夏（俱汤洗）各50 g，白术75 g，上为细末，糊为丸，如桐子大，每服五七十丸，生姜汤下。③湿痰喘急，止心痛：半夏不拘多少，香油炒，为末，粥丸梧子大，每服三五十丸，姜汤下。

## 浮萍科

# 浮 萍 *Lemna minor* L.

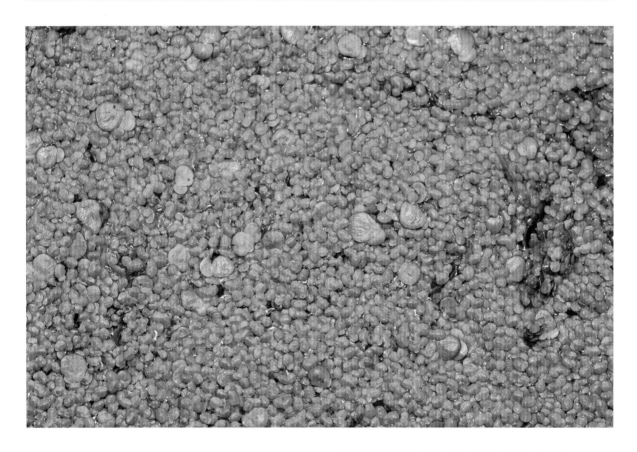

【别　　名】水花（《神农本草经》），萍子
草（《肘后备急方》），小萍
子（《本草拾遗》），浮萍草
（《本草图经》），萍、田萍
（《中药志》）。

【形 态 特 征】飘浮植物。叶状体对称，表面绿
色，背面浅黄色或绿白色或常为
紫色，近圆形，倒卵形或倒卵状
椭圆形，全缘，长1.5~5 mm，宽
2~3 mm，上面稍凸起或沿中线隆

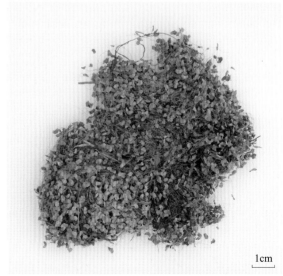

1cm

起，脉3，不明显，背面垂生丝状根1条，根白色，长3～4 cm，根冠钝头，根鞘无翅。叶状体背面一侧具囊，新叶状体于囊内形成浮出，以极短的细柄与母体相连，随后脱落。雌花具弯生胚珠1枚。果实无翅，近陀螺状。种子具凸出的胚乳并具12～15条纵肋。

【分布与生境】梵净山地区资源分布的代表区域：坝溪、大河边、张家坝等地。生于水田、池沼或其他静水水域，常与紫萍混生。

【中　药　名】浮萍（全草）。

【功效主治】发汗解表，透疹止痒，利水消肿，清热解毒。主治风热表证，麻疹不透，隐疹瘙痒，水肿，癃闭，疮癣，丹毒，烫伤。

【采收加工】6～9月采收，捞出后去杂质，洗净，晒干。

【用法用量】内服：煎汤，3～9 g，鲜品15～30 g；或捣汁饮；或入丸、散。外用：适量，煎水熏洗；或研末撒；或调敷。

【用药经验】①风热感冒：浮萍、防风10 g，牛蒡子、薄荷、紫苏各6 g，水煎服。②麻疹透发不畅：浮萍代茶饮之。③浮肿小便不利：浮萍10 g，泽泻、车前子各12 g，水煎服。④急性肾炎：浮萍120 g，黑豆30 g，水煎服。

# 紫　萍　*Spirodela polyrrhiza* (L.) Schleid.

【别　　　名】水萍（《神农本草经》），浮瓜叶、众头蕰草、浮飘草（上海），萍（福建、甘肃）。

【形态特征】叶状体扁平，阔倒卵形，长5～8 mm，宽4～6 mm，先端钝圆，表面绿色，背面紫色，具掌状脉5～11条，背面中央生5～11条根，根长3～5 cm，白绿色，根冠尖，脱落；根基附近的一侧囊内形成圆形新芽，

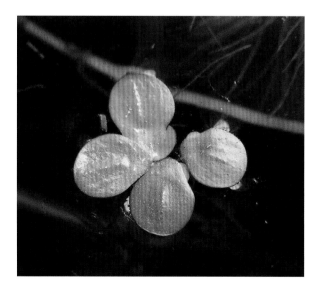

萌发后，幼小叶状体渐从囊内浮出，由一细弱的柄与母体相连。花未见，据记载，肉穗花序有2个雄花和1个雌花。

【分布与生境】梵净山地区资源分布的代表区域：梵净山周边的江口县、松桃苗族自治县等地。生于水田、水塘、湖湾、水沟，常与浮萍形成覆盖水面的飘浮植物群落。

【中　药　名】浮萍（全草）。

【功 效 主 治】发汗解表，透疹止痒，利水消肿，清热解毒。主治风热表证，麻疹不透，隐疹瘙痒，水肿，癃闭，疮癣，丹毒，烫伤。

【采 收 加 工】6~9月采收，捞出后去杂质，洗净，晒干。

【用 法 用 量】内服：煎汤，3~9 g，鲜品15~30 g；或捣汁饮；或入丸、散。外用：适量，煎水熏洗；或研末撒；或调敷。

【用 药 经 验】①时行热病：浮萍50 g，麻黄（去节、根）、桂心、附子（炮裂，去脐、皮）各25 g，四物捣细筛。每服10 g，以水中盏，入生姜半分，煎至六分，不计时候，和滓热服。②风热感冒：浮萍、防风各9 g，牛蒡子、薄荷、紫苏叶各6 g，水煎服。

# 谷精草科

## 谷精草 *Eriocaulon buergerianum Koern.*

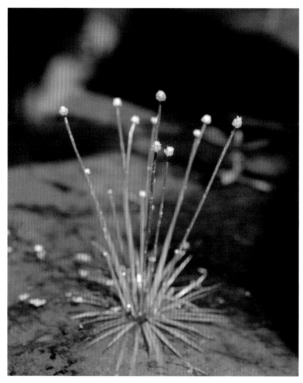 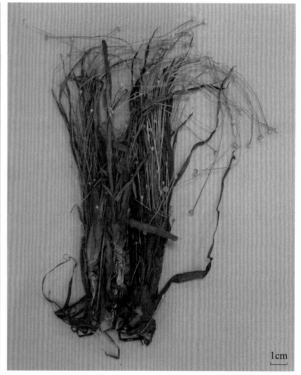

1cm

【别　　名】珍珠草（《江苏植物志》），鱼眼草（《陆川本草》），灌耳草（《四川中药志》），谷精子（福建）。

【形态特征】草本。叶线形，丛生，半透明，具横格，长4~20 cm，中部宽2~5 mm，脉7~18条。花葶多数，扭转，具4~5棱；鞘状苞片长3~5 cm，口部斜裂；总（花）托常有密柔毛；苞片倒卵形至长倒卵形，背面上部及顶端有白短毛；雄花：花萼佛焰苞状，外侧裂开，3浅裂，背面及顶端多少有毛，花冠裂片3，近锥形，几等大，近顶处各有1黑色腺体，端部常有2细胞的白短毛，雄蕊6枚，花药黑色；雌花：萼合生，外侧开裂，顶端3浅裂，背面及顶端有短毛，外侧裂口边缘有毛，下长上短，花瓣3枚，离生，扁棒形，肉质，顶端各具1黑色腺体及若干白短毛，果成熟时毛易落，内面常有长柔毛，子房3室，花柱分枝3，短于花柱。种子矩圆状，表面具横格及"T"字形突起。花、果期7~12月。

【**分 布 与 生 境**】梵净山地区资源分布的代表区域：盘溪、观音阁、岩棚、洼溪河、鱼坳脚等地。生于池沼、溪沟和水田边等潮湿处。

【**中　　药　　名**】谷精草（花序）。

【**功 效 主 治**】疏散风热，明目退翳。主治风热目赤，肿痛羞明，眼生翳膜，风热头痛。

【**采 收 加 工**】秋季采收，将花序连同花茎拔出，晒干。

【**用 法 用 量**】内服：煎汤，9～12 g，或入丸、散。外用：适量，煎水外洗；或烧存性，研末外撒。

【**用 药 经 验**】目赤肿痛：谷精草、荠菜、紫金牛各15 g，水煎服。

## 鸭跖草科

# 杜 若 *Pollia japonica* Thunb.

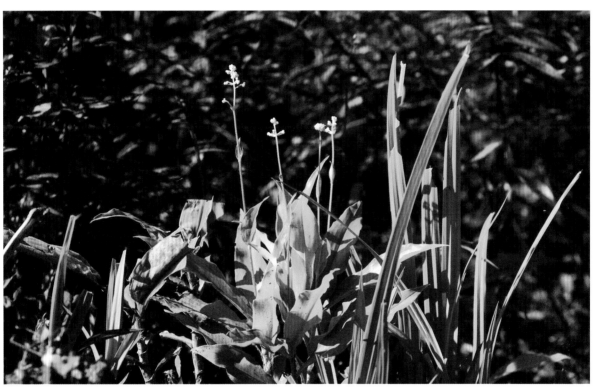

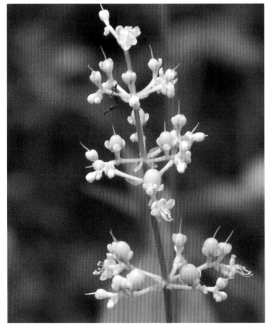

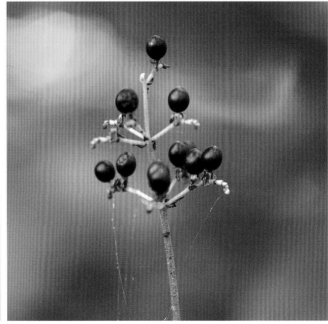

【别　　　名】竹叶花（《植物学大辞典》），地藕（《湖南药物志》），包谷七（《贵州中草药名录》）。

【形 态 特 征】多年生草本。根状茎长而横走；茎直立或上升，粗壮，不分枝，高30～80 cm，被短柔毛。叶鞘无毛；叶无柄或叶基渐狭，而延成带翅的柄；叶片长椭圆形，长10～30 cm，宽3～7 cm，基部楔形，顶端长渐尖，近无毛，上面粗糙。蝎尾状聚伞花序长2～4 cm，常多个成轮排列，形成数个疏离的轮，也有不成轮的，一般集成圆锥花序，花序总梗长15～30 cm，花序远远地伸出叶子，各级花序轴和花梗被相当密的钩状毛；总苞片披针形，花梗长约5 mm；萼片3枚，无毛，宿存；花瓣白色，倒卵状匙形；雄蕊6枚全育，近相等，或有时3枚略小些，偶有1～2枚不育。果实球状，果皮黑色，每室有种子数颗。种子灰色带紫色。花期7～9月，果期9～10月。

【分布与生境】梵净山地区资源分布的代表区域：骄子岩、双狮子、叫花洞等地。生于海拔1200 m以下的山谷林下。

【中　药　名】竹叶莲（带根全草）。

【功 效 主 治】清热利尿，解毒消肿。主治小便黄赤，热淋，疔痈疖肿，蛇虫咬伤。

【采 收 加 工】夏、秋季采收，洗净，鲜用或晒干。

【用 法 用 量】内服：煎汤，6～12 g。外用：适量，捣敷。

【用 药 经 验】①腰痛：竹叶莲（根茎）15 g，煮猪肉食。②蛇虫咬伤：竹叶莲（全草）捣烂，敷患处。

# 川杜若 *Pollia miranda* (Lévl.) Hara.

【别　　　名】竹叶兰（四川）。

【形 态 特 征】多年生草本。根状茎横走而细长，具膜质鞘，节间长1～6 cm；茎上升，细弱，高20～50 cm，下部节间长达10 cm，节上仅具叶鞘或带有很小的叶片，上部节间短而叶密集。叶鞘长1～2 cm，被疏或密的短细柔毛；叶椭圆形或卵状椭圆形，长5～15 cm，宽2～5 cm，上面被粒状糙毛，下面疏生短硬毛或无毛，近无柄至有长1.5 cm的叶柄。圆锥花序单个顶生，与顶端叶片近等长，仅具2至数个蝎尾状聚伞花序，花序总梗长2～6 cm；花序总梗、总轴及花序轴均被细硬毛；聚伞花序互生，短，长仅

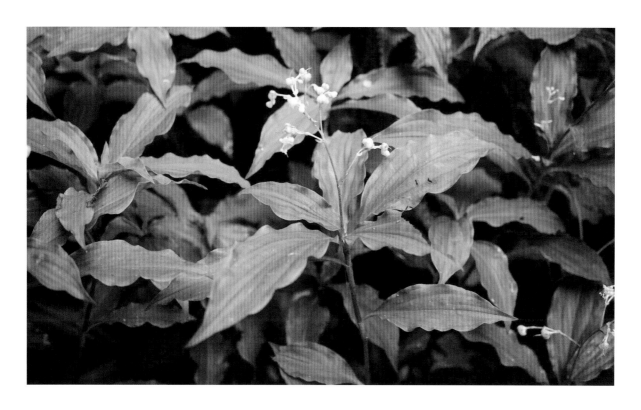

1～3.5 cm，具数朵花；总苞片下部较上部的长得多，鞘状抱茎；苞片小，漏斗状；花梗短；雄蕊6枚，全育而相等，花丝略短于花瓣；子房每室有胚珠4～5颗。果实成熟时黑色，球状。种子扁平，多角形，蓝灰色。花期6～8月，果期8～9月。

【分布与生境】梵净山地区资源分布的代表区域：跑马场、肖家河、牛尾河等地。生于海拔1600 m以下的山谷林下。

【中 药 名】竹叶莲（带根全草）。

【功 效 主 治】清热利尿，解毒消肿。主治小便黄赤，热淋，疔痈疖肿，蛇虫咬伤。

【采 收 加 工】夏、秋季采收，洗净，鲜用或晒干。

【用 法 用 量】内服：煎汤，6～12 g。外用：适量，捣敷。

【用 药 经 验】①腰痛：竹叶莲（根茎）15 g，煮猪肉食。②蛇虫咬伤：竹叶莲（全草）捣烂，敷患处。

# 竹叶吉祥草 *Spatholirion longifolium* (Gagnep.) Dunn

【别　　　名】秦归（《新华本草纲要》），马耳朵草（《云南中草药》），白龙须（《全国中草药汇编》），竹叶红参（《植物名实图考》）。

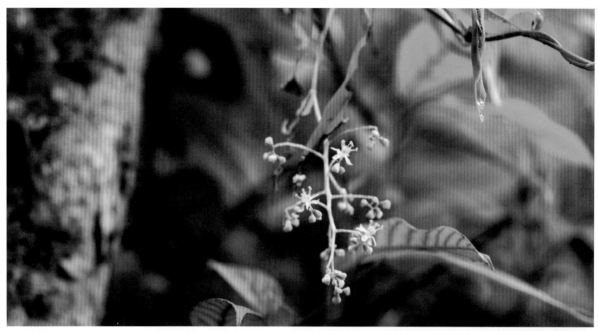

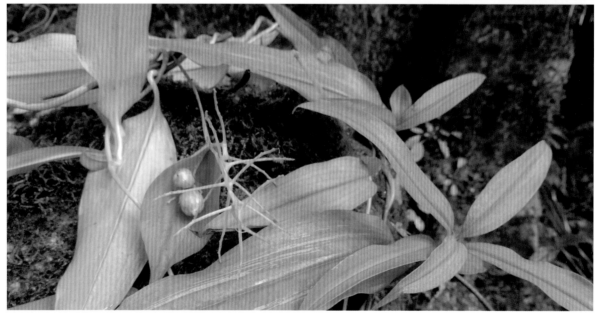

【形态特征】多年生缠绕草本，全体近无毛或被柔毛。根须状，数条，粗壮。茎长达3 m。叶具长1~3 cm的叶柄；叶片披针形至卵状披针形，长10~20 cm，宽1.5~6 cm，顶端渐尖。圆锥花序总梗长达10 cm；总苞片卵圆形，长4~10 cm，宽2.5~6 cm；花无梗；萼片长6 mm，草质；花瓣紫色或白色，略短于萼片。蒴果卵状三棱形，顶端有芒状突尖，每室有种子6~8颗。种子酱黑色。花期6~8月，果期7~9月。

【分布与生境】梵净山地区资源分布的代表区域：关门山、大河湾、老爷坡、石柱岩、凉水井等地。生于海拔2500 m以下的山谷密林下，少在疏林或山谷草地中，多攀缘于树干上。

【中药名】珊瑚草花（花序）。

【功效主治】调和气血，止痛。主治月经不调，神经性头痛。

【采 收 加 工】夏季采收花序，晒干。

【用 法 用 量】内服：煎汤，9～15 g。

【用 药 经 验】①月经不调：珊瑚草花、元宝草各10 g，水煎服。②头痛：珊瑚草花、蓝布正、天麻、钩藤各10 g，水煎服。

# 竹叶子 *Streptolirion volubile* Edgew.

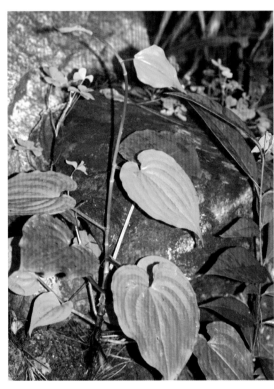 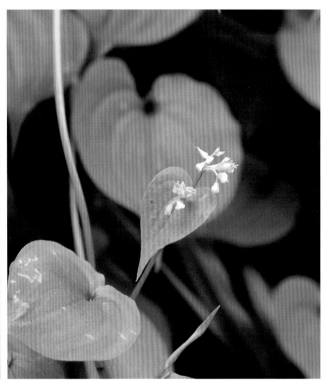

【别　　　名】水百步还魂（《广西药用植物名录》），大竹叶菜、猪鼻孔（《贵州草药》），酸猪草、小竹叶菜、笋壳菜（《四川中药志》），叶上花、小青竹标（《新华本草纲要》）。

【形 态 特 征】多年生攀缘草本，极少茎近于直立。茎长0.5～6 m，常无毛。叶柄长3～10 cm，叶片心状圆形，有时心状卵形，长5～15 cm，宽3～15 cm，顶端常尾尖，基部深心形，上面多少被柔毛。蝎尾状聚伞花序有花1至数朵，集成圆锥状，圆锥花序下面的总苞片叶状，长2～6 cm，上部的小而卵状披针形；花无梗；萼片长3～5 mm，顶端急尖；花瓣白色、淡紫色而后变白色，线形，略比萼长。蒴果长4～7 mm，顶端有长达3 mm的芒状突尖。种子褐灰色。花期7～8月，果期9～10月。

【分布与生境】梵净山地区资源分布的代表区域：火烧岩、隔山岭、苏家坡等地。生于海拔2000 m以下的山地。

【中　药　名】竹叶子（全草）。

【功 效 主 治】清热，利水，解毒，化瘀。主治感冒发热，肺痨咳嗽，口渴心烦，水肿，热淋，白带异常，咽喉疼痛，疮痈肿毒，跌打劳伤，风湿骨痛。

【采 收 加 工】夏、秋季采收，洗净，鲜用或晒干。

【用 法 用 量】内服：煎汤，15～30 g，鲜品30～60 g。外用：适量，鲜品捣敷。

【用 药 经 验】①耳聋：竹叶子15 g，炖肉吃。②劳伤：竹叶子15 g，煨水服。③痈肿，疔毒：鲜竹叶子、紫花地丁各适量，水煎服或捣烂敷患处。④水臌：竹叶子、车前草各15 g，煨水服。⑤感冒风热：竹叶子、青蒿、薄荷、桑叶各15 g，水煎服。⑥心热烦渴，小便短赤：竹叶子30 g，麦冬12 g，水灯心15 g，水煎服。

## 灯心草科

# 灯心草　*Juncus effusus* L.

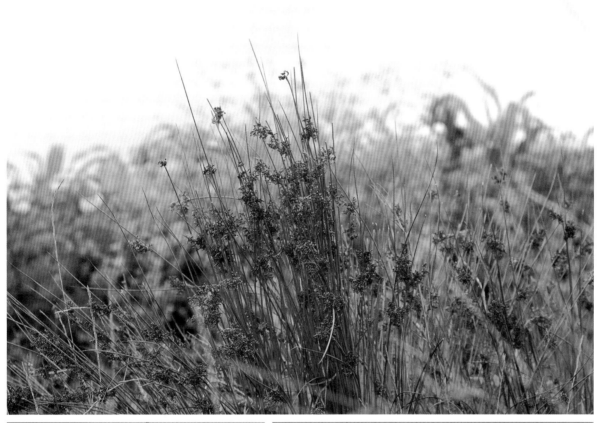

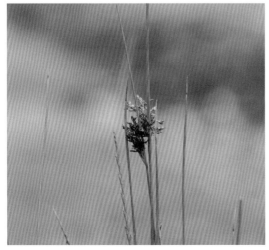

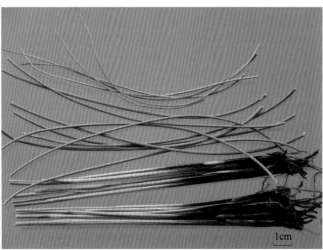

1cm

【别　　　名】虎须草（《古今注》），赤须（《雷公炮炙论》），灯心（《圣济总录》），水灯心（《植物名实图考》），铁灯心（《天宝本草》）。

【形 态 特 征】多年生草本，高27～91 cm。根状茎具黄褐色稍粗的须根；茎丛生，直立，圆柱形，淡绿色，具纵条纹，茎内充满白色的髓心。叶全部为低出叶，呈鞘状或鳞片状，包围在茎的基部，长1～22 cm，基部红褐色至黑褐色；叶片退化为刺芒状。聚伞花序假侧生，排列紧密或疏散；总苞片圆柱形，生于顶端，似茎的延伸，直立，长5～28 cm，顶端尖锐；小苞片2枚，宽卵形，膜质，顶端尖；花淡绿色；花被片线状披针形，顶端锐尖，背脊增厚突出，黄绿色，边缘膜质，外轮者稍长于内轮；雄蕊3枚（偶有6枚），长约为花被片的2/3；花药长圆形，黄色，稍短于花丝；雌蕊具3室子房，花柱极短，柱头3分叉。蒴果长圆形或卵形，顶端钝或微凹，黄褐色。种子卵状长圆形，黄褐色。花期4～7月，果期6～9月。

【分布与生境】梵净山地区资源分布的代表区域：鸡公岭、大烂沟、烂泥坳、坝溪、郭家沟等地。生于海拔1650～2500 m的河边、池旁、水沟、稻田旁、草地及沼泽湿处。

【中　药　名】灯心草（茎髓、全草）。

【功 效 主 治】利水通淋，清心降火。主治淋病，水肿，小便不利，湿热黄疸，心烦不寐，小儿夜啼，喉痹，口疮，创伤。

【采 收 加 工】夏末至秋季割下茎秆，取茎髓，晒干。

【用 法 用 量】内服：煎汤，1～3 g，鲜品15～30 g；或入丸、散。外用：适量，煅存性研末撒；或鲜品捣烂敷。

【用 药 经 验】①热淋：灯心草、凤尾草、牛膝根、淡竹叶各15 g，用第二次米泔水煎服。②膀胱炎，尿道炎，肾炎水肿：鲜灯心草30～60 g，鲜车前草60 g，薏苡仁、鲜海金沙各30 g，水煎服。③黄疸：鲜灯心草15 g，枸杞根30 g，刘寄奴15 g，水煎，酌加糖服。

# 野灯心草　*Juncus setchuensis* Buchen. ex Diels

【别　　　名】秧草（《滇南本草》），拟灯心草（《秦岭植物志》）。

【形 态 特 征】多年生草本，高25～65 cm。根状茎短而横走，具黄褐色稍粗的须根；茎丛生，直立，圆柱形，有较深而明显的纵沟，茎内充满白色髓心。叶全部为低出叶，呈鞘状或鳞片状，包围在茎的基部，长1~9.5 cm，基部红褐色至棕褐色；叶片退化为刺芒状。聚伞花序假侧生；花多朵排列紧密或疏散；总苞片生于顶端，圆柱形，似茎的延伸，长5~15 cm，顶端尖锐；小苞片2枚，三角状卵形，膜质；花淡绿色；花被片卵状披针形，顶端锐尖，边缘宽膜质，内轮与外轮者等长；雄蕊3枚，比花被片稍短，花药长圆形，黄色，比花丝短；子房1室，侧膜胎座呈半月形，花柱极短，柱头3分叉。蒴果通常卵形，比花被片长，顶端钝，成熟时黄褐色至棕褐色。种子斜倒卵形，棕褐色。花期5~7月，果期6~9月。

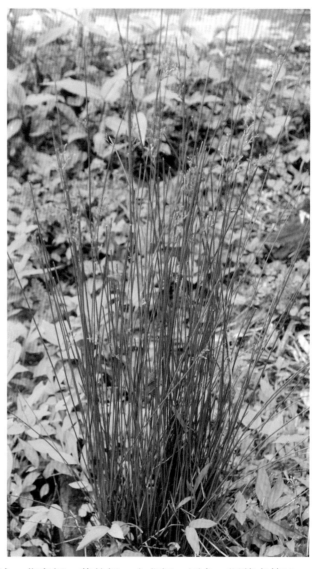

【分布与生境】梵净山地区资源分布的代表区域：艾家坝、苦竹坝、金盏坪、团龙、洞德寺等地。生于海拔800~1700 m的山沟、林下阴湿地、溪旁、道旁的浅水处。

【中 药 名】石龙刍（全草），石龙刍根（根及根茎）。

【功效主治】■石龙刍 利水通淋，泻热，安神，凉血止血。主治热淋，肾炎水肿，心热烦躁，心悸失眠，口舌生疮，咽痛等。

■石龙刍根 清热利湿，凉血止血。主治淋浊，心烦失眠，鹤膝风，目赤肿痛，便血，齿痛，崩漏，白带异常。

【采收加工】■石龙刍 全年均可采收，去根、杂质，洗净，切段，鲜用或晒干。

■石龙刍根 夏、秋季采挖，除去茎部，洗净，晒干。

【用法用量】■石龙刍 内服：煎汤，9~15 g；或烧存性研末。

■石龙刍根 内服：煎汤，9~15 g，大剂量可用30~60 g。

【用药经验】①尿路感染：石龙刍、车前草各30 g，土茯苓9 g，水煎服。②淋证：石龙刍、木通各9 g，车前草、甘草各6 g，煎服。③糖尿病：鲜石龙刍60 g，鹿茸草30 g，水煎服。④失眠，神经衰弱：鲜石龙刍60 g，夜交藤30 g，丹参15 g，水煎服。⑤胃热牙痛：石龙刍60 g，地骨皮30 g，水煎代茶饮。⑥尿路感染，肾炎水肿：石龙刍根（根丛）60 g，马鞭草15 g，小蓟30 g，水煎服。

## 百合科

# 高山粉条儿菜 *Aletris alpestris* Diels.

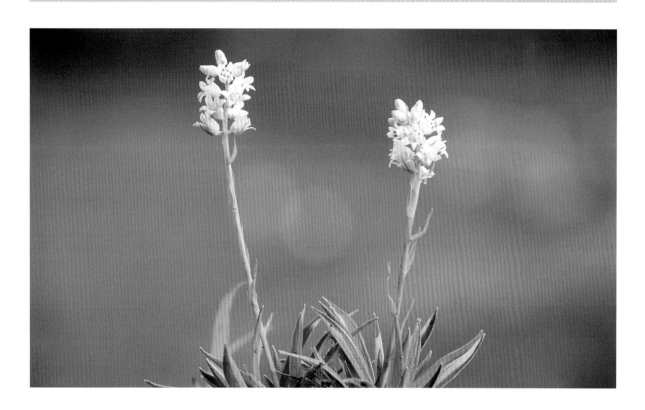

【形态特征】植株细弱，具细长的纤维根。叶近莲座状簇生，条状披针形，长2.5~8 cm，先端渐尖。花葶高7~20 cm，疏生柔毛，中下部有几枚苞片状叶；总状花序长1~4 cm，疏生4~10朵花；苞片2枚，披针形或卵状披针形，绿色，位于花梗的上部，短于花；花梗长2~4 mm；花被近钟形，无毛，白色，约分裂到中部，裂片披针形，稍向外弯曲；雄蕊着生于裂片基部，花丝长0.5 mm，花药球形；子房卵形，突然收缩为短的花柱。蒴果球状卵形，无毛。花期6月，果期8月。

【分布与生境】梵净山地区资源分布的代表区域：新金顶、老金顶、凤凰山、锯齿山、烂茶顶等地。生于海拔800~2500 m的岩石上或林下石壁上。

【中 药 名】小肺筋草（根、全草）。

【功效主治】润肺，止咳。主治咳嗽，百日咳。

【采收加工】5~6月采收，洗净，鲜用或晒干。

【用法用量】内服：煎汤，15～50 g，鲜品可用60～120 g。外用：适量，捣敷。

【用药经验】①咳嗽：小肺筋草、鹿衔草、椿芽花、五匹风、排风藤。水煎，炖肉或炖猪心肺服。②咳嗽吐血：金钱吊白米、白茅根各30 g，水煎服。③百日咳：小肺筋草、五匹风、狗地芽各30 g，煎水和蜜糖服。④小便不利：蛆儿草、扁蓄各30 g，煨水服。

# 粉条儿菜 *Aletris spicata* (Thunb.) Franch.

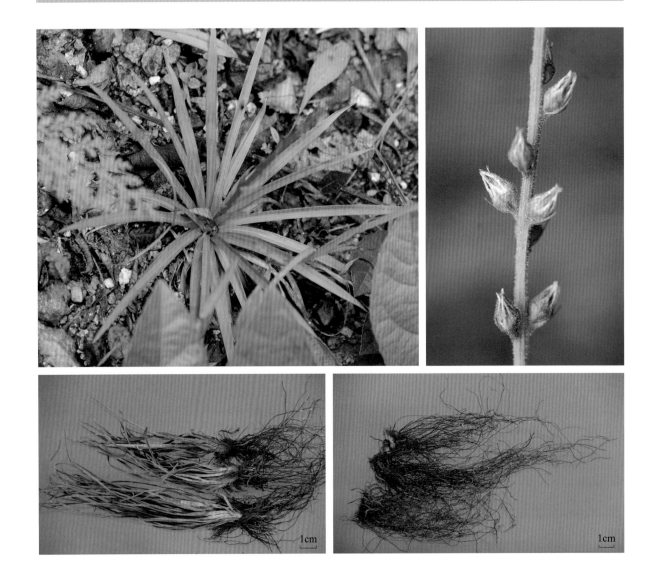

【别　　　名】金线吊白米（湖南）。

【形态特征】植株具多数须根，根毛局部膨大；膨大部分长3～6 mm，宽0.5～0.7 mm，白色。

叶簇生，纸质，条形，有时下弯，长10~25 cm，宽3~4 mm，先端渐尖。花葶高40~70 cm，有棱，密生柔毛，中下部有几枚长1.5~6.5 cm的苞片状叶；总状花序长6~30 cm，疏生多花；苞片2枚，窄条形，位于花梗的基部，长5~8 mm，短于花；花梗极短，有毛；花被黄绿色，上端粉红色，外面有柔毛，长6~7 mm，分裂部分占1/3~1/2；裂片条状披针形，长3~3.5 mm，宽0.8~1.2 mm；雄蕊着生于花被裂片的基部，花丝短，花药椭圆形；子房卵形，花柱长1.5 mm。蒴果倒卵形或矩圆状倒卵形，有棱角，密生柔毛。花期4~5月，果期6~7月。

【分布与生境】梵净山地区资源分布的代表区域：苏家坡、中灵寺、小罗河、魔芋山湾、雀子坳、烂茶顶等地。生于海拔350~2500 m的山坡上、路边、灌丛边或草地上。

【中 药 名】小肺筋草（根、全草）。

【功效主治】清肺，化痰，止咳，活血，杀虫。主治咳嗽吐血，百日咳，气喘，肺痈，乳痈，肠风便血，妇人乳少，经闭，小儿疳积，蛔虫病。

【采收加工】夏、秋季采挖根，洗净，晒干；5~6月采收全草，鲜用或晒干。

【用法用量】内服：煎汤，3~10 g，鲜品60~120 g。外用：适量，捣敷。

【用药经验】①年久咳嗽：小肺筋草10 g，五匹风8 g，白英10 g，鹿蹄草7 g，水煎服。②咳嗽吐血：小肺筋草、白茅根各30 g，水煎服。③虚弱咳嗽：小肺筋草、白折耳根、爬地香各30~50 g，炖肉吃，分2次吃完。④小便不利：小肺筋草、萹蓄各30 g，煨水服。⑤盗汗咳嗽：小肺筋草、倒触伞各15 g，白胭脂花根、茴香根、桑树根各9 g，煨水服。

# 狭瓣粉条儿菜 _Aletris stenoloba_ Franch.

【形态特征】植株具多数须根，少数根毛局部稍膨大；膨大部分长3~6 mm，宽约0.5 mm。叶簇生，条形，长8~11 cm，先端渐尖，两面无毛。花葶高30~80 cm，有毛，中下部有几枚长1~4 cm、宽1~1.5 mm的苞片状叶；总状花序长7~35 cm，疏生多花；苞片2枚，披针形，位于花梗的上端，短于花；花梗极短；花被白色，有毛，分裂到中部或中部以下，裂片条状披针形，开展，膜质；雄蕊着生于花被裂片的基部，花丝下部贴生于花被裂片上，上部分离，花药球形，短于花丝；子房卵形，长2.5~3 mm。蒴果卵形，无棱角，有毛。花、果期5~7月。

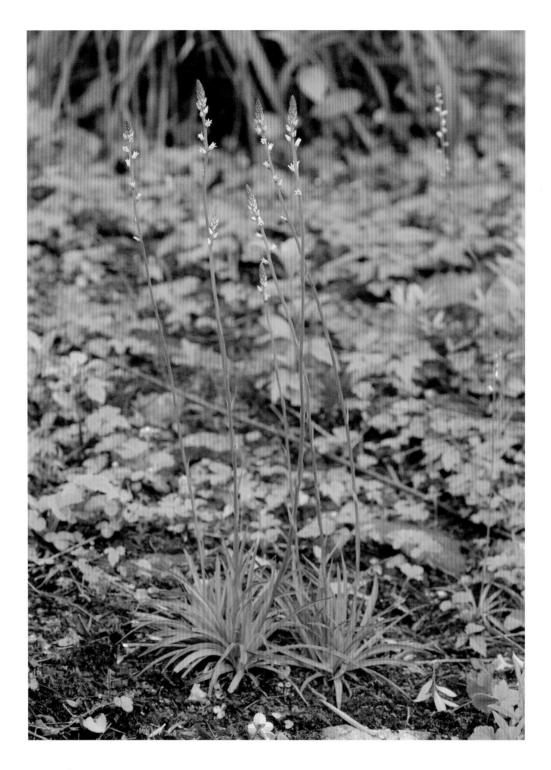

【分布与生境】梵净山地区资源分布的代表区域：护国寺、青冈坪等地。生于海拔300~2500 m的林边草坡上、山坡林下或路边。

【中　药　名】狭瓣粉条儿菜（全草）。

【功 效 主 治】润肺，止咳。主治咳嗽，百日咳。

【采 收 加 工】5~6月采收，鲜用或晒干。

# 薤 头 *Allium chinense* G. Don.

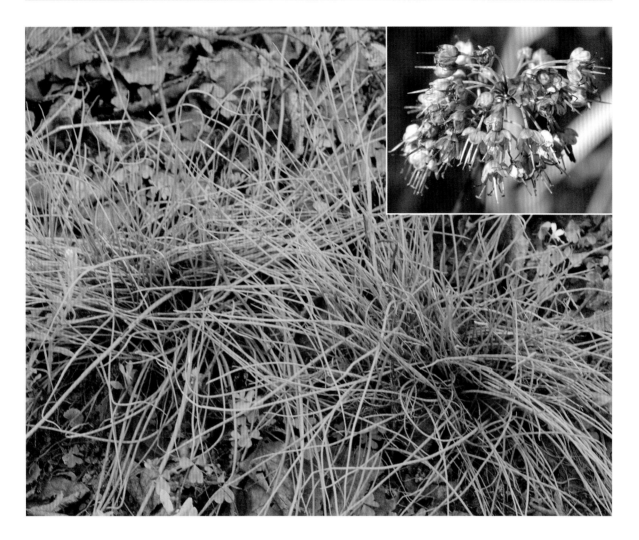

【别　　　名】薤（《神农本草经》），火葱、鸿荟（《本草纲目》），荞头（《中国植物志》）。

【形 态 特 征】鳞茎数枚聚生，狭卵状，直径0.5～2 cm；鳞茎外皮白色或带红色，膜质，不破裂。叶2～5枚，具3～5棱的圆柱状，中空，近与花葶等长。花葶侧生，圆柱状，高20～40 cm，下部被叶鞘；总苞2裂，比伞形花序短；伞形花序近半球状，较松散；小花梗近等长，比花被片长1～4倍，基部具小苞片；花淡紫色至暗紫色；花被片宽椭圆形至近圆形，顶端钝圆，内轮的稍长；花丝等长，约为花被片长的1.5倍，仅基部合生并与花被片贴生，内轮的基部扩大，扩大部分每侧各具1齿，外轮的无齿，锥形；子房倒卵球状，腹缝线基部具有帘的凹陷蜜穴，花柱伸出花被外。花、果期10～11月。

【分 布 与 生 境】梵净山地区资源分布的代表区域：青冈坪、田家坝、牛角洞、上平所、白沙、大土、丁家坪、马槽河等地。生于海拔1500 m以下的山坡、丘陵、山谷或草地。

【中　药　名】薤白（鳞茎）。

【功 效 主 治】通阳散结，行气导滞。主治胸痹心痛，脘腹痞满胀痛，泻痢后重。

【采 收 加 工】夏、秋季采挖，洗净，除去须根，鲜用或蒸透或置沸水中烫透，晒干。

【用 法 用 量】内服：煎汤，5 ~ 10 g，鲜品30 ~ 60 g；或入丸、散；亦可煮粥食。外用：适量，捣敷；或捣汁涂。

【用 药 经 验】①胸痹心痛：薤白、瓜蒌壳、法半夏各10 g，白酒100 g，水煎服。②胃寒疼痛：薤白10 g，金荞麦、七叶莲各20 g，水煎服。③胃痛：薤白、铁冬青各10 g，朱砂莲15 g，水煎服。④痢疾：薤白10 g，大蒜1个，共捣烂，加糖少许，分3次服完。

# 薤　白 *Allium macrostemon* Bunge.

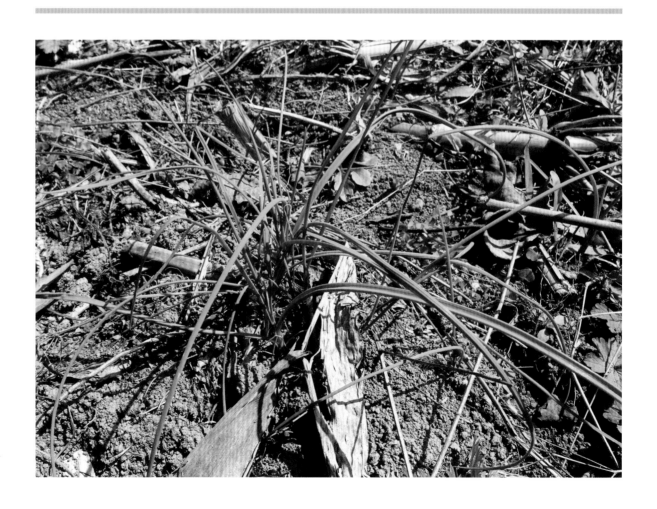

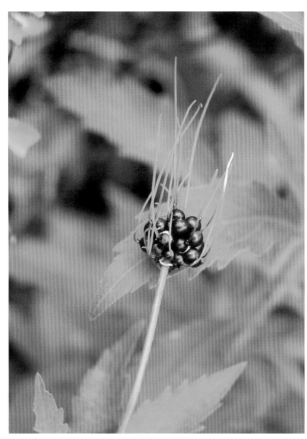
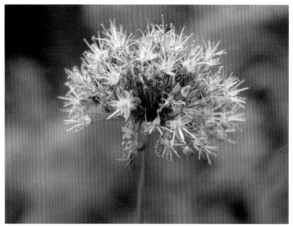
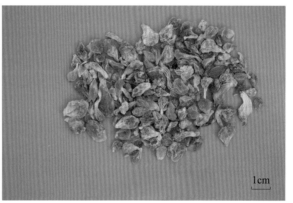

【别　　　名】薤根（《肘后备急方》），莜子（《本草纲目》），野蒜、小独蒜（《中药形性经
　　　　　　验鉴别法》），薤白头（《药材学》）。

【形 态 特 征】鳞茎近球状，直径0.7～2 cm，基部常具小鳞茎；鳞茎外皮带黑色，纸质或膜质，
　　　　　　不破裂，但在标本上多因脱落而仅存白色的内皮。叶3～5枚，半圆柱状，或因背
　　　　　　部纵棱发达而为三棱状半圆柱形，中空，上面具沟槽，比花葶短。花葶圆柱状，
　　　　　　1/4～1/3被叶鞘；总苞2裂，比花序短；伞形花序半球状至球状，具多而密集的花，
　　　　　　或间具珠芽或有时全为珠芽；小花梗近等长，比花被片长3～5倍，基部具小苞片；
　　　　　　珠芽暗紫色，基部亦具小苞片；花淡紫色或淡红色；花被片矩圆状卵形至矩圆状披
　　　　　　针形，内轮的常较狭；花丝等长，比花被片稍长直到比其长1/3，在基部合生并与
　　　　　　花被片贴生，分离部分的基部呈狭三角形扩大，向上收狭成锥形，内轮的基部约为
　　　　　　外轮基部宽的1.5倍；子房近球状，腹缝线基部具有帘的凹陷蜜穴，花柱伸出花被
　　　　　　外。花、果期5～7月。

【分布与生境】梵净山地区资源分布的代表区域：詹家岭、丁家坪、亚盘岭、苏家坡、苦竹坝、岑
　　　　　　上坡、大河边等地。生于海拔1500 m以下的山坡、丘陵、山谷或草地上。

【中　药　名】薤白（鳞茎）。

【功效主治】通阳散结，行气导滞。主治胸痹心痛，脘腹痞满胀痛，泻痢后重。

【采收加工】栽后第2年5～6月采收，将鳞茎挖起，除去叶苗和须根，洗去泥土，鲜用或略蒸一下，晒干或炕干。

【用法用量】内服：煎汤，5～10 g，鲜品30～60 g；或入丸、散；亦可煮粥食。外用：适量，捣敷；或捣汁涂。

【用药经验】①胸痹心痛：薤白、瓜蒌壳、法半夏各10 g，白酒100 g，水煎服。②胃寒疼痛：薤白10 g，金荞麦、七叶莲各20 g，水煎服。③胃痛：薤白、铁冬青各10 g，朱砂莲15 g，水煎服。④痢疾：薤白10 g，大蒜1个，共捣烂，加糖少许，分3次服完。

# 卵叶山葱 *Allium ovalifolium* Hand.-Mazz.

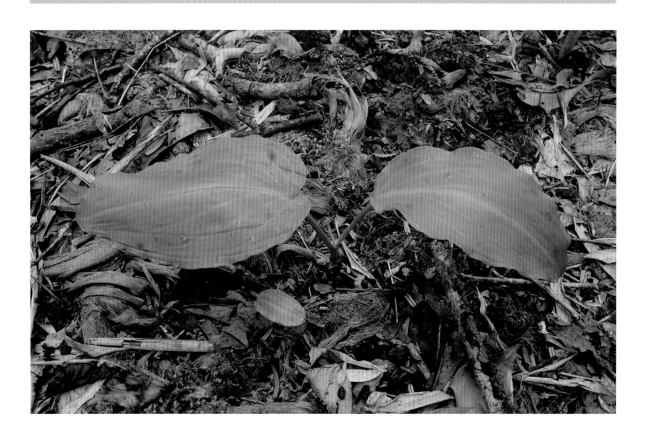

【形态特征】草本，具根状茎。鳞茎柱状圆锥形，单生或数枚聚生；鳞茎外皮灰褐色，网状纤维质。花葶圆柱形，高30～60 cm。叶基生，常2枚，稀为3枚，长8～14（～20）cm，宽2～5（～7）cm，卵状椭圆形或卵状披针形，具叶柄，顶端长渐尖或短尖，基部圆形或浅心形；叶柄和叶的两面及叶缘具乳头状突起，或无。总苞1～2裂，宿存或早落；伞形花序球形，多花；花梗为花被的1.5～4倍长，无苞片；花白色或淡红色；花被片长3～4.5 mm，卵状矩圆形或矩圆形，顶端齿蚀状；花丝伸出花被，基部合生并与花被贴生，内轮的三角状披针形，外轮的三角状锥形，为内轮的1.5～2倍；子房具短柄，每室有1胚珠。

【分布与生境】梵净山地区资源分布的代表区域：上牛塘、炕药洞、骄子岩、叫花洞、烂茶顶等地。生于海拔1500 m以下的山坡、丘陵、山谷或草地上。

【中　药　名】卵叶韭（全草）。

【功效主治】止血止痛，活血散瘀。主治瘀血肿痛，衄血，跌打损伤。

【采收加工】夏、秋季采收，洗净，鲜用。

# 韭　菜 *Allium tuberosum* Rottl. ex Spreng.

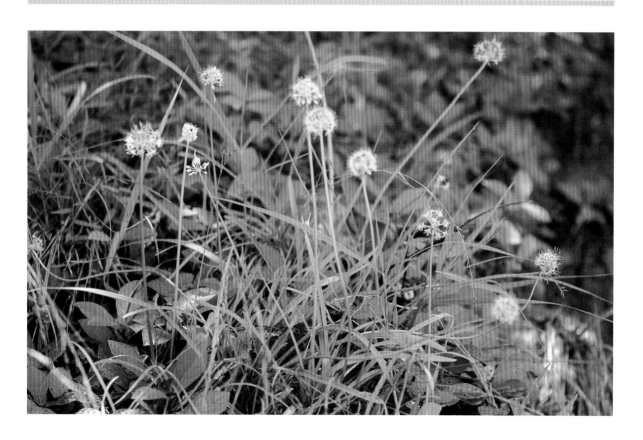

【别　　　名】草钟乳（《本草拾遗》），起阳草（《药谱》），长生韭（《农书》），壮阳草（《本草述》），扁菜（《广西药用植物图志》）。

【形态特征】多年生草本。鳞茎常单生，卵状至狭卵状，或卵状柱形，直径0.7～2.5 cm；鳞茎外皮污黑色或黑褐色，纸质，先端常破裂成纤维状，内皮有带淡红色，膜质。叶三棱状条形，中空或基部中空，背面具1纵棱，呈龙骨状隆起，短于或略长于花葶。花葶中生，圆柱状，中空，高30～70 cm，1/4～1/2被疏离的叶鞘；总苞单侧开裂或2裂，宿存；伞形花序球状，具多而极密集的花；小花梗近等长，比花被片长2～4倍，基部具小苞片；花红色至紫色；花被片椭圆形至卵状椭圆形，先端钝圆，外轮舟状，较短；花丝等长，约为花被片长的1.5倍，锥形，无齿，仅基部合生并与花被片贴生；子房倒卵状球形，腹缝线基部具有帘的凹陷蜜穴，花柱伸出花被外。花、果期8～10月。

【分布与生境】梵净山地区资源分布的代表区域：烂泥坳、杨家坪、青冈坪、黎家坝、长岗岭、芭蕉湾等地。生于海拔1300 m以下的山坡、草地或林缘。

【中 药 名】韭菜（地上部分），韭根（根），韭子（种子）。

【功效主治】■韭菜 补肾，温中，行气，散瘀，解毒。主治肾虚阳痿，里寒腹痛，噎膈反胃，胸痹疼痛，衄血，吐血，尿血，痢疾，痔疮，疮痈肿毒，漆疮，跌打损伤。

■韭根 温中，行气，散瘀，解毒。主治里寒腹痛，食积腹胀，胸痹疼痛，赤白带下，吐血，漆疮，跌打损伤。

■韭子 补益肝肾，壮阳固精。主治肾虚阳痿，腰膝酸软，遗精，尿频，尿浊，带下清稀。

【采收加工】■韭菜 第1刀韭菜叶收割比较早，4叶心即可收割，经养根施肥后，当植株长到5片叶收割第2刀。根据需要也可连续收割5～6刀，鲜用。

■韭根 全年均可采，洗净，鲜用或晒干。

■韭子 韭抽薹开花后，约经30 d种子陆续成熟，种壳变黑，种子变硬时，用剪刀剪下花茎，分期分批进行，剪下花茎扎成小把，挂在通风处，或放在席上晾晒，待种子脱粒时再行脱粒，晒干。

【用法用量】■韭菜 内服：捣汁，10～15 g；或煮粥、炒熟、作羹。外用：适量，捣敷；或煎水熏洗；或热熨。

■韭根 内服：鲜品30～60 g；或捣汁。外用：适量，捣敷；或温熨；或研末调敷。

■韭子 内服：煎汤，6～12 g；或入丸、散。

【用药经验】①跌打损伤肿痛：韭菜、筋骨草各适量，捣烂外包患处。②吐血：鲜韭菜20 g，鲜铁苋菜30 g，水煎服。③蛔虫腹痛：韭根60 g，鸡蛋1个，加醋少许，煨水服。④跌打伤痛：韭根、刺老龟根、生姜各30 g，泡白酒250 g，搽伤处。⑤神经衰弱：韭子、丹参各9 g，茯神、何首乌各12 g，五味子6 g，煎服。⑥肾虚阳痿：韭子10～20

粒，盐汤送服。⑦带下：韭子、白果、茯苓等量，醋煮，焙干研末，炼蜜为丸，每日服用。

# 天门冬 *Asparagus cochinchinensis* (Lour.) Merr.

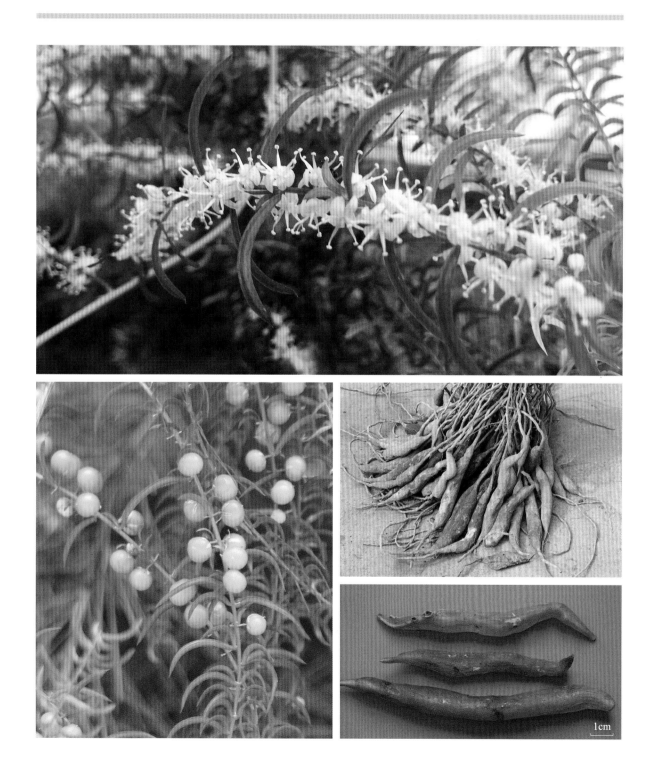

【别　　　　名】三百棒（湖南），丝冬（海南岛），老虎尾巴根（湖北）。

【形 态 特 征】攀缘植物。根在中部或近末端成纺锤状膨大，膨大部分长3~5 cm，直径1~2 cm。茎平滑，常弯曲或扭曲，长可达1~2 m，分枝具棱或狭翅。叶状枝通常每3枚成簇，扁平或由于中脉龙骨状而略呈锐三棱形，稍镰刀状，长0.5~8 cm，宽1~2 mm；茎上的鳞片状叶基部延伸为长2.5~3.5 mm的硬刺，在分枝上的刺较短或不明显。花通常每2朵腋生，淡绿色；花梗长2~6 mm，关节一般位于中部，有时位置有变化；雄花花被长2.5~3 mm，花丝不贴生于花被片上；雌花大小和雄花相似。浆果直径6~7 mm，熟时红色，有1颗种子。花期5~6月，果期8~10月。

【分布与生境】梵净山地区资源分布的代表区域：大土、大祠堂、青冈坪、洼溪河、乌坡岭、黄家坝等地。生于海拔1750 m以下的山坡、路旁、疏林下、山谷或荒地上。

【中　药　名】天门冬（块根）。

【功 效 主 治】滋阴润燥，清肺降火。主治阴虚发热，咳嗽吐血，肺痿，肺痈，咽喉肿痛，消渴，便秘。

【采 收 加 工】秋、冬季采挖，洗净，除去茎基和须根，置沸水中煮或蒸至透心，趁热除去外皮，洗净，干燥。

【用 法 用 量】内服：煎汤，6~12 g；或熬膏；或入丸、散。外用：适量，鲜品捣烂；或绞汁敷。

【用 药 经 验】①咳嗽无痰，口干渴：天门冬30 g，水煎服。②阴虚燥咳：天门冬、平地木各30 g，水煎服。③肺结核咳喘：天门冬、平地木各30 g，岩豇豆10 g，水煎服。④肠燥便秘：天门冬30 g，羊蹄10 g，水煎服。⑤咽喉肿痛：天门冬30 g，朱砂根10 g，水煎服。

# 羊齿天门冬 *Asparagus filicinus* D. Don.

【别　　　　名】百部（《滇南本草》），千锤打（《四川中药志》），天冬门（《湖南药物志》），滇百部、月牙一枝蒿（云南）。

【形 态 特 征】多年生草本。根成簇，从基部开始或在距基部几厘米处呈纺锤状膨大，膨大部分长短不一，一般长2~4 cm，宽5~10 mm。茎直立，通常高50~70 cm，近平滑，分枝通常有棱，有时稍具软骨质齿。叶状枝每5~8枚成簇，扁平，镰刀状，长3~15 mm，宽0.8~2 mm，有中脉；鳞片状叶基部无刺。花每1~2朵腋生，淡绿

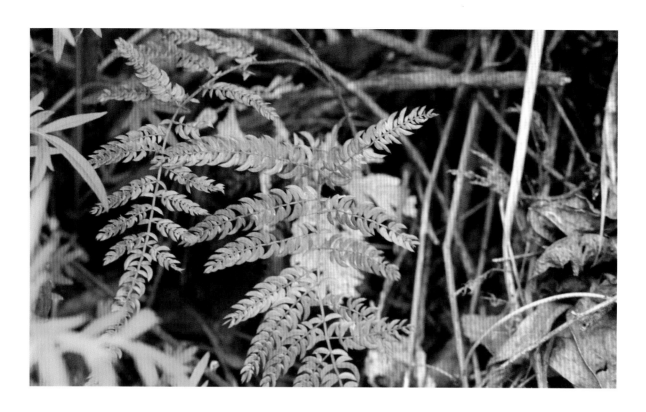

色，有时稍带紫色；花梗纤细，长12~20 mm，关节位于近中部；雄花花被长约2.5 mm，花丝不贴生于花被片上，花药卵形；雌花和雄花近等大或略小。浆果有2~3颗种子。花期5~7月，果期8~9月。

【分布与生境】梵净山地区资源分布的代表区域：观音阁、老爷坡、白沙、黄泥沟、救棚等地。生于海拔1200~2500 m的丛林下或山谷阴湿处。

【中　药　名】羊齿天冬（块根）。

【功 效 主 治】润肺止咳，杀虫止痒。主治肺结核久咳，肺脓肿，百日咳，咯痰带血，支气管哮喘。

【采 收 加 工】春、秋季采挖，除去茎，洗净，煮沸约30 min，捞出，剥除外皮，晒干。

【用 法 用 量】内服：煎汤，6~15 g。外用：适量，煎水洗；或研末调敷。

【用 药 经 验】①肺结核咳嗽：羊齿天冬、麦门冬、百部各9 g，杏仁6 g，沙参12 g，水煎服。②津少便秘：羊齿天冬、生首乌、火麻仁各12 g，水煎服。

# 蜘蛛抱蛋 *Aspidistra elatior* Bulme

【别　　　　名】一叶兰（《中国植物志》）。

【形态特征】根状茎近圆柱形，直径5~10 mm，具节和鳞片。叶单生，彼此相距1~3 cm，矩圆状披针形、披针形至近椭圆形，长22~46 cm，宽8~11 cm，先端渐尖，基部楔形，边缘多少皱波状，两面绿色，有时稍具黄白色斑点或条纹；叶柄明显，粗壮，长5~35 cm。总花梗长0.5~2 cm；苞片3~4枚，其中2枚位于花的基部，宽卵形，长7~10 mm，宽约9 mm，淡绿色，有时有紫色细点；花被钟状，长12~18 mm，直径10~15 mm，外面带紫色或暗紫色，内面下部淡紫色或深紫色，上部（6~）8裂；花被筒长

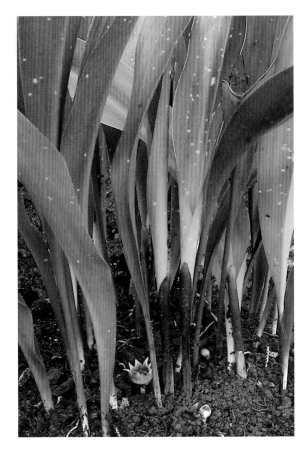

10~12 mm，裂片近三角形，向外扩展或外弯，长6~8 mm，宽3.5~4 mm，先端钝，边缘和内侧的上部淡绿色，内面具条特别肥厚的肉质脊状隆起，中间的2条细而长，两侧的2条粗而短，中部高达1.5 mm，紫红色；雄蕊（6~）8枚，生于花被筒近基部，低于柱头，花丝短，花药椭圆形，长约2 mm；雌蕊高约8 mm，子房几不膨大，花柱无关节，柱头盾状膨大，圆形，直径10~13 mm，紫红色，上面具（3~）4深裂，裂缝两边多少向上凸出，中心部分微凸，裂片先端微凹，边缘常向上反卷。

【分布与生境】梵净山地区资源分布的代表区域：上牛塘、炕药洞、骄子岩等地。生于沟边、山坡林中、石壁阴湿地。

【中药名】蜘蛛抱蛋（根茎）。

【功效主治】活血止痛，清肺止咳，利尿通淋。主治跌打损伤，风湿痹痛，腰痛经闭，腹痛，肺热咳嗽，小便不利。

【采收加工】全年均可采，除去须根和叶，洗净，鲜用或切片晒干。

【用法用量】内服：煎汤，9~15 g，鲜品30~60 g。外用：适量，调敷。

# 大百合 *Cardiocrinum giganteum* (Wall.) Makino

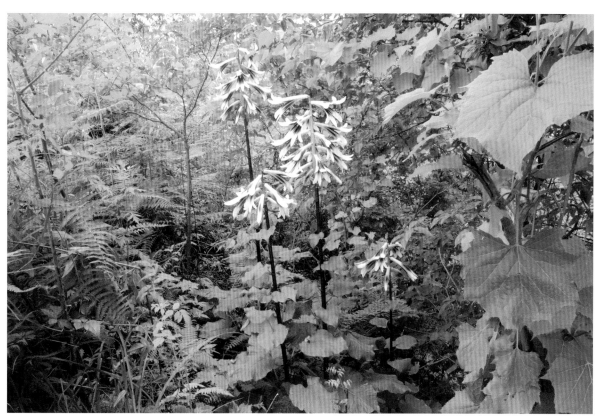

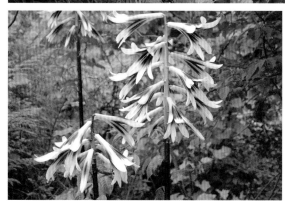

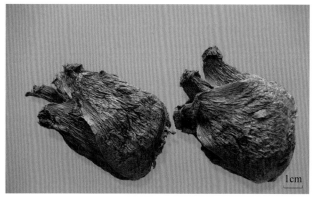

1cm

【别　　名】八仙贺寿草（《植物名实图考》），山丹草（《植物名汇》），山丹、荞麦叶贝母（《贵州民间药物》），菠萝头（四川）。

【形态特征】小鳞茎卵形，干时淡褐色。茎直立，中空，高1～2 m。叶纸质，网状脉；基生叶卵状心形或近宽矩圆状心形；茎生叶卵状心形，向上渐小，靠近花序的几枚为船形。总状花序有花10～16朵，无苞片；花狭喇叭形，白色，里面具淡紫红色条纹；花被片条状倒披针形；花丝向下渐扩大，扁平，花药长椭圆形；子房圆柱形，柱头膨大，微3裂。蒴果近球形，顶端有1小尖突，基部有粗短果柄，红褐色，具6钝棱和多数细横纹，3瓣裂。种子呈扁钝三角形，红棕色，周围具淡红棕色半透明的膜质翅。花期6～7月，果期9～10月。

【分布与生境】梵净山地区资源分布的代表区域：铜矿厂、白云寺、万宝岩、鱼泉沟等地。生于海拔800～2100 m的坡林下阴湿处、疏林中、沟旁。

【中 药 名】大百合（鳞茎）。

【功效主治】润肺降气，止咳平喘，清热消痔。主治肺热咳嗽，痰中带血，痔疮肿痛，肠热痔血。

【采收加工】春、夏季采收，洗净，鲜用或晒干。

【用法用量】外用：适量，鲜品捣烂绞汁滴鼻或耳。

【用药经验】①鼻渊：大百合捣烂包头部；另用大百合、天麻、刺梨花各15 g，煎水服。②灌耳心：大百合25 g，捣烂包耳后；或捣汁与螺蛳水滴入耳内。

# 竹根七 *Disporopsis fuscopicta* Hance.

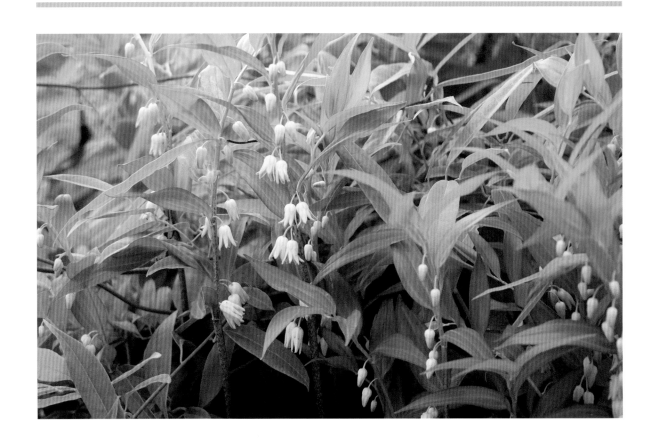

【形态特征】根状茎连珠状，直径1~1.5 cm；茎高25~50 cm。叶纸质，卵形、椭圆形或矩圆状披针形，长4~15 cm，宽2.3~4.5 cm，先端渐尖，基部钝、宽楔形或稍心形，具柄，两面无毛。花1~2朵生于叶腋，白色，内带紫色，稍俯垂；花梗长7~14 mm；花被钟形；花被筒长约为花被的2/5，口部不缢缩，裂片近矩圆形；副花冠裂片膜质，与花被裂片互生，卵状披针形，先端通常2~3齿或2浅裂；花药背部以极短花丝着生于副花冠两个裂片之间的凹缺处；雌蕊长8~9 mm，花柱与子房近等长。浆果近球形，具2~8颗种子。花期4~5月，果期11月。

【分布与生境】梵净山地区资源分布的代表区域：大黑湾、长坂坡、茶园、江口黄股山等地。生于海拔500~1200 m的山谷疏林中潮湿处。

【中　药　名】竹根七（根茎）。

【功效主治】养阴清肺，活血祛瘀。主治阴虚肺燥，咳嗽咽干，产后虚劳，妇女干痨，跌打损伤，骨折。

【采收加工】秋、冬季采挖，洗净，蒸后，晒干。

【用法用量】内服：煎汤，9~15 g。外用：适量，捣敷。

【用药经验】①粉碎性骨折：竹根七、接骨木、玉枇杷、叶上果、散血草、吊干腾各适量，捣烂敷患处。②肺结核：竹根七15 g，白折耳根、岩白菜、巴茅茶各10 g，小龙胆草（红花龙胆草）6 g，栀子、甘草各3 g，水煎服。③产后虚弱：竹根七、薯莨、花蝴蝶（赤胫散）根各适量，仔鸡一只，炖服，吃肉喝汤。

# 深裂竹根七 *Disporopsis pernyi* (Hua) Diels.

【别　　　名】竹根假万寿竹（《中国高等植物图鉴》），剑叶假万寿竹（《中药大辞典》）。

【形态特征】根状茎圆柱状，直径5~10 mm；茎高20~40 cm，具紫色斑点。叶纸质，披针形、矩圆状披针形、椭圆形或近卵形，长5~13 cm，宽1.2~6 cm，先端渐尖或近尾戈状，基部圆形或钝，具柄，两面无毛。花1~3朵生于叶腋，白色，多少俯垂；花梗长1~1.5 cm；花被钟形，长12~20 mm；花被筒长约为花被的1/3或略长，口部不缢缩，裂片近矩圆形；副花冠裂片膜质，与花被裂片对生，披针形或条状披针形，先端为程度不同的2深裂；花药近矩圆状披针形，背部以极短花丝着生于副花冠裂片先端凹缺处；雌蕊长6~8 mm，花柱稍短于子房，子房近球形。浆果近球形或稍

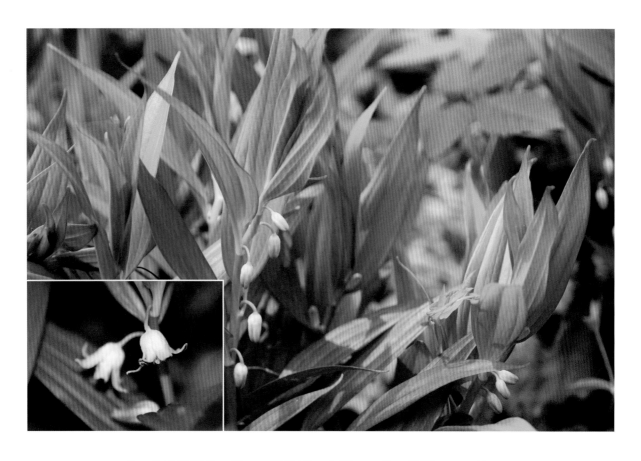

扁，熟时暗紫色，具1～3颗种子。花期4～5月，果期11～12月。

【分布与生境】梵净山地区资源分布的代表区域：詹家岭、烂泥坳、大黑湾、黄家坝等地。生于海拔500～2500 m的林下石山或荫蔽山谷水旁。

【中　药　名】黄脚鸡（根茎）。

【功效主治】生津止渴，养阴润燥。主治心悸，消渴，热病口燥咽干，阴虚肺燥，干咳少痰。

【采收加工】夏、秋季采收，洗净，鲜用或蒸后晒干。

【用法用量】内服：煎汤，15～30 g；或浸酒。外用：适量，鲜品捣敷；或浸酒搽。

【用药经验】①产后虚弱：黄脚鸡30 g，炖仔鸡1只吃。②小儿疳积：黄脚鸡15 g，饿蚂蝗根、淮山药各15 g，臭牡丹30 g，使君子5～7个，山楂12 g，甘草5 g，熬水煮猪瘦肉吃。③虚咳多汗：黄脚鸡、红姨妈菜各15 g，炖肉吃。④跌打肿痛：黄脚鸡捣烂，先揉后敷，或浸酒搽。⑤劳伤风湿疼痛：黄鸡脚、黄精、百尾笋各15 g，泡酒服。⑥夜间多尿或遗精腰痛：黄脚鸡、丹参、仙茅各15 g，煨水或泡酒服。

# 万寿竹

*Disporum cantoniense* (Lour.) Merr.

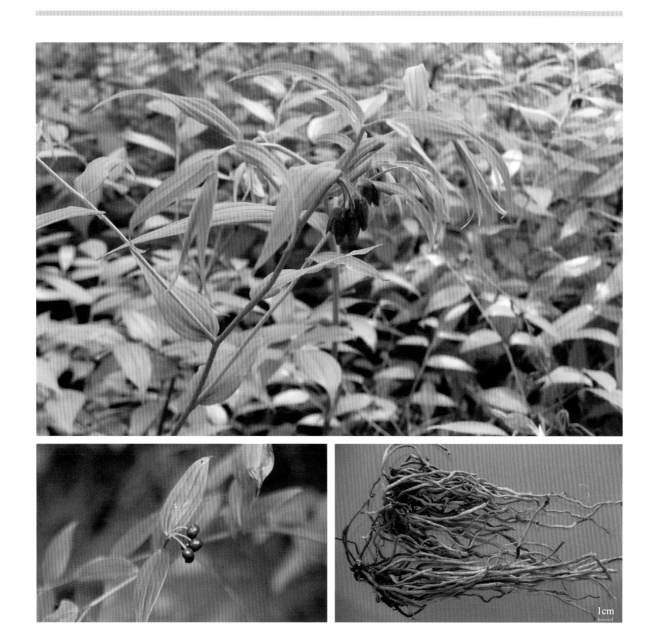

【形态特征】根粗长，肉质。茎高50～150 cm，上部有较多的叉状分枝。根状茎横出，质地硬，呈结节状。叶纸质，披针形至狭椭圆状披针形，长5～12 cm，宽1～5 cm，先端渐尖至长渐尖，基部近圆形，有明显的3～7脉，下面脉上和边缘有乳头状突起，叶柄短。伞形花序有花3～10朵，着生在与上部叶对生的短枝顶端；花梗长1～4 cm，稍粗糙；花紫色；花被片斜出，倒披针形，长1.5～2.8 cm，先端尖，边缘有乳头状突起，基部有距；雄蕊内藏，花药长3～4 mm，花丝长8～11 mm；子房长约3 mm，花柱连同柱头长为子房的3~4倍。浆果直径8~10 mm，具2~5颗种子。种子暗棕色，直径约5 mm。花期5~7月，果期8~10月。

【分布与生境】梵净山地区资源分布的代表区域：大岩屋、架香沟、龙家坪、青龙洞、密麻树、跑马场等地。生于海拔700~2500 m的灌丛中或林下。

【中　药　名】竹叶参（根及根茎）。

【功效主治】健脾消积，润肺止咳。主治食积胀满，肠风下血，痰中带血，虚损咳喘。

【采收加工】夏、秋间采挖，洗净，鲜用或晒干。

【用法用量】内服：煎汤，9~15 g；或研末；或浸酒。外用：适量，捣敷；或根熬膏涂。

【用药经验】①风湿痹痛：竹叶参30 g，水煎服。②关节痛：竹叶参、大风藤、豨莶草各15 g，水煎服。③风湿腰痛：竹叶参、三角咪各15 g，水煎服。④手足麻痹：竹叶参、血人参各15 g，水煎服。⑤肺热咳嗽：竹叶参、矮地茶、鱼鳅串各15 g，水煎服。⑥咳嗽痰中带血：竹叶参、白及各15 g，水煎服。

# 宝铎草 *Disporum sessile* D. Don.

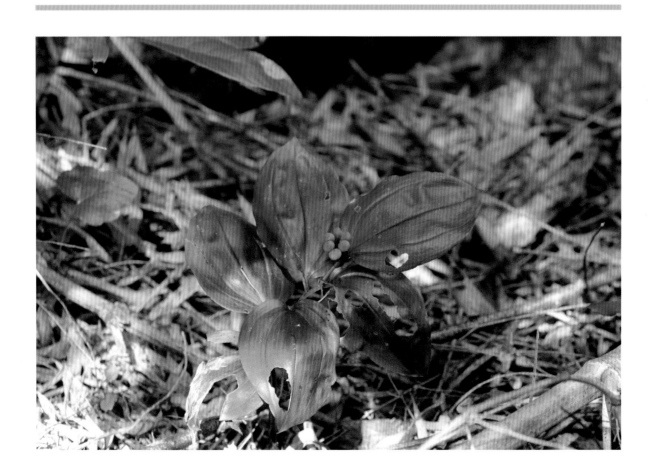

【形态特征】根簇生。根状茎肉质，横出，长3～10 cm；茎直立，高30～80 cm，上部具叉状分枝。叶薄纸质至纸质，矩圆形、卵形、椭圆形至披针形，长4～15 cm，宽1.5～9 cm，下面色浅，脉上和边缘有乳头状突起，具横脉，先端骤尖或渐尖，基部圆形或宽楔形，有短柄或近无柄。花黄色、绿黄色或白色，1～5朵着生于分枝顶端；花梗长1～2 cm，较平滑；花被片近直出，倒卵状披针形，长2～3 cm，上部宽4～7 mm，下部渐窄，内面有细毛，边缘有乳头状突起，基部具长1～2 mm的短距；雄蕊内藏，花丝长约15 mm，花药长4～6 mm；花柱长约15 mm，具3裂而外弯的柱头。浆果椭圆形或球形，直径约1 cm，具3颗种子。种子直径约5 mm，深棕色。花期3～6月，果期6～11月。

【分布与生境】梵净山地区资源分布的代表区域：黄柏沟、金竹坪、青龙洞、万宝岩等地。生于海拔1700～2300 m的密林中。

【中　药　名】竹林霄（根茎）。

【功效主治】健脾消积，润肺止咳。主治食积胀满，肠风下血，痰中带血，虚损咳喘。

【采收加工】夏、秋季采挖，洗净，鲜用或晒干。

【用法用量】内服：煎汤，9～15 g。

【用药经验】①咳嗽：竹林霄15～30 g，水煎服。②咳嗽痰中带血：竹林霄15 g，蒸冰糖服。③肺热咳嗽，肺结核咯血：竹林霄、天冬、百部、枇杷叶各15 g，侧耳根、三白草根各6 g。水煎服。④接骨：竹林霄、水冬瓜、野葡萄根、泽兰加酒，共捣烂，包伤处。

# 黄花菜

*Hemerocallis citrina* Baroni.

【别　　　名】柠檬萱草（《江西植物志》）。

【形态特征】植株一般较高大。根近肉质，中下部常有纺锤状膨大。叶7～20枚，长50～130 cm，宽6～25 mm。花葶长短不一，一般稍长于叶，基部三棱形，上部多少圆柱形，有分枝；苞片披针形，下面的长可达3～10 cm，自下向上渐短，宽3～6 mm；花梗较短，通常长不到1 cm；花多朵，最多可达100朵以上；花被淡黄色，有时在花蕾时顶端带黑紫色；花被管长3～5 cm，花被裂片长6～12 cm，内三片宽2～3 cm。蒴果钝三棱状椭圆形，长3～5 cm。种子20多个，黑色，有棱，从开花到种子成熟需

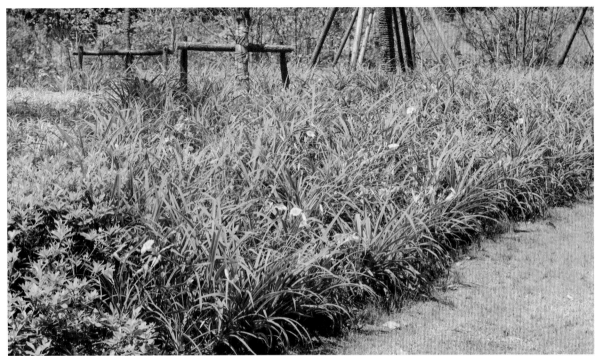

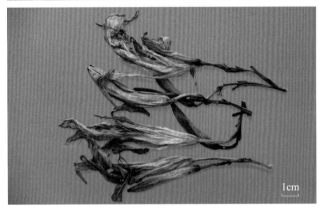
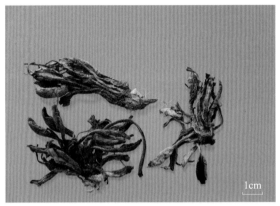

40～60 d。花、果期5～9月。

【分布与生境】梵净山地区资源分布的代表区域：团龙、亚盘岭、大水溪、铧口尖、岑哨、艾家坝等地。生于300～900 m以下的田埂、溪沟边及村寨中。

【中　药　名】金针菜（花蕾），黄花菜根（根）。

【功效主治】■金针菜　清热利湿，凉血解毒，宽胸解郁。主治黄疸，小便短赤，痔疮出血，胸闷心烦等。

　　　　　　■黄花菜根　清热解毒，利湿消肿。主治黄疸，水肿，淋证，崩漏，乳痈，肿痛等。

【采收加工】■金针菜　5～8月采收花蕾，蒸后晒干。

　　　　　　■黄花菜根　夏、秋季采收，洗净，鲜用或晒干。

【用法用量】■金针菜　内服：煎汤，15～30 g；或煮汤、炒菜。外用：适量，捣敷；或研末调蜜涂敷。

■黄花菜根　内服：煎汤，6～9g。外用：适量，捣敷。本品有毒，内服宜慎。

【用 药 经 验】性病：金针菜、小龙胆草、岩豇豆、抱石莲、甘草各适量，水煎服，每日3次。

# 萱 草 *Hemerocallis fulva* (L.) L.

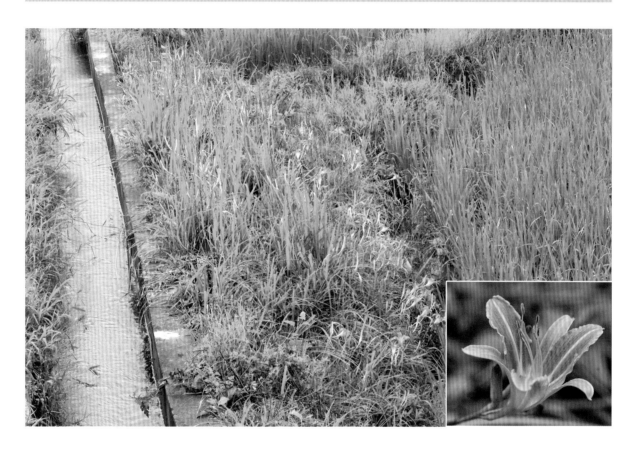

【别　　　　名】忘萱草（《东北植物检索表》）。

【形 态 特 征】多年生草本。根状茎粗短，具肉质纤维根，多数膨大成窄长纺锤形。叶基生成丛，
　　　　　　　条状披针形，长30～60 cm，宽约2.5 cm，背面被白粉。夏季开橘黄色大花，花葶长
　　　　　　　于叶，高达1 m以上；圆锥花序顶生，有花6～12朵，花梗长约1 cm，有小的披针形
　　　　　　　苞片；花长7～12 cm，花被基部粗短漏斗状，长达2.5 cm，花被6片，开展，向外反
　　　　　　　卷，外轮3片，宽1～2 cm，内轮3片宽达2.5 cm，边缘稍作波状；雄蕊6，花丝长，
　　　　　　　着生花被喉部；子房上位，花柱细长。本种的主要特征是：根近肉质，中下部有纺
　　　　　　　锤状膨大；叶一般较宽；花早上开晚上凋谢，无香味，橘红色至橘黄色，内花被
　　　　　　　裂片下部一般有"∧"形彩斑。这些特征可以区别于本国产的其他种类。花、果期
　　　　　　　5～7月。

【分布与生境】梵净山地区资源分布的代表区域：青冈坪、金厂河、凯土河、黎家坝等地。生于海拔500~1100 m的山谷潮湿处、沟旁、田边土埂。

【中　药　名】萱草（根）。

【功效主治】清热利尿，凉血止血，解毒消肿。主治水肿，黄疸，淋浊，崩漏，便血，乳汁不通，乳痈。

【采收加工】夏、秋季采挖根，除去残茎、须根，洗净，晒干。

【用法用量】内服：煎汤，6~12 g。外用：适量，捣烂敷患处。本品有毒，内服宜慎，不宜久服、过量，以免中毒。

【用药经验】①乳痈红肿硬痛：萱草、吉祥草各25 g，土知母5 g，蒸仔鸡1只吃。②月经不调：萱草、茜草根各25 g，煨水煮鸡蛋吃。③风热咳嗽：萱草、百合各5 g，共研为末，分2次用红糖水吞服。④九子疡：萱草50 g，捣绒后兑白酒，取汁服；并用药渣外敷患处。

# 折叶萱草 *Hemerocallis plicata* Stapf.

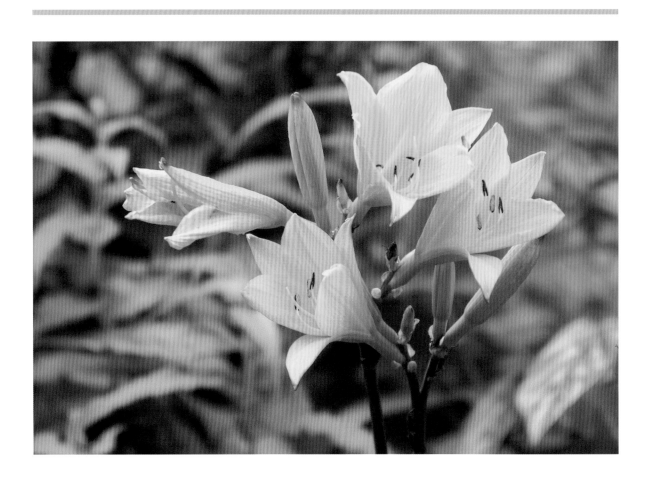

【形态特征】根稍肉质，中下部常有纺锤状膨大。根状茎较明显。叶基生，常5～7枚排列成2列，长15～25 cm，常对折。花葶从叶丛中抽出，稍长于叶或与叶近等长，顶端有短的分枝，形成假二歧状圆锥花序；有花2～3朵，花梗较长；花被金黄色或橘红色，花被管在花盛开时一般长1.5～2 cm；花被裂片6，长5～5.5 cm，内外轮裂近等宽，且下部不具深"V"形彩斑；雄蕊6，伸出，比花被裂片稍短或近等长，花丝橘黄色；花柱纤细，稍长于花被裂片。蒴果椭圆形，长约2 cm，宽约1.5 cm。

【分布与生境】梵净山地区资源分布的代表区域：叫花洞、蘑菇石、凤凰山等地。生于海拔1800～2500 m的草地、山坡或松林下。

【中 药 名】萱草（根）。

【功效主治】养血，平肝，利尿，消肿。主治头昏，耳鸣，心悸，腰痛，衄血，咽喉肿痛，乳痈等。

【采收加工】夏、秋季采挖，除去须根，洗净泥土，晒干。

【用法用量】内服：煎汤，6～12 g。外用：适量，捣烂敷患处。有小毒，慎用。

【用药经验】①乳痈红肿硬痛：萱草、吉祥草各25 g，土知母5 g，蒸仔鸡1只吃。②月经不调：萱草、茜草根各25 g，煨水煮鸡蛋吃。③风热咳嗽：萱草、百合各5 g，共研为末，分2次用红糖水吞服。④九子疡：萱草50 g，捣绒后兑白酒，取汁服；并用药渣外敷患处。

# 肖菝葜 *Heterosmilax japonica* Kunth.

【形态特征】攀缘灌木，无毛；小枝有钝棱。叶纸质，卵形、卵状披针形或近心形，长6～20 cm，宽2.5～12 cm，先端渐尖或短渐尖，有短尖头，基部近心形，主脉5～7条，边缘2条到顶端与叶缘汇合，支脉网状，在两面明显；叶柄长1～3 cm，在下部1/4～1/3处有卷须和狭鞘。伞形花序有20～50朵花，生于叶腋或生于褐色的苞片内；总花梗扁，长1～3 cm；花序托球形；花梗纤细；雄花：花被筒矩圆形或狭倒卵形，顶端有3枚钝齿，雄蕊3枚，长约为花被的2/3，花丝约一半合生成柱，花药长为花丝的1/2以上；雌花：花被筒卵形，具3枚退化雄蕊，子房卵形，柱头3裂。浆果球形而稍扁，熟时黑色。花期6～8月，果期7～11月。

【分布与生境】梵净山地区资源分布的代表区域：观音阁、马槽河等地。生于海拔500～1800 m的

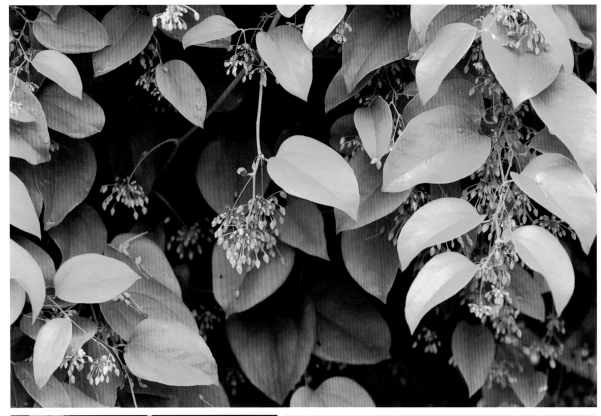

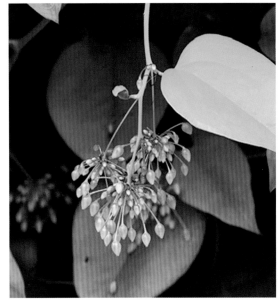

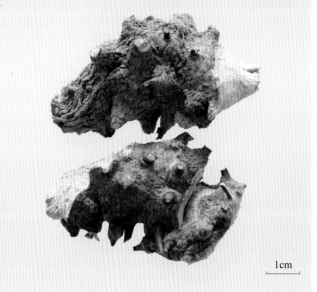

山坡密林中或路边杂木林下。

【中 药 名】白土茯苓（块茎）。

【功 效 主 治】清热利湿，解毒消肿。主治小便淋涩，白浊，带下，痈肿疮毒。

【采 收 加 工】春、秋季采挖，除去芦茎，洗净，切片，晒干。

【用 法 用 量】内服：煎汤，15～30 g。

【用 药 经 验】①疮疖肿毒：白土茯苓、金银花、芙蓉枝各等量，水煎服。②阳痿：白土茯苓（老茎）、金樱子各30 g，女贞子15 g，水煎服。

# 紫 萼 *Hosta ventricosa* (Salisb.) Stearn.

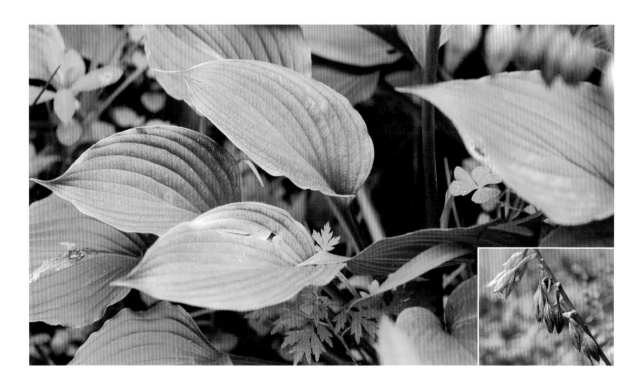

【形 态 特 征】根状茎直径0.3～1 cm。叶卵状心形、卵形至卵圆形，长8～19 cm，宽4～17 cm，先端通常近短尾状或骤尖，基部心形或近截形，极少叶片基部下延而略成楔形，具7～11对侧脉；叶柄长6～30 cm。花葶高60～100 cm，具10～30朵花；苞片矩圆状披针形，长1～2 cm，白色，膜质；花单生，长4～5.8 cm，盛开时从花被管向上骤然作近漏斗状扩大，紫红色；花梗长7～10 mm；雄蕊伸出花被之外，完全离生。蒴果圆柱状，有3棱，长2.5～4.5 cm。花期6～7月，果期7～9月。

【分布与生境】梵净山地区资源分布的代表区域：梵净山生态站、丁家坪、马槽河等地。生于海拔300～750 m以下的疏林中、灌丛中。宅院中有栽培。

【中 药 名】紫玉簪（花），紫玉簪根（根）。

【功 效 主 治】■紫玉簪 凉血止血，止痛。主治吐血，崩漏，湿热带下，咽喉肿痛。

■紫玉簪根 清热解毒，散瘀止痛，止血，下骨鲠。主治咽喉肿痛，痈肿疮疖，跌打损伤，胃痛，带下，骨鲠等。

【采 收 加 工】■紫玉簪　夏、秋间采收，晾干备用。

■紫玉簪根　全年均可采挖，洗净，鲜用或晒干备用。

【用 法 用 量】■紫玉簪　内服：煎汤，9～15 g。

■紫玉簪根　内服：煎汤，9～15 g，鲜品加倍。外用：适量，捣烂敷。

【用 药 经 验】①吐血：紫玉簪15 g，水煎服。②崩漏：紫玉簪、朱砂莲各15 g，水煎服。③带下：紫玉簪、土茯苓各10 g，水煎服。④湿热带下：紫玉簪、凤尾草、积雪草各10 g，水煎服。⑤咽喉肿痛：紫玉簪根15 g，水煎服。⑥痈肿疮疡：紫玉簪根、金银花各15 g，水煎服。⑦跌打损伤：紫玉簪根、见血飞各10 g，水煎服。

# 野百合　*Lilium brownii* F. E. Brown ex Miellez.

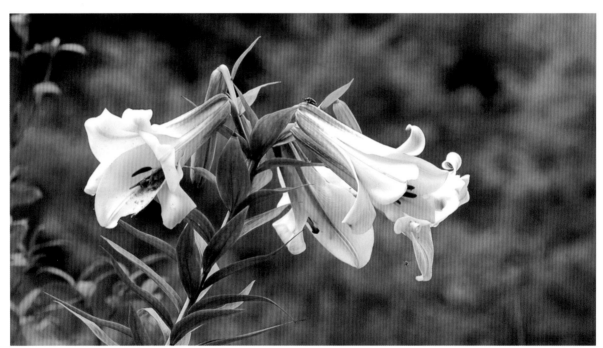

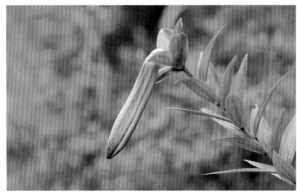

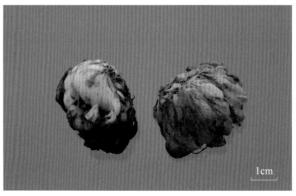

1cm

【别　　　名】羊屎蛋（山东）。

【形 态 特 征】鳞茎球形，直径2～4.5 cm；鳞片披针形，长1.8～4 cm，宽0.8～1.4 cm，无节，白色。茎高0.7～2 m，有的有紫色条纹，有的下部有小乳头状突起。叶散生，通常自下向上渐小，披针形、窄披针形至条形，长7～15 cm，宽（0.6～）1～2 cm，先端渐尖，基部渐狭，具5～7脉，全缘，两面无毛。花单生或几朵排成近伞形；花梗长3～10 cm，稍弯；苞片披针形，长3～9 cm，宽0.6～1.8 cm；花喇叭形，有香气，乳白色，外面稍带紫色，无斑点，向外张开或先端外弯而不卷，长13～18 cm；外轮花被片宽2～4.3 cm，先端尖；内轮花被片宽3.4～5 cm，蜜腺两边具小乳头状突起；雄蕊向上弯，花丝长10～13 cm，中部以下密被柔毛，少有具稀疏的毛或无毛；花药长椭圆形，长1.1～1.6 cm；子房圆柱形，长3.2～3.6 cm，花柱长8.5～11 cm，柱头3裂。蒴果矩圆形，长4.5～6 cm，宽约3.5 cm，有棱，具多数种子。花期5～6月，果期9～10月。

【分布与生境】梵净山地区资源分布的代表区域：蓝家寨、詹家岭、岑哨、金盏坪、团龙等地。生于海拔400～1500 m的荒地路旁及山谷草地。

【中　药　名】野百合（全草）。

【功 效 主 治】清热，利湿，解毒，消积。主治痢疾，热淋，喘咳，风湿痹痛，疔疮疖肿，毒蛇咬伤，小儿疳积，恶性肿瘤。

【采 收 加 工】夏、秋季采收，鲜用或切段晒干。

【用 法 用 量】内服：煎汤，15～60 g。外用：适量，研末调敷或撒敷；或鲜品捣敷；或煎水洗。

【用 药 经 验】①热淋：野百合15～30 g，煨水服。②风湿关节痛：野百合30 g，水杨柳、白鸡冠花各15 g，白花乌豆、木桶各30 g，土茵陈15 g，煮鸡蛋食。③盗汗：野百合30 g，水煎服。

# 湖北百合 *Lilium henryi* Baker.

【形 态 特 征】鳞茎近球形，高5 cm，直径2 cm；鳞片矩圆形，先端尖，长3.5～4.5 cm，宽1.4～1.6 cm，白色。茎高100～200 cm，具紫色条纹，无毛。叶两型，中、下部的矩圆状披针形，长7.5～15 cm，宽2～2.7 cm，有3～5条脉，两面无毛，全缘，有柄；上部的卵圆形，长2～4 cm，宽1.5～2.5 cm，无柄。总状花序具2～12朵花；苞片卵圆形，叶状，长2.5～3.5 cm，先端急尖；花梗长5～9 cm，水平开展，每一花梗常具2朵花；

花被片披针形，反卷，橙色，具稀疏的黑色斑点，长5～7 cm，宽达2 cm，全缘，蜜腺两边具多数流苏状突起；雄蕊四面张开，花丝钻状，长4～4.5 cm，花药深橘红色；子房近圆柱形，长1.5 cm，花柱长5 cm，柱头稍膨大，略3裂。蒴果矩圆形，长4～4.5 cm，宽约3.5 cm，褐色。

【分布与生境】梵净山地区资源分布的代表区域：太平河、凯土河、清水江、金厂河等地。生于海拔700～1000 m的山坡上。

【中　药　名】湖北百合（鳞茎）。

【功效主治】养阴润肺，清心安神。主治痰中带血，阴虚久咳，失眠多梦，精神恍惚，虚烦惊悸。

【采收加工】秋季采收，洗净，切开鳞茎，用开水稍烫或蒸5～10 min，当鳞片边缘柔软，背面有微裂时，迅速捞起，用清水冲洗去黏液，摊开晒干或炕干。

【用法用量】内服：煎汤，6～12 g；或入丸、散；亦可蒸食、煮粥。外用：适量，捣敷。

# 卷　丹　*Lilium lancifolium* Thunb.

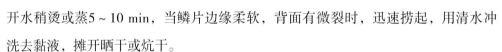

【别　　　名】山百合（《新华本草纲要》）。

【形态特征】鳞茎近宽球形，高约3.5 cm，直径4～8 cm；鳞片宽卵形，长2.5～3 cm，宽1.4～2.5 cm，白色。茎高0.8～1.5 m，带紫色条纹，具白色绵毛。叶散生，矩圆状披针形或披针形，长6.5～9 cm，宽1～1.8 cm，两面近无毛，先端有白毛，边缘有乳头状突起，有5～7条脉，上部叶腋有珠芽。花3～6朵或更多；苞片叶状，卵状披针

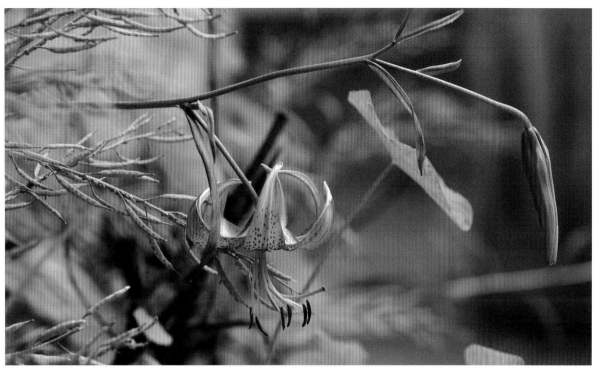

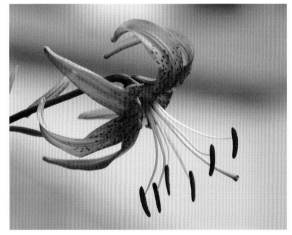
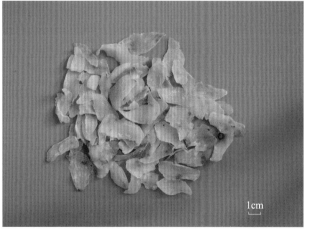

1cm

形，先端钝，有白绵毛；花梗长6.5～9 cm，紫色，有白色绵毛；花下垂，花被片披针形，反卷，橙红色，有紫黑色斑点；外轮花被片长6～10 cm，宽1～2 cm；内轮花被片稍宽，蜜腺两边有乳头状突起，尚有流苏状突起；雄蕊四面张开，花丝长5～7 cm，淡红色，无毛，花药矩圆形，长约2 cm；子房圆柱形，花柱长4.5～6.5 cm，柱头稍膨大，3裂。蒴果狭长卵形。花期7～8月，果期9～10月。

【分布与生境】梵净山地区资源分布的代表区域：张家坝管理站、大木场等地。生于海拔400～2500 m的山坡灌木林下、草地、路边或水旁。

【中 药 名】百合（鳞茎）。

【功 效 主 治】养阴润肺，清心安神。主治阴虚久咳，痰中带血，热病后期，余热未清，失眠多梦，精神恍惚，痈肿，湿疮。

【采 收 加 工】夏、秋季采挖，除去茎叶及须根，洗净，晒干。

【用 法 用 量】内服：煎汤，6~12 g；或入丸、散；亦可蒸食、煮粥。外用：适量，捣敷。

【用 药 经 验】①神经衰弱，心烦失眠：卷丹、酸枣仁各15 g，远志9 g，水煎服。②心口痛，服诸药不效：卷丹50 g，乌药15 g，水2杯，煎七分服。

# 大理百合 *Lilium taliense* Franch.

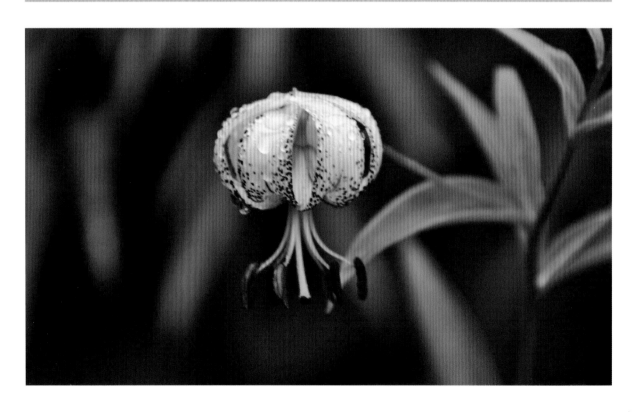

【形 态 特 征】鳞茎卵形，高约3 cm，直径2.5 cm；鳞片披针形，长2~2.5 cm，宽5~8 mm，白色。茎高70~150 cm，有的有紫色斑点，具小乳头状突起。叶散生，条形或条状披针形，长8~10 cm，宽6~8 mm，中脉明显，两面无毛，边缘具小乳头状突起。总状花序具花2~5朵，少有达13朵；苞片叶状，长3~5 cm，宽4~8 mm，边缘有小乳头状突起；花下垂；花被片反卷，矩圆形或矩圆状披针形，长4.5~5 cm，宽约1 cm；内轮花被片较外轮稍宽，白色，有紫色斑点，蜜腺两边无流苏状突起；花丝钻状，长约3 cm，无毛；子房圆柱形，长1.4~1.6 cm，宽3~4 mm，花柱与子房等长或稍长，柱头头状，3裂。蒴果矩圆形，长3.5 cm，宽2 cm，褐色。花期7~8月，果期9月。

【分布与生境】梵净山地区资源分布的代表区域：烂茶顶、蘑菇石、锯齿山、凤凰山等地。生于海拔2200～2570 m的山坡草地或林中。

【中　药　名】大理百合（鳞茎）。

【功效主治】养阴润肺，清心安神。主治痰中带血，阴虚久咳，失眠多梦，精神恍惚，虚烦惊悸。

【采收加工】秋季采收，洗净，切开鳞茎，用开水稍烫或蒸5～10 min，当鳞片边缘柔软，背面有微裂时，迅速捞起，用清水冲洗去黏液，摊开晒干或炕干。

【用法用量】内服：煎汤，6～12 g；或入丸、散；亦可蒸食、煮粥。外用：适量，捣敷。

# 阔叶山麦冬 *Liriope muscari* (Decaisne) L. H. Bailey

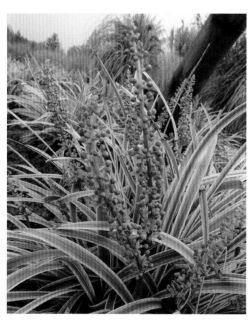
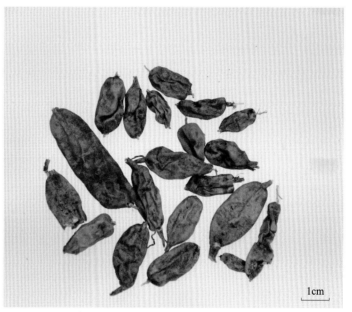

1cm

【形态特征】根细长，分枝多，有时局部膨大成纺锤形的小块根，小块根长达3.5 cm，宽7～8 mm，肉质。根状茎短，木质。叶密集成丛，革质，长25～65 cm，宽1～3.5 cm，先端急尖或钝，基部渐狭，具9～11条脉，有明显的横脉，边缘几不粗糙。花葶通常长于叶，长45～100 cm；总状花序长12～40 cm，具许多花；花3～8朵簇生于苞片腋内；苞片小，近刚毛状，有时不明显；小苞片卵形，干膜质；花梗长4～5 mm，关节位于中部或中部偏上；花被片矩圆状披针形或近矩圆形，先端钝，紫色或红紫色；花丝长约1.5 mm，花药近矩圆状披针形；子房近球形，花柱长约2 mm，柱头3齿裂。种子球形，直径6～7 mm，初期绿色，成熟时变黑紫色。花期7～8月，果期9～11月。

【分布与生境】梵净山地区资源分布的代表区域：马槽河、苏家坡等地。生于海拔400～1400 m的山地，山谷的疏、密林下或潮湿处。

【中　药　名】土麦冬（块根）。

【功效主治】养心生津。主治阴虚肺燥，咳嗽痰黏，胃阴不足，口燥咽干，肠燥便秘。

【采收加工】立夏或清明前后采挖剪下块根，洗净，晒干。

【用法用量】内服：煎汤，10～15 g。

【用药经验】咽干咳嗽：土麦冬、半夏、人参、粳米、大枣各9 g，甘草6g，水煎服。

# 短药沿阶草 *Ophiopogon anyustifoliatus* (F. T. Wang & T. Tang) S. C. Chen

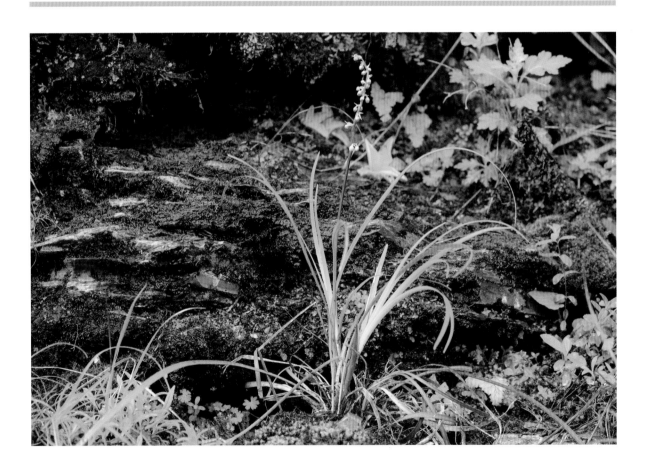

【形态特征】根稍粗，密被白色根毛，末端有时膨大成纺锤形小块根。茎较短，直径约1 cm或更粗，每年延长后老茎上的叶枯萎，残留膜质叶鞘和部分撕裂成的纤维，并生新根，形如根状茎。叶丛生，叶较狭，长20～30（~80）cm，宽3～7 mm，先端急尖，基部具膜质的鞘，上面深绿色，下面粉绿色，具多数脉，边缘具细齿，基部逐渐收狭成不明显的柄。花葶长18～28 cm，总状花序长5～14 cm，具几朵至十几朵花；花每2朵着生于苞片腋内；苞片披针形；花梗关节位于中部以下；花被片卵形，先端常向外卷，淡紫色；花丝很短，几不明显，花药卵形，联合成短圆锥形；花柱细长，明显超出花被。种子椭圆形或近球形。花期7～8月，果期9～10月。

【分布与生境】梵净山地区资源分布的代表区域：青龙洞、骄子岩、万宝岩、炕药洞等地。生于海拔800～2200 m的林中、山谷溪地、路旁。

【中　药　名】短药沿阶草（块根）

【功效主治】祛风解毒。主治湿疹，腰椎肥大。

【采收加工】夏、秋采挖，洗净，切片，晒干。

# 连药沿阶草 *Ophiopogon bockianus* Diels.

【形态特征】根稍粗，密被白色根毛，末端有时膨大成纺锤形小块根。茎较短，直径约1 cm或更粗，每年延长后老茎上的叶枯萎，残留膜质叶鞘和部分撕裂成的纤维，并生新根，形如根状茎。叶丛生，多少呈剑形，先端急尖，基部具膜质的鞘，上面深绿色，背面粉绿色，具多数脉，边缘具细齿，基部逐渐收狭成不明显的柄。花葶长18～28 cm，总状花序长5～14 cm，具10余朵至多数花；花每2朵着生于苞片腋内；苞片披针形；花梗长6～9 mm，关节位于中部以下；花被片卵形，先端常向外卷，淡紫色；花丝很短，几不明显，花药卵形，联合成短圆锥形；花柱细。种子椭圆形或近球形。花期6～7月，果期8月。

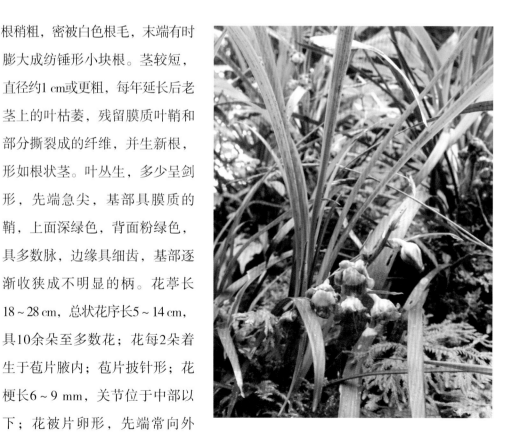

【分布与生境】梵净山地区资源分布的代表区域：大黑湾、郭家沟、大祠堂等地。生于海拔
900～1300 m的山坡林下或山谷溪边岩缝中。

【中　药　名】百合（块根、全草）。

【功效主治】养阴生津，清热润肺。主治阴虚肺燥，咽干口燥，咳嗽痰黏，肺结核。

【用法用量】内服：煎汤，9～15 g。

## 沿阶草 *Ophiopogon bodinieri* Lévl.

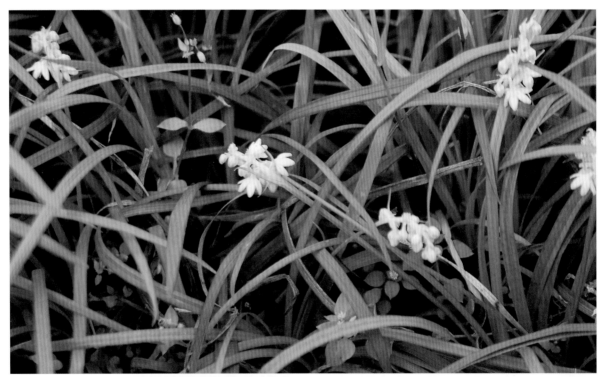

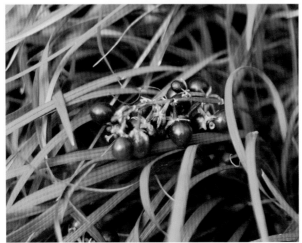

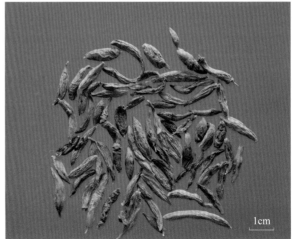

【别　　　名】书带草、细叶麦冬（《园林花木繁育技术》），不死草、铁韭菜（《家庭精准养
　　　　　　　花手册》）。

【形 态 特 征】根纤细，近末端处有时具膨大成纺锤形的小块根。地下走茎长，节上具膜质的鞘；
　　　　　　　茎很短。叶基生成丛，禾叶状，长20～40 cm，宽2～4 mm，先端渐尖，具3～5条
　　　　　　　脉，边缘具细锯齿。花葶较叶稍短或几等长，总状花序长1～7 cm，具几朵至十几
　　　　　　　朵花；花常单生或2朵簇生于苞片腋内；苞片条形或披针形，少数呈针形，稍带黄
　　　　　　　色，半透明；花梗长5～8 mm，关节位于中部；花被片卵状披针形、披针形或近矩
　　　　　　　圆形，内轮3片宽于外轮3片，白色或稍带紫色；花丝很短，长不及1 mm，花药狭披
　　　　　　　针形常呈绿黄色；花柱细。种子近球形或椭圆形。花期6～8月，果期8～10月。

【分布与生境】梵净山地区资源分布的代表区域：盘溪、两岔河、老爷坡、鸡窝坨、天庆寺等地。
　　　　　　　生于海拔600～2500 m的山坡、山谷潮湿处、沟边、灌木丛下或林下。

【中　药　名】麦冬（块根）。

【功 效 主 治】滋阴润肺，益胃生津，清心除烦。主治肺燥干咳，阴虚劳咳，消渴，咽喉疼痛，肠
　　　　　　　燥便秘，心烦失眠等。

【采 收 加 工】于清明后采挖，洗净，晒干。

【用 法 用 量】内服：煎汤，6～15 g；或入丸、散、膏。外用：适量，研末调敷；或煎水涂；或鲜
　　　　　　　品捣汁搽。

【用 药 经 验】①中耳炎：鲜麦冬捣烂取汁，滴耳。②结石：麦冬、小过路黄（贯叶连翘）、
　　　　　　　三泡草、雷丸、五根藤、海金沙各适量，水煎服。③通乳：麦冬、桔梗、夜寒苏
　　　　　　　（姜花）各20 g，人参5 g，党参20 g，黄芪、当归各15 g，与猪脚1只同炖，食肉喝
　　　　　　　汤。④发热：麦冬、十大功劳、小远志（爪子金）、金银花、一枝黄花、白茅根各
　　　　　　　适量，水煎服。

# 麦　冬

*Ophiopogon japonicus* (L. f.) Ker-Gawl.

【形 态 特 征】根较粗，中间或近末端常膨大成椭圆形或纺锤形的小块根；小块根长1～1.5 cm，或
　　　　　　　更长些，淡褐黄色。地下走茎细长，节上具膜质的鞘；茎很短。叶基生成丛，禾叶
　　　　　　　状，长10～50 cm，少数更长些，宽1.5～3.5 mm，具3～7条脉，边缘具细锯齿。花
　　　　　　　葶长6～15（27）cm，通常比叶短得多；总状花序长2～5 cm，或有时更长些，具

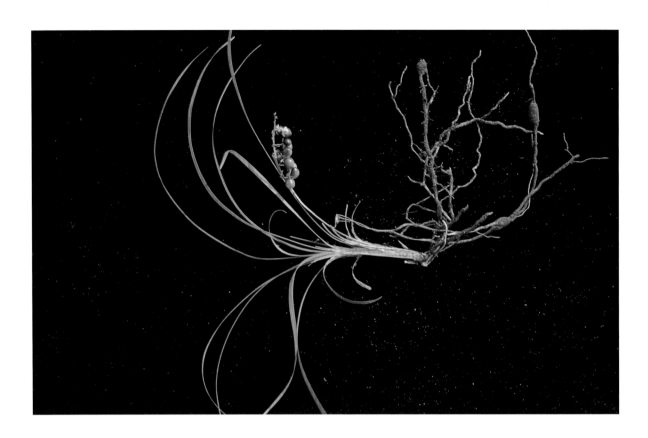

几朵至十几朵花；花单生或成对着生于苞片腋内；苞片披针形，先端渐尖；花梗长3~4 mm，关节位于中部以上或近中部；花被片常稍下垂而不展开，披针形，白色或淡紫色；花药三角状披针形；花柱基部宽阔，向上渐狭。种子球形。花期5~8月，果期8~9月。

【分布与生境】梵净山地区资源分布的代表区域：丁家坪、亚盘岭、鸡窝坨、黄家坝、洼溪河等地。生于海拔400~900 m以下的疏林中、田边土埂上。

【中 药 名】麦冬（块根）。

【功 效 主 治】滋阴润肺，益胃生津，清心除烦。主治肺燥干咳，阴虚劳咳，消渴，咽喉疼痛，肠燥便秘，心烦失眠等。

【采 收 加 工】于清明后采挖，洗净，晒干。

【用 法 用 量】内服：煎汤，6~15 g；或入丸、散、膏。外用：适量，研末调敷；或煎水涂；或鲜品捣汁搽。

【用 药 经 验】①中耳炎：鲜麦冬捣烂取汁，滴耳。②结石：麦冬、小过路黄（贯叶连翘）、三泡草、雷丸、五根藤、海金沙各适量，水煎服。③通乳：麦冬、桔梗、夜寒苏（姜花）各20 g，人参5 g，党参20 g，黄芪、当归各15 g，与猪脚1只同炖，食肉喝汤。④发热：麦冬、十大功劳、小远志（爪子金）、金银花、一枝黄花、白茅根各适量，水煎服。

# 金线重楼 *Paris delavayi* Franchet

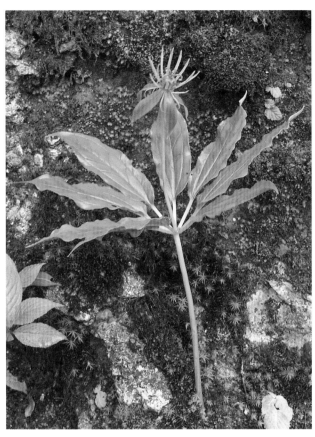
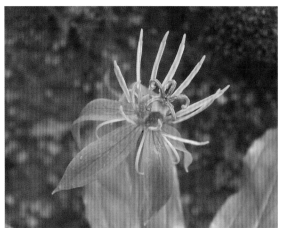
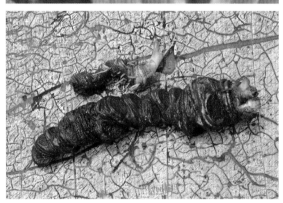

【别　　名】不死药（《吴普本草》）。

【形 态 特 征】根状茎长1.5～5 cm，直径约1.5 cm。花梗长1～15 cm；花基数3～6，少于叶数；萼片紫绿色或紫色，长1.5～4 cm，宽0.3～1 cm，反折，有时斜升；花瓣常暗紫色，稀黄绿色，长0.5～1.5 cm，宽0.5～0.7 mm；雄蕊2轮，花丝长3～5 mm，药隔凸出部分紫色，线形，长1.5～4 mm；子房圆锥形，绿色或上部紫色，1室，侧膜胎座3～6，长1.5～7 mm，花柱紫色，宿存。蒴果圆锥状，绿色；外种皮红色，多汁。

【分布与生境】梵净山地区资源分布的代表区域：亚木沟、沙平坳、龙家坡、大坡头。生于海拔2000 m以下的山坡阴湿处、林下或溪旁。

【中 药 名】蚤休（根茎）。

【功 效 主 治】清热解毒，消肿止痛，凉肝定惊。主治痈肿疮毒，咽肿喉痹，乳痈，蛇虫咬伤，跌打伤痛，肝热抽搐。

【采 收 加 工】移栽3～5年后，在9～10月倒苗时，挖起根茎，晒干或炕干后，撞去粗皮、须根。

【用法用量】内服：煎汤，1~10 g；或研末，每次1~3 g。外用：适量，磨汁涂布、研末调敷或鲜品捣敷。

【用药经验】①疮疔疮，腮腺炎：蚤休9 g，蒲公英30 g，水煎服；另将两药的新鲜全草捣烂外敷。②脱肛：蚤休，用醋磨汁，外涂患部后，用纱布压送复位，每日可涂2~3次。③扭伤瘀肿：蚤休，酒磨浓汁，涂擦伤处，日数次。④妇人乳结不通，红肿疼痛，与小儿吹着（乳）：蚤休15 g，水煎，点水酒服。

# 球药隔重楼 *Paris fargesii* Franch.

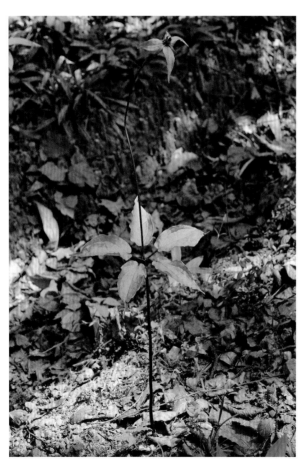 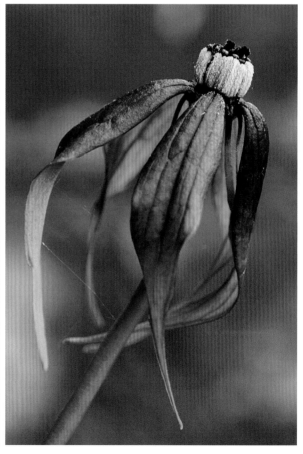

【形态特征】植株高50~100 cm。根状茎直径1~2 cm。叶（3）4~6枚，宽卵圆形，长9~20 cm，宽4.5~14 cm，先端短尖，基部略呈心形；叶柄长2~4 cm。花梗长20~40 cm；外轮花被片通常5枚，极少（3）4枚，卵状披针形，先端具长尾尖，基部变狭成短柄；内轮花被片通常长1~1.5 cm，少有长达3~4.5 cm；雄蕊8枚，花丝

　　　　长1~2 mm，花药短条形，稍长于花丝，药隔突出部分圆头状，肉质，呈紫褐色。
　　　　花期5月。

【分布与生境】梵净山地区资源分布的代表区域：密麻树、老月亮坝、石棉厂、漆树坪、蒋家河
　　　　坪、张家堰等地。生于海拔800~1100 m的山谷阔叶林中。

【中　药　名】重楼（根状茎）。

【功效主治】消肿止痛，清热解毒，平喘止咳，息风定惊。主治咽喉肿痛，痈肿疮毒，咳嗽，小
　　　　儿惊风抽搐等。

【采收加工】全年均可采，切片，晒干，生用。

【用法用量】内服：煎汤，3~9 g；或磨汁、捣汁或入散剂。外用：捣敷；或研末调涂。

【用药经验】①外伤出血，跌打损伤，瘀血肿痛：可单用重楼研末冲服，也可配三七、血竭、自然铜
　　　　等同用。②咽喉肿痛，痄腮，喉痹：重楼常与牛蒡子、连翘、板蓝根等同用。

# 七叶一枝花 *Paris polyphylla* Smith.

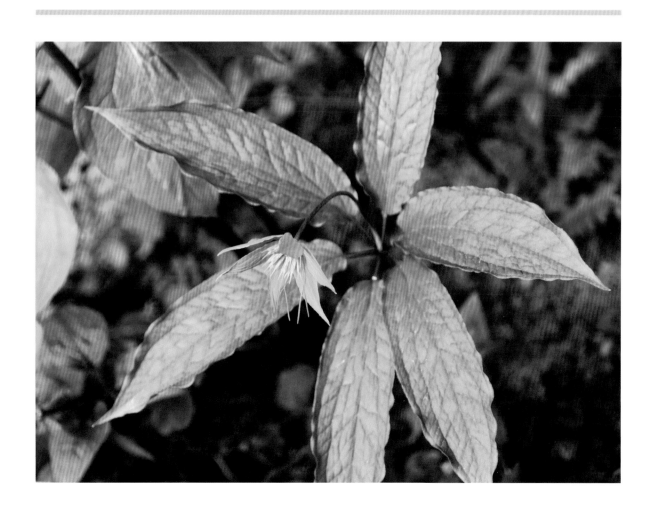

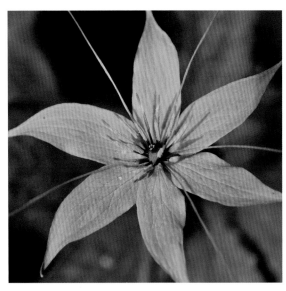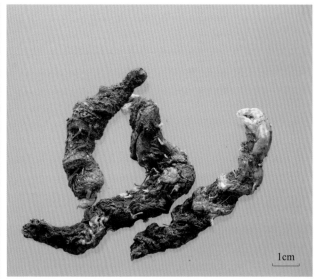

1cm

【别　　　名】独脚莲（云南、贵州）。

【形 态 特 征】植株高35～100 cm，无毛。根状茎粗厚，直径达1～2.5 cm，外面棕褐色，密生
多数环节和许多须根；茎通常带紫红色，直径0.8～1.5 cm，基部有灰白色干膜
质的鞘1～3枚。叶5～10枚，矩圆形、椭圆形或倒卵状披针形，长7～15 cm，宽
2.5～5 cm，先端短尖或渐尖，基部圆形或宽楔形；叶柄明显，长2～6 cm，带紫红
色。花梗长5～30 cm；外轮花被片绿色，3～6枚，狭卵状披针形，长3～7 cm；内
轮花被片狭条形，通常比外轮长；雄蕊8～12枚，花药短，与花丝近等长或稍长，
药隔突出部分长0.5～2 mm；子房近球形，具棱，顶端具一盘状花柱基，花柱粗
短，具（4）5分枝。蒴果紫色，直径1.5～2.5 cm，3～6瓣裂开。种子多数，具鲜红
色多浆汁的外种皮。花期4～7月，果期8～11月。

【分布与生境】梵净山地区资源分布的代表区域：双狮子、叫花洞、烂茶顶、苗匡、马肚子沟等
地。生于海拔1800～2500 m的林下。

【中　 药　 名】七叶一枝花（根茎）。

【功 效 主 治】清热解毒，消肿止痛，凉肝定惊。主治痈肿疮毒，咽肿喉痹，乳痈，蛇虫咬伤，跌
打伤痛，肝热抽搐。

【采 收 加 工】9～10月倒苗时，挖起根茎，晒干或炕干后，撞去粗皮、须根。

【用 法 用 量】内服：煎汤，3～10 g；研末，每次1～3 g。外用：适量，磨汁涂布、研末调敷或鲜
品捣敷。

【用 药 经 验】①痈疽疔疮，腮腺炎：七叶一枝花9 g，蒲公英90 g，水煎服；另将两药的新鲜全草
捣烂外敷。②喉痹：七叶一枝花根茎二分，研末吞服。③乳痈乳岩：七叶一枝花
9 g，生姜3 g，水煎兑白酒少许为引服，另用芹菜适量捣烂外敷。

# 多花黄精 *Polygonatum cyrtonema* Hua

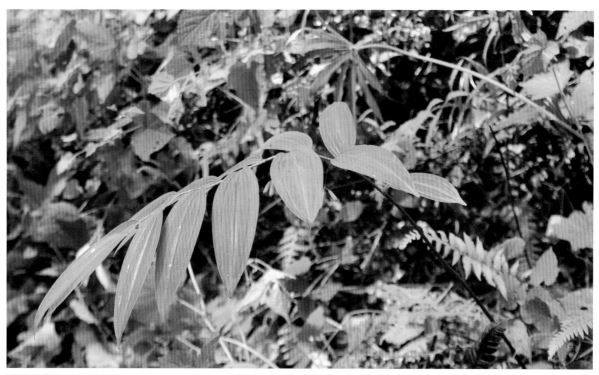

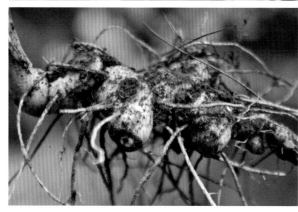
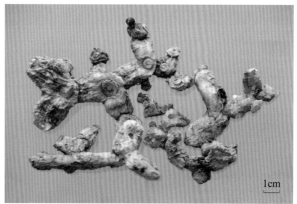

1cm

【别　　　名】黄精（《植物名实图考》），长叶黄精（《中药志》），白岌黄精、山捣臼
　　　　　　　（浙江），山姜（江西）。

【形 态 特 征】根状茎肥厚，通常连珠状或结节成块，少有近圆柱形，直径1~2 cm；茎高50~
　　　　　　　100 cm，通常具10~15枚叶。叶互生，椭圆形、卵状披针形至矩圆状披针形，少
　　　　　　　有稍作镰状弯曲，长10~18 cm，宽2~7 cm，先端尖至渐尖。花序伞形，总花梗长
　　　　　　　1~6 cm，花梗长0.5~3 cm；苞片微小，位于花梗中部以下，或不存在；花被黄绿
　　　　　　　色，全长18~25 mm，裂片长约3 mm；花丝两侧扁或稍扁，具乳头状突起至具短

绵毛，顶端稍膨大乃至具囊状突起，花药长3.5~4 mm；子房长3~6 mm，花柱长12~15 mm。浆果黑色，直径约1 cm，具3~9颗种子。花期5~6月，果期8~10月。

【分布与生境】梵净山地区资源分布的代表区域：护国寺、团龙、石板寨、铧口尖等地。生于海拔800~1300 m的阔叶林中、路旁。

【中 药 名】黄精（根茎）。

【功 效 主 治】润肺养阴，健脾益气，祛痰止咳，消肿解毒。主治虚咳，遗精，盗汗吐血，脾虚乏力，消渴，须发早白，外伤出血。

【采 收 加 工】春、秋季采挖，除去须根，洗净，置沸水中略烫或蒸至透心，干燥。

【用 法 用 量】内服：煎汤，10~15 g，鲜品30~60 g；或入丸、散，熬膏。外用：适量，煎水洗；或熬膏涂；或浸酒搽。

【用 药 经 验】①肺结核咳嗽：黄精30 g，水煎服。②久咳：黄精15 g，一朵云10 g，水煎服或蒸蜂蜜服。③肺燥咳嗽：黄精15 g，百合、岩白菜各10 g，水煎服。④肾虚眩晕：黄精、百尾笋、头晕药各15 g，水煎服。⑤跌打损伤：黄精、见血飞、铁筷子各15 g，泡酒500 mL，每次30 mL，每日1次。

# 点花黄精 *Polygonatum punctatum* Royle ex Kunth.

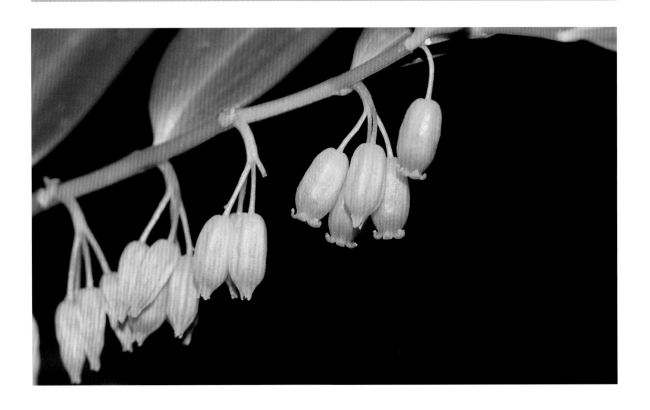

【别　　　名】葳参、玉竹（《滇南本草》），树吊（四川）。

【形 态 特 征】根状茎多少呈连珠状，直径1～1.5 cm，密生肉质须根；茎高（10～）30～70 cm，通常具紫红色斑点，有时上部生乳头状突起。叶互生，有时二叶可较接近，幼时稍肉质而横脉不显，老时厚纸质或近革质而横脉较显，常有光泽，卵形、卵状矩圆形至矩圆状披针形，长6～14 cm，宽1.5～5 cm，先端尖至渐尖，具短柄。花序具2～6（8）花，常呈总状，总花梗长5～12 mm，上举而花后平展，花梗长2～10 mm，苞片早落或不存在；花被白色，全长7～9（11）mm，花被筒在口部稍缢缩而略成坛状，裂片长1.5～2 mm；柱头稍膨大。浆果红色，具8～10余颗种子。花期4～6月，果期9～11月。

【分布与生境】梵净山地区资源分布的代表区域：叫花洞、烂茶顶等地。生于海拔1100～2500 m林下岩石上或附生于树上。

【中　药　名】树刁（根茎）。

【功效主治】解毒消痈，补脾益血。主治痈疽肿毒，头昏少食，倦怠乏力，脾虚血少。

【采收加工】夏、秋季采挖，除去茎叶及须根，洗净，鲜用或蒸后晒干。

【用法用量】内服：煎汤，9～15 g。外用：适量，捣敷。

【用药经验】①疮：树刁、蟾酥，捣涂患处。②各种虚证，肢体酸软，自汗盗汗：树刁25 g，丹参10 g，水煎服。

# 湖北黄精 *Polygonatum zanlanscianense* Pamp.

【别　　　名】虎其尾、野山姜（湖北）。

【形 态 特 征】根状茎连珠状或姜块状，肥厚，直径1～2.5 cm；茎直立或上部多少有些攀缘，高可达1 m以上。叶轮生，每轮3～6枚，叶形变异较大，椭圆形、矩圆状披针形、披针形至条形，长5～15 cm，宽4～35 mm，先端拳卷至稍弯曲。花序具2～6（11）花，近伞形，总花梗长5～40 mm，花梗长2～10 mm；苞片位于花梗基部，膜质或中间略带草质，具1脉，长1～6 mm；花被白色或淡黄绿色或淡紫色，全长6～9 mm，花被筒近喉部稍缢缩，裂片长约1.5 mm；花丝长0.7～1 mm，花药长2～2.5 mm；子房长约2.5 mm，花柱长1.5～2 mm。浆果直径6～7 mm，紫红色或黑色，具2～4颗种子。花期6～7月，果期8～10月。

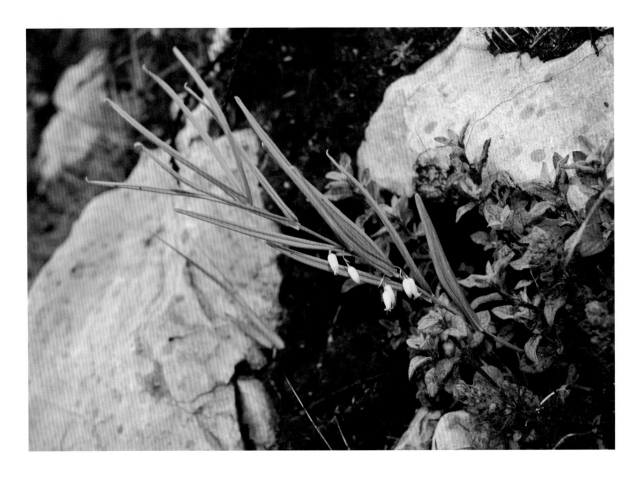

【分布与生境】梵净山地区资源分布的代表区域：艾家坝、丁家坪、岑上坡、郭家沟等地。生于海拔800~2500 m的林下或山坡阴湿地。

【中　药　名】湖北黄精（根茎）。

【功效主治】补脾润肺，生津止渴。主治热病伤津，口渴。

【采收加工】夏、秋季采挖，除去须根及茎叶，洗净，鲜用或蒸后晒干。

【用法用量】内服：煎汤，9~15 g。

# 吉祥草 *Reineckea carnea* (Andr.) Kunth.

【形态特征】茎蔓延于地面，逐年向前延长或发出新枝，每节上有1残存的叶鞘，顶端的叶簇由于茎的连续生长，有时似长在茎的中部，两叶簇间可相距几厘米至十几厘米。叶每簇有4~8枚，条形至披针形，长10~38 cm，宽0.5~3.5 cm，先端渐尖，向下渐狭成柄，深绿色。花葶长5~15 cm；穗状花序长2~6.5 cm，上部的花有时仅具雄蕊；

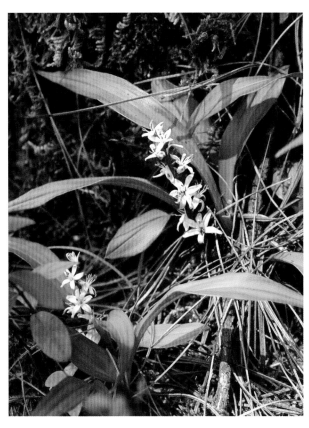
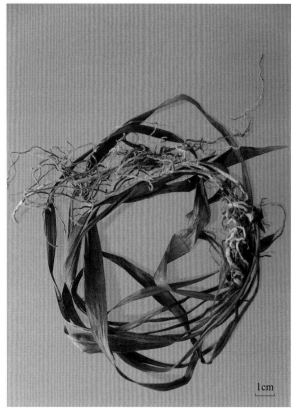

苞片长5~7 mm；花芳香，粉红色；裂片矩圆形，先端钝，稍肉质；雄蕊短于花柱，花丝丝状，花药近矩圆形，两端微凹；花柱丝状。浆果熟时鲜红色。花、果期7~11月。

【分布与生境】梵净山地区资源分布的代表区域：大河边、铜矿厂、万宝岩等地。生于海拔500~2200 m的阴湿林中、沟旁等。

【中　药　名】吉祥草（全草）。

【功 效 主 治】润肺止咳，清热活血。主治黄疸性肝炎，妇女干痨，肾盂肾炎，跌打损伤，咯血，骨折，咳嗽。

【采 收 加 工】全年均可采收，采挖时连根挖起，洗净，鲜用或晒干。

【用 法 用 量】内服：煎汤，6~12 g，鲜品30~60 g。外用：适量，捣烂酒炒敷患处。

【用 药 经 验】①虚咳：吉祥草15 g，淫羊藿10 g，水煎服。②骨折：吉祥草、川续断各适量，捣烂，敷患处。③感冒咳嗽：吉祥草20 g，心叶兔耳风50 g，五匹风25 g，水煎服，每日服3次。④咳嗽：吉祥草适量，水煎服。⑤骨折：吉祥草适量，小鸡1只（去内脏），共捣烂如泥包患处。

# 万年青 *Rohdea japonica* (Thunb.) Roth.

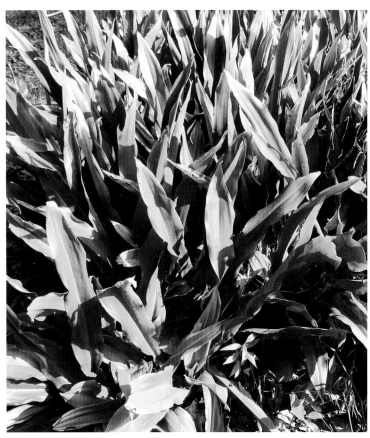
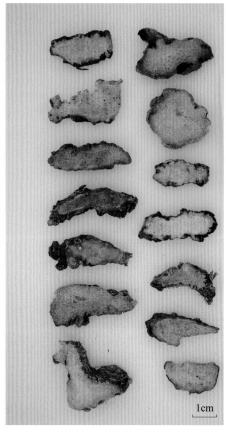

1cm

【别　　　名】开口剑、斩蛇剑（《植物名实图考》），牛尾七、冲天七（《四川中药志》）。

【形 态 特 征】根状茎直径1.5~2.5 cm。叶3~6枚，厚纸质，矩圆形、披针形或倒披针形，长15~
50 cm，宽2.5~7 cm，先端急尖，基部稍狭，绿色，纵脉明显浮凸；鞘叶披针形，
长5~12 cm。花葶短于叶，长2.5~4 cm；穗状花序长3~4 cm，宽1.2~1.7 cm；具
几十朵密集的花；苞片卵形，膜质，短于花；花被淡黄色，裂片厚；花药卵形。浆
果熟时红色。花期5~6月，果期9~11月。

【分布与生境】梵净山地区资源分布的代表区域：亚盘领、大岩屋、詹家岭、蓝家寨等地。生于
海拔500~1100 m的山谷阔叶林中阴湿处。

【中 药 名】万年青（根及根茎）。

【功 效 主 治】清热解毒，强心利尿，凉血止血。主治咽喉肿痛，疮疡肿毒，蛇虫咬伤，心力衰
竭，咯血，吐血，崩漏等。

【采 收 加 工】全年均可采挖，除去须根，洗净，鲜用或切片晒干。

【用法用量】内服：煎汤，3～6g，鲜品9～15g；或捣汁服。

【用药经验】①乳腺炎：鲜万年青、鲜佛甲草、鲜半边莲等量，捣烂外敷局部。②流行性腮腺炎：鲜万年青捣烂，外敷于患侧耳垂下，每日早、晚各1次。

# 管花鹿药 *Maianthemum henryi*（Baker）LaFrankie

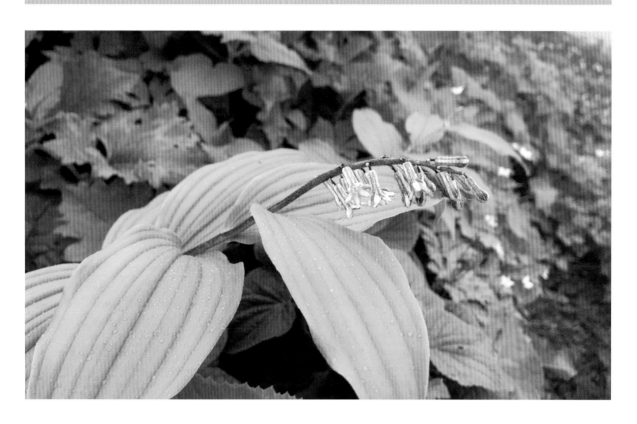

【别　　　名】九层楼、盘龙七（《贵州民间药物》），螃蟹七、狮子七（《陕西中草药》），山糜子（《辽宁常用中草药手册》）。

【形态特征】植株高50～80 cm。根状茎直径1～2 cm；茎中部以上有短硬毛或微硬毛。叶纸质，椭圆形、卵形或矩圆形，长9～22 cm，宽3.5～11 cm，先端渐尖或具短尖，两面有伏毛或近无毛，基部具短柄或几无柄。花淡黄色或带紫褐色，单生，通常排成总状花序，有时基部具1～2个分枝或具多个分枝而成圆锥花序；花序长3～17 cm，有毛；花梗有毛；花被高脚碟状，筒部长6～10 mm，为花被全长的2/3～3/4，裂片开展；雄蕊生于花被筒喉部，花丝通常极短；花柱稍长于子房，柱头3裂。浆果球形，未成熟时绿色而带紫斑点，熟时红色，具2～4颗种子。花期5～8月，果期8～10月。

【分布与生境】梵净山地区资源分布的代表区域：万宝岩、叫花洞、黄柏沟、淘金坳、燕子阡、双狮子等地。生于海拔1300~2500 m的林下、灌丛下、水旁湿地或林缘。

【中　药　名】鹿药（根及根茎）。

【功效主治】祛风止痛，活血祛瘀，补肾壮阳。主治偏、正头痛，痈肿疮毒，跌打损伤，风湿痹痛，月经不调，肾虚阳痿。

【采收加工】春、秋季采挖，洗净，鲜用或晒干。

【用法用量】内服：煎汤，6~15 g；或浸酒。外用：适量，捣敷；或加热熨。

【用药经验】①乳痈：鲜鹿药、青菜叶各50 g，捣细，用布包好，放在开水里烫热后，取出熨乳部。②背瘩：鹿药7.5 g，刺老包、红岩百合各5 g，鲜白味莲、天南星各2.4 g，捣绒，拌鸡蛋1个，用布包在疮上。③劳伤：鹿药25~50 g，泡酒服。

# 鹿　药 *Maianthemum japonicum* (A. Gray) LaFrankie

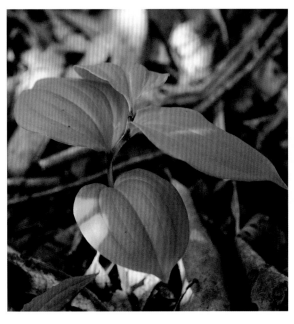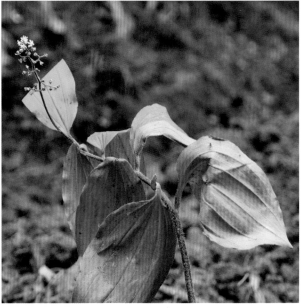

【别　　　名】九层楼、盘龙七（《贵州民间药物》），偏头七、白窝儿七（《陕西中草药》）。

【形态特征】植株高30~60 cm。根状茎横走，多少圆柱状，直径6~10 mm，有时具膨大结节；茎中部以上或仅上部具粗伏毛，具4~9叶。叶纸质，卵状椭圆形、椭圆形或矩圆形，长6~15 cm，宽3~7 cm，先端近短渐尖，两面疏生粗毛或近无毛，具短柄。圆锥花序长3~6 cm，有毛，具10~20余朵花；花单生，白色；花梗长2~6 mm；花被片分离或仅基部稍合生，矩圆形或矩圆状倒卵形；雄蕊基部贴生于花被片上，花药小；花柱与子房近等长，柱头几不裂。浆果近球形，熟时红色，具1~2颗种子。花期5~6月，果期8~9月。

【分布与生境】梵净山地区资源分布的代表区域：凤凰山、杜鹃长廊、上牛塘等地。生于海拔900~1950 m的林下阴湿处或岩缝中。

【中　药　名】鹿药（根及根茎）。

【功效主治】祛风止痛，活血祛瘀，补肾壮阳。主治偏、正头痛，痈肿疮毒，跌打损伤，风湿痹痛，月经不调，肾虚阳痿。

【采收加工】春、秋季采挖，洗净，鲜用或晒干。

【用法用量】内服：煎汤，6~15 g；或浸酒。外用：适量，捣敷；或加热熨。

【用药经验】①乳痈：鲜鹿药、青菜叶各50 g，捣细，用布包好，放在开水里烫热后，取出熨乳部。②背痈：鹿药7.5 g，刺老包、红岩百合各5 g，鲜白味莲、天南星各2.4 g，捣绒，拌鸡蛋一个，用布包在疮上。③劳伤：鹿药25~50 g，泡酒服。

# 尖叶菝葜 *Smilax arisanensis* Hay.

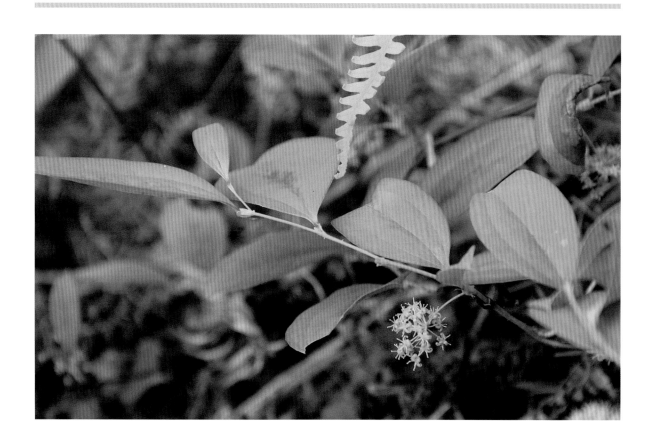

【形态特征】攀缘灌木，具粗短的根状茎。茎长可达10 m，无刺或具疏刺。叶纸质，矩圆形、矩圆状披针形或卵状披针形，长7～15 cm，宽1.5～5 cm，先端渐尖或长渐尖，基部圆形，干后常带古铜色；叶柄长7～20 mm，常扭曲，约占全长的1/2具狭鞘，一般有卷须，脱落点位于近顶端。伞形花序或生于叶腋，或生于披针形苞片的腋部，前者总花梗基部常有1枚与叶柄相对的鳞片，较少不具；总花梗纤细，比叶柄长3～5倍；花序托几不膨大；花绿白色；雄花内外花被片相似；雄蕊长约为花被片的2/3；雌花比雄花小，花被片长约1.5 mm，内花被片较狭，具3枚退化雄蕊。浆果熟时紫黑色。花期4～5月，果期10～11月。

【分布与生境】梵净山地区资源分布的代表区域：长岗岭、雀子坳、黑泥坨、郭家沟等地。生于海拔1500 m以下的林中、灌丛下或山谷溪边荫蔽处。

【中药名】尖叶菝葜（根茎）。

【功效主治】清热利湿，活血。主治风湿痹痛，跌打损伤。

【采收加工】夏、秋季采挖，洗净，切片，晒干。

# 菝 葜 *Smilax china* L.

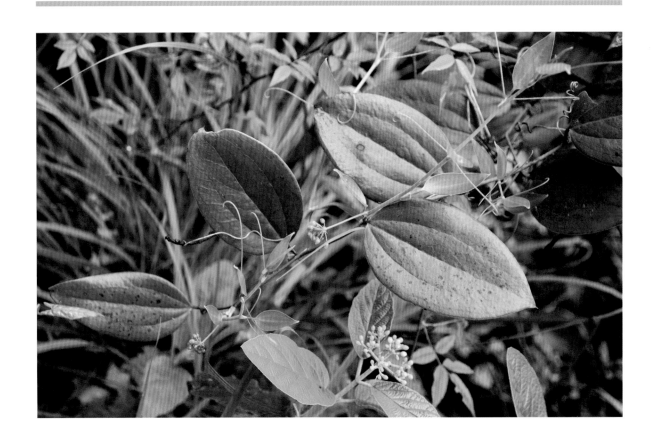

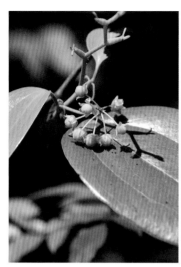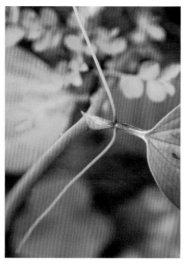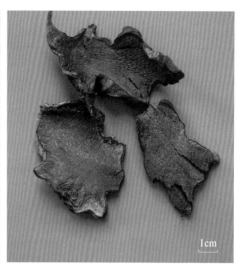

【别　　　名】龙爪菜（《贵州民间方药集》），金刚根（《日华子本草》），冷饭巴（《四川中药志》），金刚兜（广西）。

【形 态 特 征】攀缘灌木。根状茎粗厚，坚硬，为不规则的块状，直径2~3 cm；茎长1~3 m，少数可达5 m，疏生刺。叶薄革质或坚纸质，干后通常红褐色或近古铜色，圆形、卵形或其他形状，长3~10 cm，宽1.5~6 cm，下面通常淡绿色，较少苍白色；叶柄长5~15 mm，占全长的1/2~2/3具宽0.5~1 mm的鞘，几乎都有卷须，少有例外，脱落点位于靠近卷须处。伞形花序生于叶尚幼嫩的小枝上，具十几朵或更多的花，常呈球形；总花梗长1~2 cm；花序托稍膨大，近球形，较少稍延长，具小苞片；花绿黄色，外花被片长3.5~4.5 mm，宽1.5~2 mm，内花被片稍狭；雄花中花药比花丝稍宽，常弯曲；雌花与雄花大小相似，有6枚退化雄蕊。浆果熟时红色，有粉霜。花期2~5月，果期9~11月。

【分布与生境】梵净山地区资源分布的代表区域：岩高坪、架香沟、中灵寺、石柱岩、清水江、艾家坝等地。生于海拔2000 m以下的林下、灌丛中、路旁、河谷或山坡上。

【中 　药　 名】菝葜（根茎）。

【功 效 主 治】祛风利湿，解毒消痈，利水。主治淋浊，带下，风湿痹痛，痢疾，泄泻，痈肿疮毒等。

【采 收 加 工】2月或8月采挖，除去泥土及须根，切片，晒干。

【用 法 用 量】内服：煎汤，10~30 g；或浸酒；或入丸、散。

【用 药 经 验】①淋证：菝葜（盐水炒）15 g，金银花9 g，萹蓄6 g，水煎服。②闭经：菝葜15~30 g，水煎兑甜酒服。③吐血：菝葜6 g，地茶9 g，水煎服。

# 柔毛菝葜 *Smilax chingii* Wang et Tang.

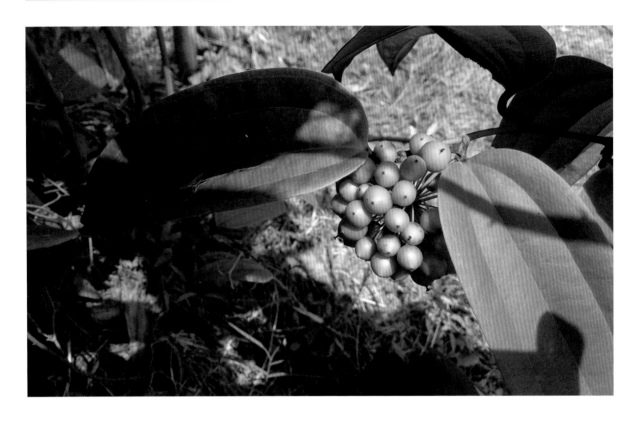

【形态特征】攀缘灌木。茎长1～7 m，枝条有不明显的纵棱，通常疏生刺。叶革质或厚纸质，卵状椭圆形至矩圆状披针形，长5～18 cm，宽1.5～7（～11）cm，先端渐尖，基部近圆形或钝，下面苍白色且多少具棕色或白色短柔毛；叶柄长5～20 mm，约占全长的一半具鞘，少数有卷须，脱落点位于近中部。伞形花序生于叶尚幼嫩的小枝上，具几朵花；总花梗长5～30 mm，偶尔有关节；花序托常延长，而使花序多少呈总状，具宿存小苞片；雄花外花被片长约8 mm，宽3.5～4 mm，内花被片稍狭；雌花比雄花略小，具6枚退化雄蕊。浆果熟时红色。花期3～4月，果期11～12月。

【分布与生境】梵净山地区资源分布的代表区域：磨槽河湾、亚盘岭、密麻树、二道拐等地。生于海拔700～1600 m的林下、灌丛中或山坡、河谷阴处。

【中 药 名】菝葜（根茎），菝葜叶（叶）。

【功效主治】■菝葜　解毒消痈，祛风利湿。主治痈肿疮毒，风湿痹痛，带下，淋浊，泄泻，痢疾，顽癣。

　　　　　　■菝葜叶　祛风，利湿，解毒。主治风肿，疮疖，肿毒，烧烫伤，蜈蚣咬伤。

【采收加工】■菝葜　2月或8月采挖根茎，除去泥土及须根，切片，晒干。

　　　　　　　■菝葜叶　夏、秋季采收，鲜用或晒干。

【用法用量】■菝葜　内服：煎汤，10～30 g；或浸酒；或入丸、散。

　　　　　　　■菝葜叶　内服：煎汤，15～30 g；或浸酒。外用：适量，捣敷，研末调敷；或煎

　　　　　　　水洗。

【用药经验】①闭经：菝葜15～30 g，水煎兑甜酒服。②淋证：菝葜（盐水炒）15 g，金银花

　　　　　　　9 g，萹蓄6 g，水煎服。③吐血：菝葜6 g，地茶9 g，水煎服。

# 光叶菝葜 *Smilax corbularia* Kunth var. *woodii* (Merr.) T. Koyama.

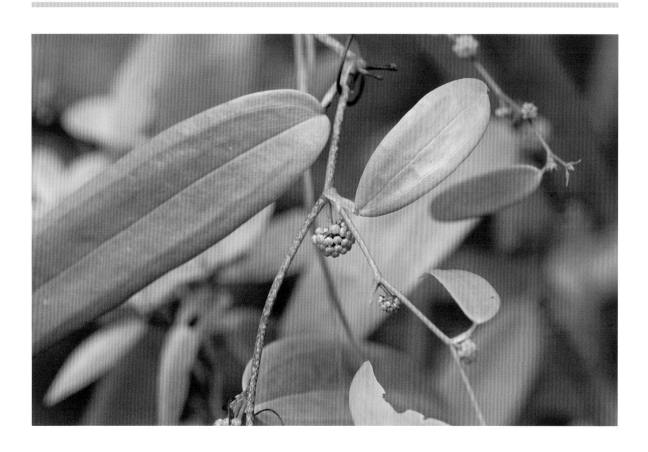

【别　　　名】禹余粮、白余粮（《本草经集注》），草禹余粮（《本草拾遗》），刺猪苓（《本

　　　　　　　草图经》），过山龙（《朱氏集验方》）。

【形态特征】攀缘灌木。茎长3～9 m，枝条有时稍带四棱形，无刺。叶革质，叶卵形至卵状椭圆

　　　　　　　形，先端短渐尖，基部浅心形、圆形至宽楔形，边缘明显下卷，上面光亮，且网脉

　　　　　　　不很明显；叶柄脱落点位于近顶端，枝条基部的叶柄一般有卷须，鞘占叶柄全长的

　　　　　　　1/2。伞形花序腋生，具10～20朵花；总花梗为叶柄长度的2/3或近等长，少有超过

叶柄，稍扁；花序托膨大，具多数宿存的小苞片；花绿黄色，花被片直立，不展开；雄花外花被片舟状，内花被片稍短，肥厚，背面稍凹陷；花丝很短，靠合成柱；雌花与雄花大小相似，但内花被片较薄，具3枚退化雄蕊。浆果熟时暗红色。花期5～7月，果期12月。

【分布与生境】梵净山地区资源分布的代表区域：蓝家寨、黄泥坳、木耳坪、小黑湾、田家山等地。生于海拔1800 m以下的林中、灌丛下、河岸或山谷中。

【中　药　名】土茯苓（根茎）。

【功效主治】清热除湿，泄浊解毒，通利关节。主治梅毒，淋浊，泄泻，筋骨挛痛，脚气病，痈肿，疮癣，瘰疬，瘿瘤及汞中毒。

【采收加工】全年均可采挖，洗净，浸漂，切片，晒干；或放开水中煮数分钟后，切片晒干。

【用法用量】内服：煎汤，10～60 g。外用：适量，研末调敷。

【用药经验】①杨梅疮毒：土茯苓50 g，五加皮、皂角子、苦参各15 g，金银花5 g。用好酒煎，日一服。②杨梅疮，鱼口，肾疳：土茯苓20 g，黄柏、生黄芪、生甘草各10 g，水煎服。③杨梅风，筋骨风泡肿痛：土茯苓1500 g，川椒10 g，甘草15 g，黑铅500 g，青藤15 g。将药用袋盛，以好酒煮服之妙。④小儿杨梅，疮起于口内，延及遍身：以土茯苓末，乳汁调服。月余自愈。⑤风湿骨痛，疮疡肿毒：土茯苓500 g，去皮，和猪肉炖烂，分数次连续服。

# 托柄菝葜 *Smilax discotis* Warb.

【别　　　名】短柄菝葜（《贵州草药》），土茯苓、金刚藤（《全国中草药汇编》）。

【形态特征】灌木，多少攀缘。茎长0.5～3 m，疏生刺或近无刺。叶纸质，通常近椭圆形，长4～10（～20）cm，宽2～5（～10）cm，基部心形，下面苍白色；叶柄长3～15 mm，脱落点位于近顶端，有时有卷须；鞘与叶柄等长或稍长，近半圆形或卵形，多少呈贝壳状。伞形花序生于叶尚稍幼嫩的小枝上，通常具几朵花；总花梗长1～4 cm；花序托稍膨大，有时延长，具多枚小苞片；花绿黄色；雄花外花被片长约4 mm，宽约1.8 mm，内花被片宽约1 mm；雌花比雄花略小，具3枚退化雄蕊。浆果直径6～8 mm，熟时黑色，具粉霜。花期4～5月，果期10月。

【分布与生境】梵净山地区资源分布的代表区域：烂茶顶、上牛塘、凤凰山等地。生于海拔

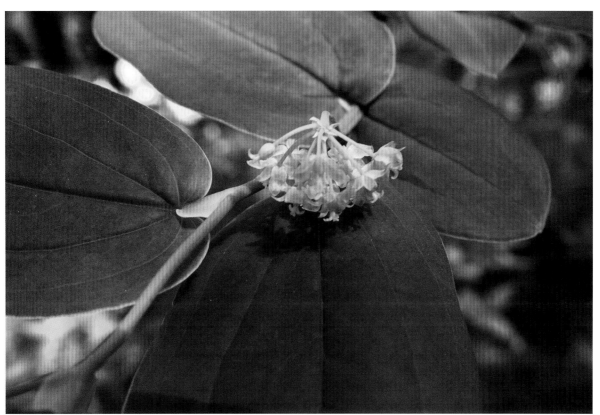

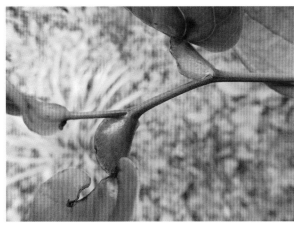
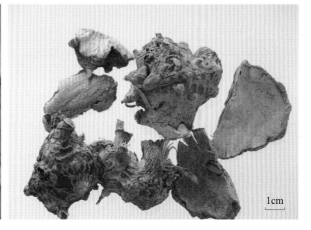

650~2100 m的林下、灌丛中或山坡阴处。

【中 药 名】土茯苓（根茎）。

【功 效 主 治】祛风，清热，利湿，凉血止血。主治风湿热痹，足膝肿痛，血淋，崩漏。

【采 收 加 工】夏、秋季采挖，洗净，切片，晒干。

【用 法 用 量】内服：煎汤，15~30 g。

【用 药 经 验】①风湿：土茯苓、海金沙根各15 g，龙须草1.5 g，铁筷子0.9 g，松树根9 g，泡酒
服。②血崩：土茯苓、大夜关门、算盘子根、朱砂莲根各15 g，煨水服。③劳弱干
瘦：土茯苓、饿蚂蝗根各30 g，阎王刺根1.5 g，炖鸡或炖鳖服。

# 长托菝葜 *Smilax ferox* Wall. ex Kunth.

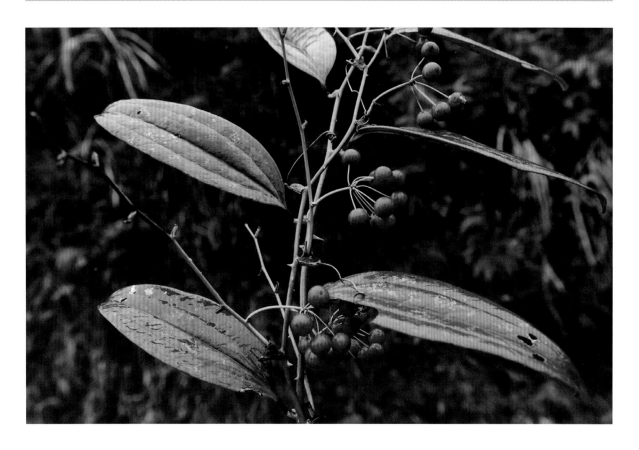

【别　　　名】大菝葜（《中国高等植物图鉴》），刺菝葜（《中国植物志》），红萆薢、美人扇、龙须叶（《昆明民间常用药》）。

【形 态 特 征】攀缘灌木。茎长可达5 m，枝条多少具纵条纹，疏生刺。叶厚革质至坚纸质，干后灰绿黄色或暗灰色，椭圆形、卵状椭圆形至矩圆形，变化较大，长3～16 cm，宽1.5～9 cm，下面通常苍白色，极罕近绿色，主脉一般3条，很少5条；叶柄长5～25 mm，占全长的1/2～3/4具鞘，通常只有少数叶柄具卷须，少有例外，脱落点位于鞘上方。伞形花序生于叶尚幼嫩的小枝上，具几朵至10余朵花；总花梗长1～2.5 cm，偶尔有关节；花序托常延长而使花序多少呈总状，具多枚宿存小苞片；花黄绿色或白色；雄花外花被片长4～8 mm，内花被片稍狭；雌花比雄花小，花被片长3～6 mm，具6枚退化雄蕊。浆果熟时红色。花期3～4月，果期10～11月。

【分布与生境】梵净山地区资源分布的代表区域：洼溪河、张家堰、烂茶坪、苏家坡、老爷坡等地。生于海拔900～2500 m的林下、灌丛中或山坡荫蔽处。

【中　药　名】刺萆薢（根茎）。

【功效主治】祛风除湿，利水通淋，解疮毒。主治风湿痹痛，小便淋浊，疮疹瘙痒，臁疮。

【采收加工】秋、冬及春季采挖，去掉须根，洗净，切片，晒干。

【用法用量】内服：煎汤，9～15 g。外用：煎水洗。

【用药经验】①风湿筋骨疼痛，小便淋浊，梅毒：用刺草薢配药水煎服；或煎水外洗患处。每次用9～15 g。②皮肤过敏，湿疹：刺草薢根9～15 g，水煎点酒内服，药渣再煮水外洗。

# 黑果菝葜 *Smilax glaucochina* Warb.

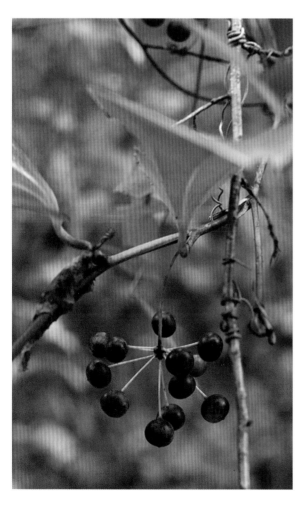
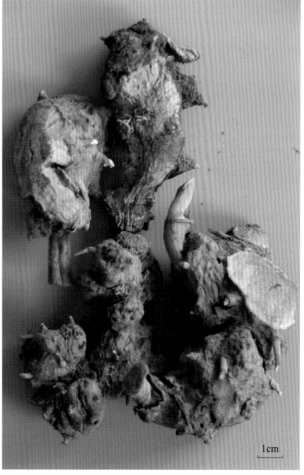

1cm

【别　　名】金刚藤头、冷饭巴（《四川常用中草药》），粘鱼须（《救荒本草》），金岗藤（《简易草药》），粉菝葜（《中国高等植物图鉴》）。

【形态特征】攀缘灌木，具粗短的根状茎。茎长0.5～4 m，通常疏生刺。叶厚纸质，通常椭圆形，长5~20 cm，宽2.5~14 cm，先端微凸，基部圆形或宽楔形，下面苍白色，多少可以抹掉；叶柄长7~25 mm，约占全长的一半具鞘，有卷须，脱落点位于上部。伞形花序通常生于叶稍幼嫩的小枝上，具几朵或十余朵花；总花梗长1~3 cm；花序托稍膨大，具小苞片；花绿黄色；雄花花被片长5~6 mm，宽2.5~3 mm，内花被片宽1~1.5 mm；雌花与雄花大小相似，具3枚退化雄蕊。浆果熟时黑色，具粉霜。花期3~5月，果期10~11月。

【分布与生境】梵净山地区资源分布的代表区域：四方岩、标水岩、老月亮坝、大祠堂等地。生于海拔1600 m以下的林下、灌丛中或山坡上。

【中　药　名】金刚藤头（根茎）。

【功效主治】祛风，清热，利湿。主治风湿痹症，腰腿疼痛，跌打损伤，小便淋涩，瘰疬。

【采收加工】全年均可采根茎，洗净，切片，晒干。

【用法用量】内服：煎汤，15~30 g；或浸酒。外用：适量，捣敷。

# 马甲菝葜 *Smilax lanceifolia* Roxb.

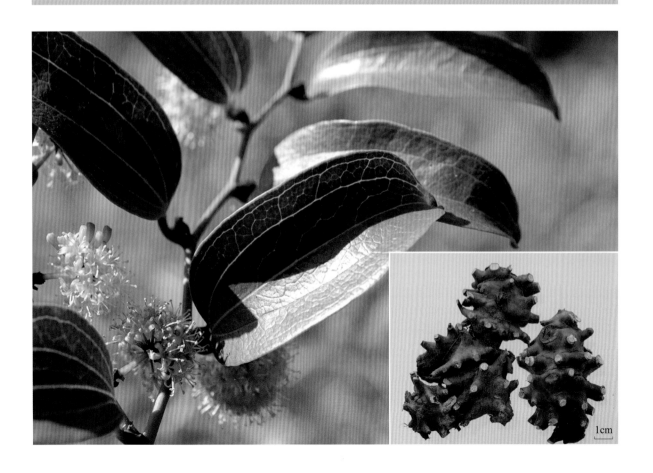

1cm

【形态特征】攀缘灌木。茎长1~2 m，枝条具细条纹，无刺或少有具疏刺。叶通常纸质，卵状矩圆形、狭椭圆形至披针形，长6~17 cm，宽2~8 cm；叶柄长1~2.5 cm，占全长的1/5~1/4，具狭鞘，一般有卷须，脱落点位于近中部。伞形花序通常单个生于叶腋；总花梗通常短于叶柄，果期可与叶柄等长，近基部有1关节，在着生点的上方有1枚鳞片（先出叶）；花序托稍膨大，果期近球形；花黄绿色；雄花外花被片长4~5 mm，宽约1 mm，内花被片稍狭；雄蕊与花被片近等长或稍长，花药近矩圆形；雌花比雄花小一半，具6枚退化雄蕊。浆果有1~2颗种子。种子无沟或有时有1~3道纵沟。花期10月至翌年3月，果期10月。

【分布与生境】梵净山地区资源分布的代表区域：回香坪、九龙池、艾家坝、黄泥坳、烂茶顶等地。生于海拔600~2000 m的林下、灌丛中或山坡阴处。

【中　药　名】菝葜（根茎）。

【功效主治】清热解毒，消肿止痛。主治皮肤瘙痒，跌打肿痛。

【采收加工】夏、秋季采挖，洗净，切片，晒干。

【用药经验】①筋骨麻木：菝葜浸酒服。②消渴，饮水无休：菝葜（锉，炒）、汤瓶内碱各60 g，乌梅2个（并核捶碎，焙干）。上粗捣筛。每服10 g，水一盏，瓦器煎七分，去滓，稍热细呷。③下痢赤白：金刚根和好腊茶等分，为末，白梅肉丸如鸡头大。每服五丸至七丸，小儿三丸。赤痢甘草汤下，白痢乌梅汤下，赤白痢乌梅甘草汤下。

# 折枝菝葜　*Smilax lanceifolia* Roxb. var. *elongata* Wang et Tang

【形态特征】攀缘灌木。茎长1~2 m，枝条具细条纹，无刺或少有具疏刺。叶厚纸质或革质，长披针形或矩圆状披针形，小枝回折状；叶柄长1~2.5 cm，占全长的1/4~1/5具狭鞘，一般有卷须，脱落点位于近中部。伞形花序通常单个生于叶腋，具几十朵花；总花梗比叶柄长，近基部有1关节，在着生点的上方有1枚鳞片；花序托稍膨大，果期近球形；花黄绿色；雄花外花被片长4~5 mm，宽约1 mm，内花被片稍狭；雄蕊与花被片近等长或稍长，花药近圆形。浆果熟时黑紫色。花期3~4月，果期10~11月。

【分布与生境】梵净山地区资源分布的代表区域：黄家坝、郭家沟、洼溪河、清水江等地。生于

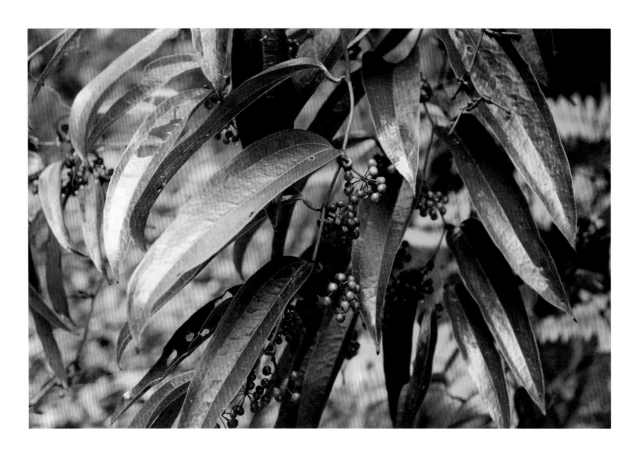

海拔600～2000 m的林下、灌丛中或山坡阴处。

【中　药　名】金刚藤（根茎）。

【功效主治】解毒，除湿，利关节。主治梅毒，淋浊，筋骨挛痛，脚气病，疔疮，痈肿。

【采收加工】夏、秋季采挖，洗净，切片，晒干。

【用法用量】内服：煎汤，15～30 g；或浸酒。外用：适量，捣敷。

【用药经验】①淋证：金刚藤（盐水炒）15 g，金银花9 g，萹蓄6 g，水煎服。②小便涩痛：金刚藤30 g，石韦20 g，水煎服。③风湿病，筋骨麻木：金刚藤、活血龙、山楂根各15 g，水煎服或浸酒服。

# 暗色菝葜　*Smilax lanceifolia* Roxb. var. *opaca* A. DC.

【别　　　名】白茯苓（《中国高等植物图鉴》）。

【形态特征】攀缘灌木。茎长1～2 m，枝条具细条纹，无刺或少有具疏刺。叶通常革质，卵状矩圆形、狭椭圆形至披针形，先端渐尖或骤凸，基部圆形或宽楔形，表面有光泽，干

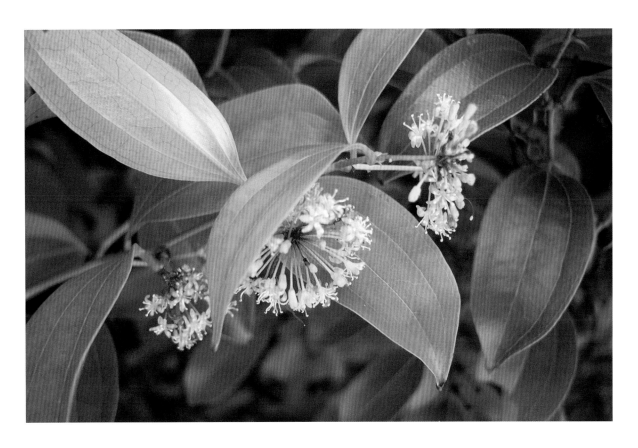

后暗绿色，有时稍变淡黑色，除中脉在上面稍凹陷外，其余主支脉浮凸；叶柄占全长的1/5~1/4具狭鞘，一般有卷须，脱落点位于近中部。伞形花序通常单个生于叶腋，具几十朵花，极少2个伞形花序生于一个共同的总花梗上；总花梗一般长于叶柄，较少稍短于叶柄，近基部有1关节，在着生点的上方有1枚鳞片（先出叶）；花序托稍膨大，果期近球形；花黄绿色；雄花外花被片长4~5 mm，宽约1 mm，内花被片稍狭；雄蕊与花被片近等长或稍长，花药近矩圆形；雌花比雄花小一半，具6枚退化雄蕊。浆果熟时黑色。种子无沟或有时有1~3道纵沟。花期9~11月，果期翌年11月。

【分布与生境】梵净山地区资源分布的代表区域：大堰河、艾家坝、小黑湾、铧口尖等地。生于海拔600~2000 m的林下、灌丛中或山坡阴处。

【中　药　名】土茯苓（根茎）。

【功效主治】清热除湿，泄浊解毒，通利关节。主治梅毒，淋浊，泄泻，筋骨挛痛，脚气病，痈肿，疮癣，瘰疬，瘿瘤及汞中毒。

【采收加工】全年均可采挖，洗净，浸漂，切片，晒干；或放开水中煮数分钟后，切片，晒干。

【用法用量】内服：煎汤，10~60 g。外用：适量，研末调敷。

【用药经验】①杨梅疮毒：土茯苓50 g，五加皮、皂角子、苦参各15 g，金银花5 g，用好酒煎，日一服。②杨梅疮，鱼口，肾疳：土茯苓200 g，黄柏、生黄芪、生甘草各100 g，水煎服。③杨梅风，筋骨风泡肿痛：土茯苓1500 g，川椒10 g，甘草15 g，黑铅500 g，青藤15 g。将药用袋盛，以好酒煮服之妙。④小儿杨梅，疮起于口内，延及遍身：以土茯苓末，乳汁调服。月余自愈。⑤风湿骨痛，疮疡肿毒：土茯苓500 g，去皮，和猪肉炖烂，分数次连续服。

# 小叶菝葜 *Smilax microphylla* C. H. Wright.

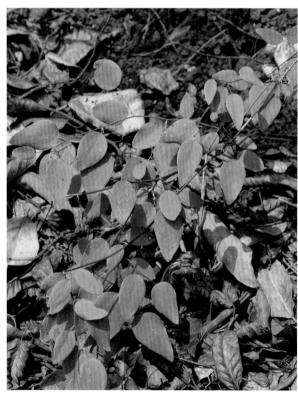 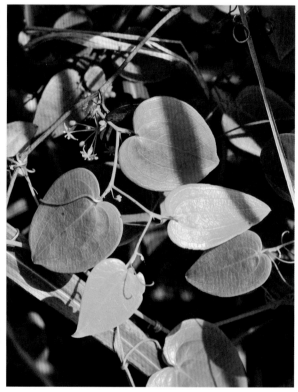

【别　　名】刺梭罗（《贵州草药》），乌鱼刺（《全国中草药汇编》）。

【形态特征】攀缘灌木。茎长1~5 m，枝条平滑或稍粗糙，枝条多少具刺。叶革质，披针形、卵状披针形或近条状披针形；总花梗稍扁或近圆柱形，常稍粗糙，明显短于叶柄。花淡绿色；雌花比雄花稍小，具3枚退化雄蕊。花期6~8月，果期10~11月。

【分布与生境】梵净山地区资源分布的代表区域：木黄、永义、凯土河等地。生于海拔500~1600 m的林下、灌丛中或山坡阴处。

【中　药　名】刺瓜米草（根）。

【功效主治】祛风除湿，解毒。主治小便赤涩，白带异常，风湿痹痛，疮疖。

【采收加工】全年均可采，洗净，切片，晒干。

【用法用量】内服：煎汤，6~15 g。

【用药经验】①风湿性关节炎：刺瓜米草30 g，煨水服。②发热，小便赤：刺瓜米草6 g，阎王刺根4.5 g，煨水服。

# 牛尾菜 *Smilax riparia* A. DC.

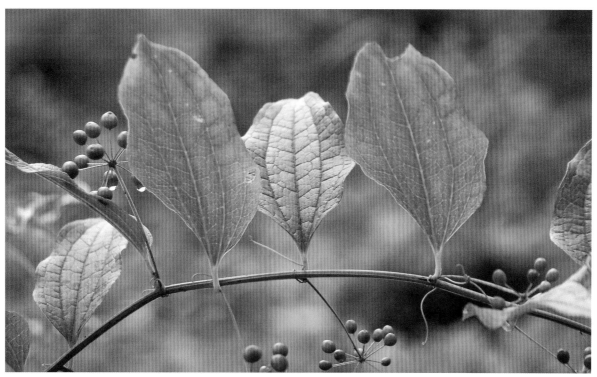

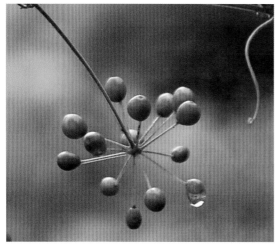
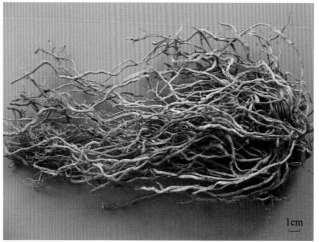

1cm

【别　　　名】金刚豆藤（《贵州草药》），老龙须（《江西草药》），山豇豆（《常用中草药单方验方选编》），摇边竹（《湖南药物志》），白须公、软叶菝葜（广西）。

【形 态 特 征】多年生草质藤本。茎长1～2 m，中空，有少量髓，干后凹瘪并具槽。叶比上种厚，形状变化较大，长7～15 cm，宽2.5～11 cm，下面绿色，无毛；叶柄长7～20 mm，通常在中部以下有卷须。伞形花序总花梗较纤细，长3～5（～10）cm；小苞片长1～2 mm，在花期一般不落；雌花比雄花略小，不具或具钻形退化雄蕊。浆果直径7～9 mm。花期6～7月，果期10月。

【分布与生境】梵净山地区资源分布的代表区域：盘溪河、马槽河、凉风坳、雀子坳、中间沟等地。生于海拔1600 m以下的林下、灌丛、山沟或山坡草丛中。

【中　药　名】牛尾菜（根、根茎）。

【功 效 主 治】祛风湿，通经络，祛痰止咳。主治风湿痹证，劳伤腰痛，跌打损伤，咳嗽气喘。

【采 收 加 工】夏、秋季采挖，洗净，晾干。

【用 法 用 量】内服：煎汤，9～15 g，大量可用30～60 g；浸酒或炖肉。外用：适量，捣敷。

【用 药 经 验】头痛头晕：牛尾菜（根）60 g，娃儿藤根15 g，鸡蛋2个，水煎，服汤食蛋。

# 短梗菝葜 *Smilax scobinicaulis* C. H. Wright.

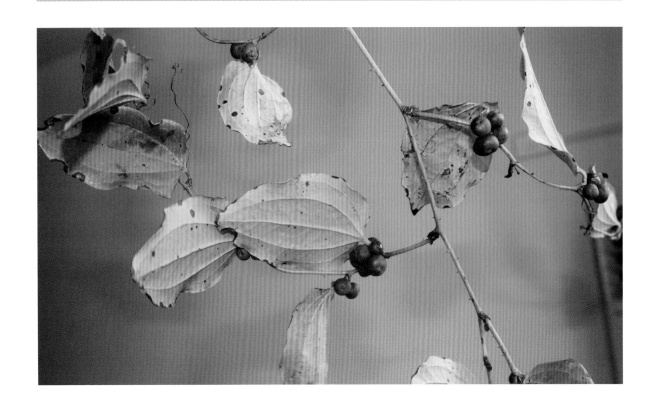

【别　　　名】铁丝根、铁杆威灵仙、铁脚威灵仙（《全国中草药汇编》）。

【形 态 特 征】茎和枝条通常疏生刺或近无刺，较少密生刺（只见于湖北、河北、四川），刺针状，稍黑色，茎上的刺有时较粗短。叶卵形或椭圆状卵形，干后有时变为黑褐色，长4～12.5 cm，宽2.5～8 cm，基部钝或浅心形；叶柄长5～15 mm。总花梗很短，一般不到叶柄长度的一半；雌花具3枚退化雄蕊。浆果。花期5月，果期10月。

【分布与生境】梵净山地区资源分布的代表区域：钟灵寺、护国寺等地。生于海拔600～2000 m的林下、灌丛下或山坡阴处。

【中　药　名】铁丝灵仙（根及根茎）。

【功 效 主 治】祛风除湿，解毒散结，活血通络。主治风湿痹痛，关节不利，肿毒，疮疖，瘰疬。

【采 收 加 工】夏、秋季采挖，除去茎叶，洗净，捆成小把，晒干或鲜用。

【用 法 用 量】内服：煎汤，6～9 g，大剂量可用15～30 g；或入丸、散；或浸酒。外用：适量，捣敷；或研末调敷；或煎水洗。

【用 药 经 验】①风湿关节痛，风湿腰痛：铁丝灵仙、桂枝、当归等分为丸，每丸重6 g，每次1丸，每日2次，酒送服。②手足麻木：铁丝灵仙、红花、防风各6 g，水煎服。③颈淋巴结结核：铁丝灵仙30～60 g，炖猪肉吃。

# 岩菖蒲　*Tofieldia thibetica* Franch.

【别　　　名】岩飘子（四川）。

【形 态 特 征】植株大小变化较大，一般较高大。叶长3～22 cm，宽3～7 mm；花梗长（3～）5～12 mm；花白色，上举或斜立。蒴果倒卵状椭圆形，不下垂，上端分裂一般不到中部，宿存花柱长（0.3～）1～1.5 mm。种子一侧具一纵贯的白带（种脊）。花期6～7月，果期7～9月。

【分布与生境】梵净山地区资源分布的代表区域：老金顶、新金顶、凤凰山等地。生于海拔700～2300 m的灌丛下、草坡或沟边的石壁或岩缝中。

【中　药　名】复生草（根茎）。

【功 效 主 治】健脾利湿和胃，活血消肿。主治湿盛脾虚，腹泻，水肿小便不利，食积胃痛，头晕耳鸣，月经不调，跌打损伤，风疹，小儿肺炎。

【采 收 加 工】全年均可采挖，除去叶鞘及须根，晒干。

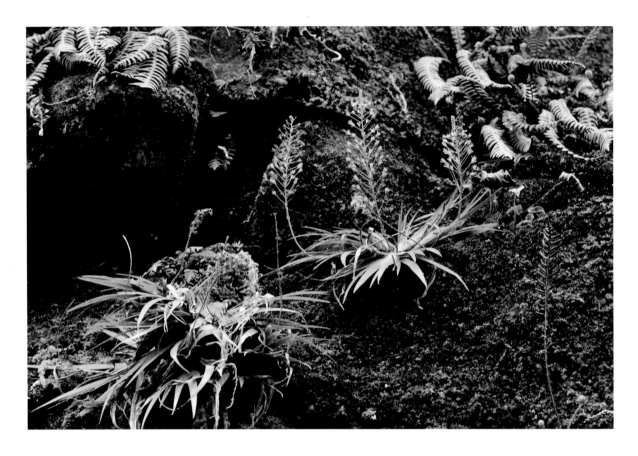

【用 法 用 量】内服：研末，9～30 g。

【用 药 经 验】①浮肿，小便不利：复生草、疙瘩草各20 g，水煎服。②小儿肺炎：复生草10～20 g，水煎服。

# 黄花油点草 *Tricyrtis poilosa* Wallich

【别　　　名】柔毛油点草（《四川中药志》）。

【形 态 特 征】植株高可达1 m。茎上部疏生或密生短的糙毛。叶卵状椭圆形、矩圆形至矩圆状披针形，长6～19 cm，宽4～10 cm，先端渐尖或急尖，两面疏生短糙伏毛，基部心形抱茎或圆形而近无柄，边缘具短糙毛。二歧聚伞花序顶生或生于上部叶腋，花序轴和花梗生有淡褐色短糙毛，并间生有细腺毛；花梗长1.4～3 cm；苞片很小；花疏散；花通常黄绿色，花被片卵状椭圆形至披针形，长1.5～2 cm，花被片向上斜展或近水平伸展，但决不向下反折；外轮3片较内轮为宽，在基部向下延伸而成囊状；雄蕊约等长于花被片，花丝中上部向外弯垂，具紫色斑点；柱头稍微高出雄蕊或有时

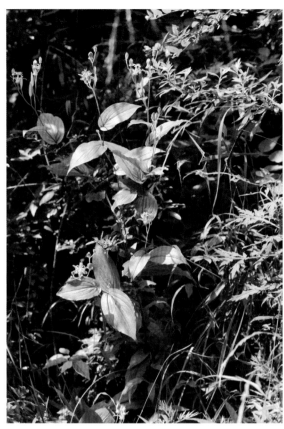
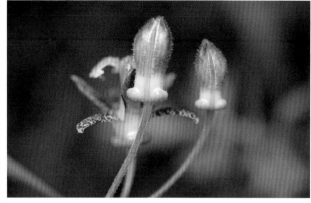
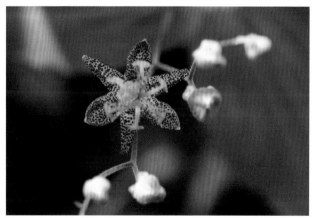

近等高，3裂，裂片长1~1.5 cm，每裂片上端又二深裂，小裂片长约5 mm，密生腺毛。蒴果直立，长2~3 cm。花、果期7~9月。

【分布与生境】梵净山地区资源分布的代表区域：茴香坪、炕药洞、牛头山、骄子岩等地。生于海拔600~2300 m的山坡林下、路旁等处。

【中　药　名】黑点草（根或全草）。

【功效主治】清热除烦，活血消肿。主治胃热口渴，烦躁不安，劳伤，水肿。

【采收加工】夏、秋季采收，洗净，捆成把，鲜用或晒干。

【用法用量】内服：煎汤，9~15 g；或用酒磨汁。

【用药经验】①劳伤：黑点草9 g，红三七6 g，毛七3 g，水煎加黄酒服。②风疹瘙痒：黑点草捣烂取汁，调酒涂患处。

# 茼花开口箭 *Tupistra delavayi* Franch.

【形态特征】根状茎圆柱形。叶基生，3~4枚，近2列的套叠，纸质或近革质，矩圆形或长椭圆

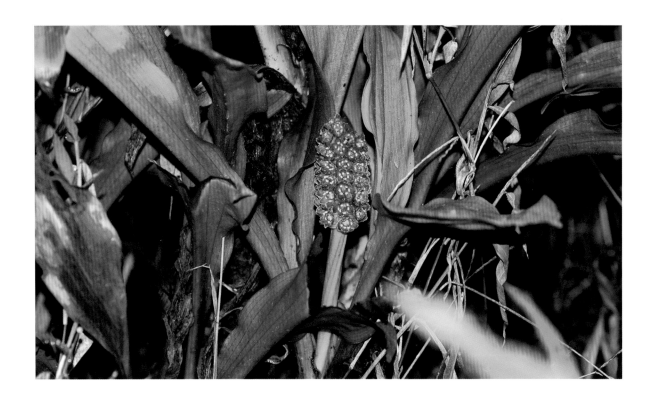

形，长25~45cm，宽5~9cm，先端急尖或渐尖，基部渐狭成明显或不明显的柄，边缘微波状；鞘叶2枚，长3.5~5cm。穗状花序密生多花，长5~6cm，宽1.5~1.7cm；总花梗长4.5~10cm；苞片三角状披针形或卵形，长4~7mm，宽4~5mm，白色或淡褐色，膜质，边缘不分裂成流苏状；花筒状钟形，黄色，肉质，长7~11mm；花被筒长4~6mm；裂片卵形或近圆形；花丝贴生于花被筒上，上部稍分离，花药宽卵形，长1~1.5mm；雌蕊长4.5~5mm，子房卵形，花柱明显或不明显，柱头三棱形，顶端3裂。浆果近球形，直径0.6~1cm，紫红色。花期4月，果期8月。

【分布与生境】梵净山地区资源分布的代表区域：牛头山、漆树坪、三角岩、密麻树等地。生于海拔1200~2000m的灌木丛中或阔叶林下。

【中　药　名】开口箭（根茎）。

【功效主治】清热解毒，祛风除湿，散瘀止痛。主治白喉，咽喉肿痛，风湿痹痛，跌打损伤，胃痛，痈肿疮毒，毒蛇、狂犬咬伤。

【采收加工】全年均可采收，除去叶及须根，洗净，鲜用或切片晒干。

【用法用量】内服：煎汤，1.5~3g；研末，0.6~0.9g。外用：适量，捣敷。孕妇禁服。

【用药经验】①风湿关节痛，跌打损伤：开口箭磨酒涂。亦可研末酒送服，每次0.6~0.9g，不能过量。②胃痛，咽喉肿痛、扁桃体炎：鲜开口箭5g，捣烂加温开水擂汁，在1d内分多次含咽。③肝硬化腹水：开口箭3g，田基黄、马鞭草各30g，水煎服。④疮疖肿毒，毒蛇咬伤：鲜开口箭捣烂敷或磨酒涂，蛇伤敷伤口周围。

# 薯蓣科

# 蜀葵叶薯蓣 *Dioscorea althaeoides* R. Knuth.

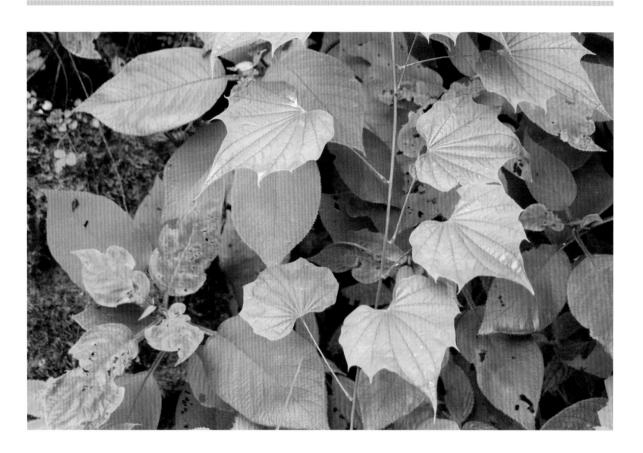

【别　　　名】龙骨七（《贵州草药》），穿山龙、细山药（《云南经济植物》）。

【形 态 特 征】缠绕草质藤本。根状茎横生，细长条形，分枝纤细；茎幼嫩时具稀疏的长硬毛，开花结实后近于无毛。单叶互生，有柄，通常比叶柄长；叶片宽卵状心形，长10～13 cm，宽10～13 cm，顶端渐尖，边缘浅波状或4～5浅裂，表面有时有毛，背面脉上密被白色短柔毛。花单性，雌雄异株；雄花有梗，常由2～5朵集成小聚伞花序再组成总状花序，有时花序轴分枝形成圆锥花序；花被碟形，基部联合成管，顶端6裂，开花时裂片平展；雄蕊6枚，着生于花被基部，花丝较短，有时弯曲。雌花序穗状，有花40朵或更多；苞片披针形；退化雄蕊丝状或无。蒴果三棱形。种子着生于每室中轴基部，向顶端有斧头状的宽翅。花期6～8月，果期7～9月。

【分布与生境】梵净山地区资源分布的代表区域：印江土家族苗族自治县等地。生于海拔

1000~2000 m的山坡、沟旁或路边的杂木林下或林缘。

【中 药 名】蜀葵叶薯蓣（根茎）。

【功效主治】疏风祛湿，健脾消食，活血消肿。主治感冒头痛，风湿痹证，食积饱胀，消化不良，跌打损伤。

【采收加工】秋、冬季采挖，除去泥土，洗净，切片，晒干。

【用法用量】内服：煎汤，6~15 g；或泡酒。

【用药经验】①食积饱胀，消化不良：蜀葵叶薯蓣3 g，研末，开水吞服，每日2次。②感冒头痛：蜀葵叶薯蓣15 g，升麻9 g，陈皮6 g，甘草3 g，水煎服。③风湿麻木：蜀葵叶薯蓣、大风藤各30 g，煨水服。④跌打损伤：蜀葵叶薯蓣60 g，泡酒500 g，每次服15~30 g。

# 薯 莨 *Dioscorea cirrhosa* Lour.

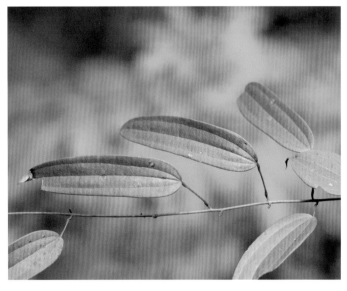
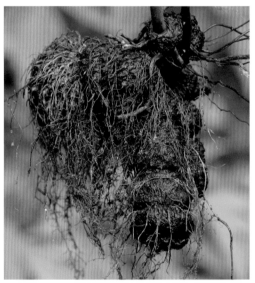

【别　　　名】赭魁（《新修本草》），薯良（《药性考》），鸡血莲、血母、朱砂莲（《贵州民间方药集》），红药子（《湖南植物志》），金花果（《云南中药志》）。

【形态特征】藤本，粗壮，长可达20 m左右。块茎一般生长在表土层，为卵形、球形、长圆形或葫芦状，外皮黑褐色，凹凸不平，断面新鲜时红色，干后紫黑色，直径大的甚至可达20 cm；茎绿色，无毛，右旋，有分枝，下部有刺。单叶，在茎下部的互生，中部以上的对生；叶片革质或近革质，长椭圆状卵形至卵圆形，长5~20 cm，宽

2～14 cm，基出脉3～5，网脉明显；叶柄长2～6 cm。雌雄异株。雄花序为穗状花序，长2～10 cm，圆锥花序长2～14 cm或更长，有时穗状花序腋生；雄蕊6，稍短于花被片。雌花序为穗状花序，单生于叶腋，长达12 cm。蒴果不反折，近三棱状扁圆形，长1.8～3.5 cm，宽2.5～5.5 cm。种子着生于每室中轴中部，四周有膜质翅。花期4～6月，果期7月至翌年1月仍不脱落。

【分布与生境】梵净山地区资源分布的代表区域：观音阁、二道拐、盘溪、两岔河、黄泥沟、六股坪、铧尖口、大河堰、核桃坪等地。生于海拔350～1500 m的山坡、路旁、河谷边的杂木林中、阔叶林中、灌丛中或林边。

【中 药 名】薯莨（块茎）。

【功效主治】活血止血，理气止痛，清热解毒。主治咳血，咯血，呕血，衄血，尿血，便血，崩漏，月经不调，痛经，经闭，产后腹痛，脘腹胀痛。

【采收加工】5～8月采挖，洗净，捣碎鲜用或切片晒干。

【用法用量】内服：煎汤，3～9 g；绞汁或研末。外用：适量，研末敷或磨汁涂。孕妇慎服。

【用药经验】①咳血：薯莨、藕节各9 g，茅草根6 g，共炒焦后，煎水服。②产后腹痛：薯莨10 g，煮甜酒服。③心胃气痛：薯莨6 g，万年荞、木姜子各9 g，刺梨根15 g，水煎服。

# 叉蕊薯蓣 *Dioscorea collettii* Hook. f.

【别　　名】兴元府萆薢（《本草图经》），黄山药、蛇头草（《贵州草药》），萆薢、白山药、次黄山药、黄姑里（《云南中药资源名录》），饭沙子、川萆薢（四川）。

【形态特征】缠绕草质藤本。根状茎横生，竹节状，长短不一，直径约2 cm，表面着生细长弯曲的须根，断面黄色；茎左旋，长圆柱形，无毛，有时密生黄色短毛。单叶互生，三角状心形或卵状披针形，顶端渐尖，基部心形、宽心形或有时近截形，边缘波状或近全缘，干后黑色，有时背面灰褐色有白色刺毛，沿叶脉较密。花单性，雌雄异株。雄花序单生或2～3个簇生于叶腋；雄花无梗，在花序基部由2～3朵簇生，至顶部常单生；苞片卵状披针形，顶端渐尖，小苞片卵形，顶端有时2浅裂；花被碟形，顶端6裂，裂片新鲜时黄色，干后黑色，有时少数不变黑；雄蕊3枚，着生于花被管上，花丝较短，花药卵圆形。雌花序穗状；雌花的退化雄蕊呈花丝状。蒴果。种子2枚。花期5～8月，果期6～10月。

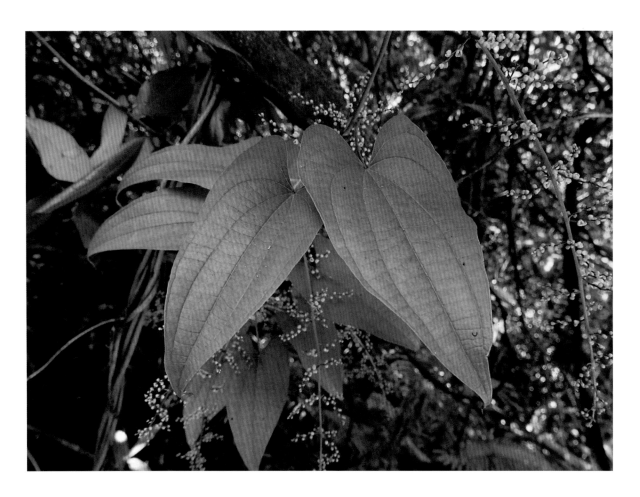

【分布与生境】梵净山地区资源分布的代表区域：黑泥坨、田家山、苏家坡、木耳坪、胜利坳等
　　　　　　　地。生于海拔1500~2200 m的山坡和沟谷的次生栎树林和灌丛中。

【中　药　名】九子不离母（根茎）。

【功效主治】祛风利湿，通络止痛，清热解毒。主治风湿痹痛，拘挛麻木，胃气痛，湿热黄疸，
　　　　　　　白浊，淋痛，白带异常，跌打伤痛，湿疮肿毒，风疹，湿疹，毒蛇咬伤。

【采收加工】秋、冬季采挖，洗净，切片，晒干或捣碎鲜用。

【用法用量】内服：煎汤，9~15 g；或浸酒或入丸、散。外用：适量，鲜品捣敷。

【用药经验】①风湿性关节炎，跌打损伤：九子不离母15 g，金纽扣、芦藤、三棱草、岩林各
　　　　　　　9 g，水煎服。②胃气痛：九子不离母30 g，橘皮9 g，水煎服。

# 粘山药 *Dioscorea hemsleyi* Prain et Burkill.

【别　　　名】粘黏黏（云南）。

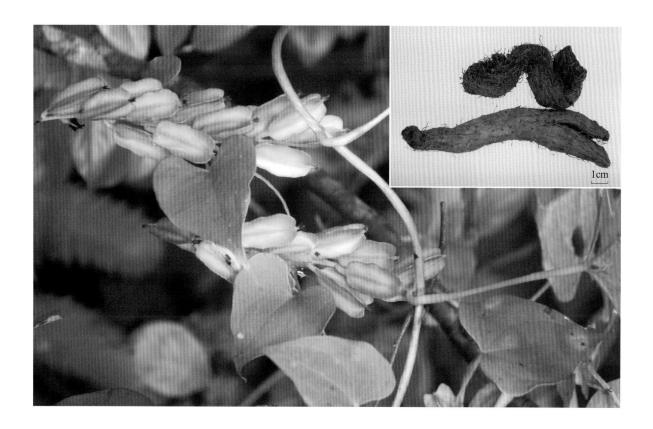

【形态特征】缠绕草质藤本。块茎圆柱形，垂直生长，新鲜时断面富黏滞性。茎左旋，密被白色或淡褐色曲柔毛，后渐脱落。叶片卵状心形或宽心形，长4~8.5 cm，宽5~10.5 cm，顶端渐尖或尾状渐尖，表面疏生曲柔毛，老时常脱落至无毛，背面密生曲柔毛。花单性，雌雄异株。雄花常4~8朵簇生成小聚伞花序，若干小花序再排列成穗状花序；花被有红棕色斑点；雄蕊6，花药背着，内向。雌花序短缩，几无花序轴或具很短花序轴；苞片披针形，有红棕色斑点；花被裂片卵状三角形，长约1.2 mm；花柱三棱形，基部膨大，柱头3裂，反折。蒴果常2~6枚紧密丛生在短果序轴上，密生曲柔毛；蒴果三棱状长圆形或三棱状卵状长圆形，长1.3~2 cm，宽0.8~1.3 cm。种子2枚，着生于每室中轴基部，有时1枚不发育。花期7~8月，果期9~10月。

【分布与生境】梵净山地区资源分布的代表区域：护国寺、清水江等地。生于海拔800~2000 m的山坡稀疏灌丛中。

【中 药 名】粘山药（块茎）。

【功效主治】健脾益肾，润肺，祛湿。主治脾虚泄泻，肺痨。

【采收加工】秋、冬季采挖，除去泥土，洗净，鲜用或切片晒干。

【用法用量】内服：煎汤，15~30 g。外用：适量，捣烂敷患处。

【用药经验】肺结核：粘山药根芽10个，百合20 g，共捣烂，加蜂蜜适量蒸吃。

# 高山薯蓣 *Dioscorea delavayi* Franchet

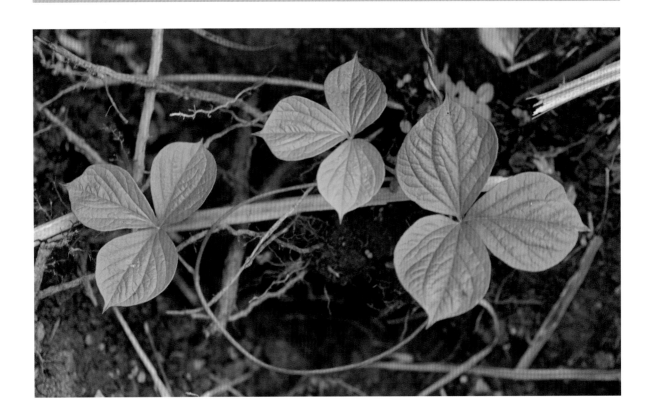

【形态特征】缠绕草质藤本。块茎长圆柱形，向基部变粗，垂直生长；茎有短柔毛，后变疏至近无毛。掌状复叶有3~5小叶；叶片倒卵形、宽椭圆形至长椭圆形，最外侧的小叶片常为斜卵形至斜卵状椭圆形，长2.5~16 cm，宽1~10 cm，顶端渐尖或锐尖，全缘，两面疏生贴伏柔毛，或表面近无毛。雄花序为总状花序，单一或分枝，一至数个着生于叶腋；花序轴、花梗有短柔毛；小苞片2，宽卵形，顶端渐尖或凸尖，边缘不整齐，外面疏生短柔毛或近无毛；雄花花被外面无毛；3个雄蕊与3个不育雄蕊互生。雌花序为穗状花序，1~3个着生于叶腋。蒴果三棱状倒卵长圆形或三棱状长圆形，长1.2~2 cm，宽1~1.2 cm，外面疏生柔毛。种子着生于每室中轴顶部，种翅向蒴果基部延伸。花期6~8月，果期8~11月。

【分布与生境】梵净山地区资源分布的代表区域：铜矿厂、马槽河、岩高坪等地。生于海拔800~2000 m的林边、山坡路旁或次生灌丛中。

【中 药 名】高山薯蓣（块茎）。

【功效主治】敛肺止咳，补虚益肾，解毒消肿。主治虚劳咳嗽，肾虚阳痿，脾虚腹泻，白带异常，遗精，无名肿毒。

# 日本薯蓣 *Dioscorea japonica* Thunb.

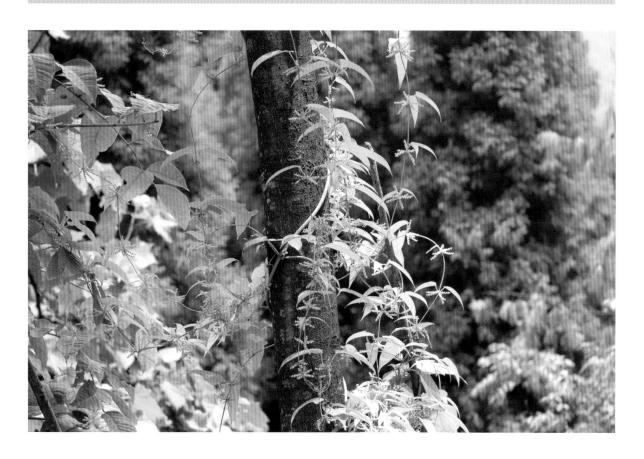

【别　　　名】千担苔（贵州印江），山蝴蝶、千斤拔（浙江天目山），野白菇（湖南南岳），风车子（江西广昌）。

【形 态 特 征】缠绕草质藤本。块茎长圆柱形，垂直生长，直径达3 cm左右，外皮棕黄色，断面白色；茎绿色，右旋。单叶，在茎下部的互生，中部以上的对生；叶片纸质，变异大，通常为三角状披针形、长椭圆状狭三角形至长卵形，有时茎上部的为线状披针形至披针形，下部的为宽卵心形，全缘，两面无毛；叶柄长1.5～6 cm，叶腋内有各种大小形状不等的珠芽。雌雄异株。雄花序为穗状花序，长2～8 cm，近直立，2至数个或单个着生于叶腋；雄花绿白色或淡黄色，花被片有紫色斑纹，外轮为宽卵形，内轮为卵状椭圆形；雄蕊6。雌花序为穗状花序，长6～20 cm，1～3个着生于叶腋；雌花的花被片为卵形或宽卵形，6个退化雄蕊与花被片对生。蒴果不反折，三棱状扁圆形或三棱状圆形，长1.5～2.5 cm，宽1.5～4 cm。种子着生于每室中轴中部，四周有膜质翅。花期5～10月，果期7～11月。

【分布与生境】梵净山地区资源分布的代表区域：二道拐、中灵寺、青冈坪、火烧岭等地。生于海拔350~1200 m的向阳山坡、山谷、溪沟边、路旁的杂木林下或草丛中。

【中　药　名】日本薯蓣（块茎）。

【功效主治】健脾补肺，固肾益精。主治脾胃虚弱，泄泻，食少倦怠，虚劳咳嗽，消渴，无名肿毒。

【采收加工】秋、冬季采挖，洗净，切片，鲜用或晒干。

# 鸢尾科

## 蝴蝶花　*Iris japonica* Thunb.

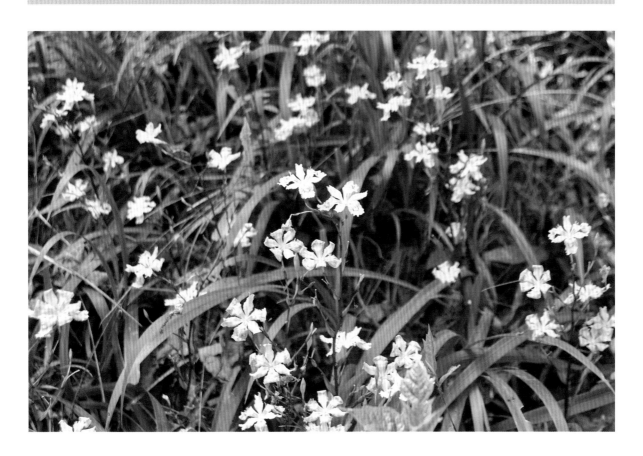

【别　　　名】铁扁担（《上海常用中草药》），燕子花、蓝花铰剪、紫燕（《浙江民间常用草药》），豆豉叶、下搜山虎（《贵州草药》）。

【形态特征】多年生草本。根状茎可分为较粗的直立根状茎和纤细的横走根状茎，直立的根状茎扁圆形，具多数较短的节间，棕褐色，横走的根状茎节间长，黄白色；须根生于根状茎的节上，分枝多。叶基生，暗绿色，有光泽，近地面处带红紫色，剑形，长2～60 cm，宽1.5～3 cm，顶端渐尖，无明显的中脉。花茎直立，高于叶片，顶生稀疏总状聚伞花序，分枝5～12个，与苞片等长或略超出；苞片叶状，3～5枚，宽披针形或卵圆形，顶端钝，其中包含有2～4朵花，花淡蓝色或蓝紫色；花梗伸出苞片之外；花被管明显，外花被裂片倒卵形或椭圆形，顶端微凹，基部楔形，边缘波状，有细齿裂，中脉上有隆起的黄色鸡冠状附属物，内花被裂片椭圆形或狭倒卵形，爪部楔形，顶端微凹，边缘有细齿裂，花盛开时向外展开；雄蕊花药长椭圆形，白色；花柱分枝较内花被裂片略短，中肋处淡蓝色，顶端裂片继状丝裂，子房纺锤形。蒴果椭圆状柱形，顶端微尖，基部钝，无喙，6条纵肋明显，成熟时自顶端开裂至中部。种子黑褐色，为不规则的多面体，无附属物。花期3～4月，果期5～6月。

【分布与生境】梵净山地区资源分布的代表区域：大园子、金厂、张家坝、坝溪、盘溪、艾家坝、芭蕉湾、铜矿厂等。生于海拔900～2500 m以下的疏林下、林缘和路旁。

【中 药 名】蝴蝶花（全草）。

【功效主治】消肿止痛，清热解毒。主治肝炎，肝肿大，肝区痛，胃痛，咽喉肿痛，便血。

【采收加工】春、夏季采收，切段，晒干。

【用法用量】内服：煎汤，6～15 g。

# 鸢 尾 *Iris tecyorum* Maxim.

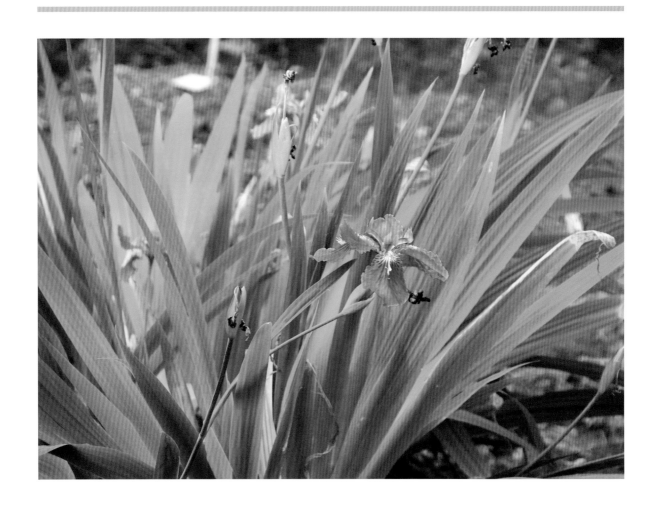

【别　　　名】屋顶鸢尾（《中国植物志》），紫蝴蝶（《植物名实图考》），蓝蝴蝶（《广州植物志》），老鸭扇、扁竹叶（《陕西中草药》），九把刀、燕子花、扁竹兰（《云南中草药》）。

【形态特征】多年生草本，高35～80 cm。植株基部围有老叶残留的膜质叶鞘及纤维。根状茎较短，肥厚，常呈蛇头状，少为不规则的块状，环纹较密。叶基生；叶片剑形，长15～50 cm，宽1.5～3.5 cm，顶端渐尖或短渐尖，基部鞘状有数条不明显的纵脉。花茎光滑高20～40 cm，顶部常有1～2个短侧枝中、下部有1～2枚茎生叶；苞片2～3枚，绿色草质；边缘膜质色淡，披针形或长卵圆形，长5～7.5 cm，宽2～2.5 cm，顶端渐尖或长渐尖，内包含有1～2朵花；花蓝紫色，直径达10 cm；花梗甚短；花被管细长，长约3 cm，上端膨大成喇叭形；外花被裂片圆形或宽卵形，长5～6 cm，宽约4 cm，顶端微凹，爪部狭楔形，中脉上有不规则的鸡冠状附属物，呈不整齐的繸状；裂内花被，裂片椭圆形，长4.5～5 cm，宽约3 cm，花盛开时向外平展，爪部突然变细；雄蕊3，长2.5～3 cm，花药黄色；子房下位，三室，花柱分枝3，花瓣状，蓝色，覆盖着雄蕊，先端2裂，边缘流苏状。蒴果，长椭圆形或倒卵形，长4～6 cm，直径2～2.5 cm，有6条明显的肋，成熟时自上而下。种子梨形，3瓣裂，黑褐色，种皮褶皱。花期4～5月，果期6～8月。

【分布与生境】梵净山地区资源分布的代表区域：天庆寺、芭蕉湾、牛角洞等地。生于海拔300～900 m以下的林缘、路旁或疏林下。

【中　药　名】鸢尾（叶或全草）。

【功效主治】清热解毒，祛风利湿，消肿止痛。主治咽喉肿痛，肝炎，肝肿大，膀胱炎，风湿痛，跌打肿痛，疮疖，皮肤瘙痒。

【采收加工】夏、秋季采收，洗净，切碎，鲜用。

【用法用量】内服：浸酒，6～15 g；或煎汤；或绞汁；或研末。外用：适量，捣敷；或煎水洗。

【用药经验】①镇喉风：鲜鸢尾全草若干，洗净，捣烂，加1倍量冷开水调匀，挤滤液服用，每3～5 min含服1～2匙（约15 mL）。②肝炎，肝肿大，肝痛，喉痛，胃痛：鸢尾全草15～30 g，水煎服。③风湿：鸢尾叶春烂，兑酒焙热敷，并泡酒服。

# 扇形鸢尾 *Iris wattii* Baker.

【别　　　名】扁竹兰、铁扇子、老君扇（云南）。

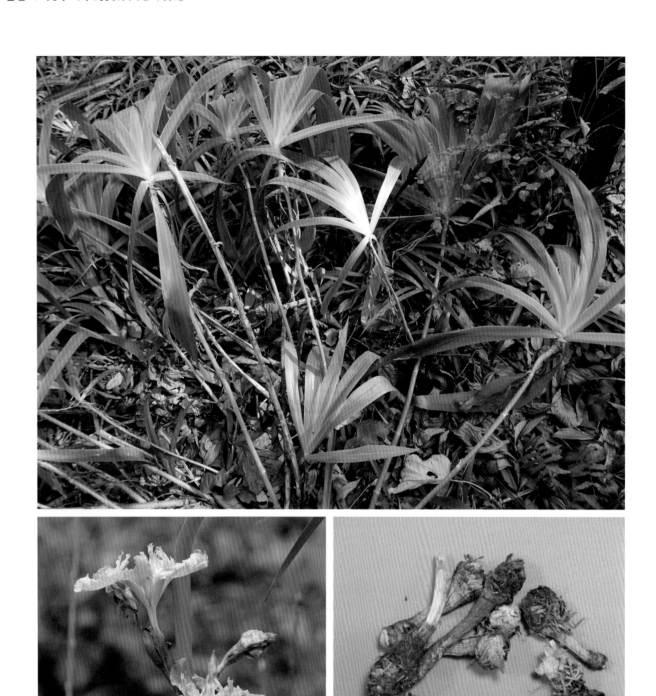

【形态特征】多年生草本。须根分枝较多。根状茎粗壮，横走，节间长；地上茎扁圆柱形，高50～100 cm，节明显。叶表面皱褶，10余枚密集于茎顶，基部互担套叠，排列成扇面状，叶片宽剑形，长50～70 cm，宽5～7 cm，有10多条纵脉。花茎高30～50 cm，有纵棱和浅沟；总状圆锥花序，有5～7个分枝；每个分枝处生有苞片3～5枚，长1.5～2.5 cm，宽约1 cm，内包含有2～4朵花；花蓝紫色，直径7.5～8 cm；花被管喇叭形，长约2 cm，外花被裂片倒卵形，中肋上有不整齐的黄色鸡冠状附属物，内花被裂片倒披针形或狭倒卵形，长3.5～4 cm，宽1～1.3 cm；雄蕊长约3 cm，花药黄色，花丝白色；花柱分枝淡蓝色，扁平，拱形弯曲，子房绿色，纺锤形。蒴果椭圆形，有6条肋，其中3条肋较明显而突出。种子棕褐色，扁平，半圆形。花期4月，果期5～8月。

【分布与生境】梵净山地区资源分布的代表区域：马槽河、金厂、雀子坳、熊家坝、盘溪试验场等地。生于海拔2000 m左右的林缘草地或河边湿地。

【中　药　名】大扁竹兰（根茎）。

【功效主治】清热解毒，消肿。主治咽喉肿痛，肺热咳喘，食物中毒。

【采收加工】全年均可采挖，除去茎叶，洗净，切片，晒干。

【用法用量】内服：煎汤，6～9 g。

【用药经验】①咽喉肿痛：大扁竹兰6 g，八爪金龙3 g，水煎服。②肺热咳喘：大扁竹兰6 g，金银花10 g，水煎服。

# 姜 科

# 山 姜 *Alpinia japonica* (Thunb.) Miq.

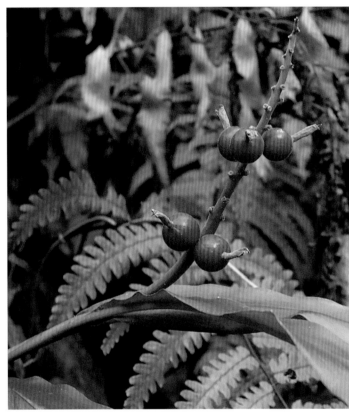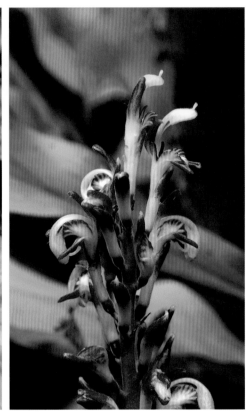

【别　　名】箭杆风、九姜连、九龙盘、鸡爪莲（江西），九节莲（四川）。

【形态特征】株高35～70 cm，具横生、分枝的根状茎。叶片通常2～5片，叶片披针形、倒披针形或狭长椭圆形，长25～40 cm，宽4～7 cm，两端渐尖，顶端具小尖头，两面，特别是叶背被短柔毛，近无柄至具长达2 cm的叶柄；叶舌2裂，被短柔毛。总状花序顶生，长15～30 cm，花序轴密生绒毛；总苞片披针形，长约9 cm，开花时脱落；小苞片极小，早落；花通常2朵聚生；花萼棒状，长1～1.2 cm，被短柔毛，顶端3齿裂；花冠管长约1 cm，花冠裂片长圆形，长约1 cm，外被绒毛；唇瓣卵形，白色而具红色脉纹，顶端2裂；雄蕊长1.2～1.4 cm；子房密被绒毛。果实球形或椭圆形，直径1～1.5 cm，被短柔毛，熟时橙红色，顶有宿存的萼筒。种子多角形，有樟脑味。花期4～8月，果期7～12月。

【分布与生境】梵净山地区资源分布的代表区域：观音阁、铜矿厂、洼溪河、石棉厂、火烧岭、清水江等地。生于林下阴湿处。

【中 药 名】山姜（根茎），建砂仁（成熟果实）。

【功效主治】■山姜 温中，散寒，活血，祛风。主治肺寒咳喘，脘腹冷痛，月经不调，劳伤吐血，跌打损伤，风湿痹痛。

■建砂仁 温中散寒，行气调中。主治呕吐泄泻，脘腹胀痛，食欲不振。

【采收加工】■山姜 3～4月采挖，洗净，晒干。

■建砂仁 果实成熟时采摘，鲜用或晒干。

【用法用量】■山姜 内服：煎汤，3～6 g；或浸酒。外用：适量，捣敷；或捣烂调酒搽；或煎水洗。

■建砂仁 内服：煎汤，3～9 g；或研末。

【用药经验】①劳伤吐血：山姜（童便泡7 d，取出阴干用）、一口血、山高粱各9 g，泡酒250 g，每服30 g。②久咳：山姜（石灰水泡1 d，用淘米水和清水洗净，蒸熟，晒干）、白芷、追风伞各6 g，泡酒500 g，每服30 g。③虚弱咳嗽：山姜、大鹅儿肠各9 g，炖肉吃。④反胃：建砂仁9 g，水煎服。

# 花叶山姜 *Alpinia pumila* Hook. f.

【别 名】行杆（《贵州中草药民录》），山姜（《广西实用中草药新选》），小发散（《广西本草选编》），竹节风（《新华本草纲要》）。

【形态特征】无地上茎。根状茎平卧。叶2～3片一丛自根茎生出；叶片椭圆形、长圆形或长圆状披针形，长达15 cm，宽约7 cm，顶端渐尖，基部急尖，叶面绿色，叶脉处颜色较深，余较浅，叶背浅绿；两面均无毛，叶柄长约2 cm；叶舌短，2裂；叶鞘红褐色。总状花序自叶鞘间抽出，总花梗长约3 cm；花成对生于长圆形、长约2 cm的苞片内，苞片迟落；花萼管状，长1.3～1.5 cm，顶端具3齿，紫红色，被短柔毛；花冠白色，管长约1 cm，裂片长圆形，钝，稍较花冠管为长，侧生退化雄蕊钻状；花药长5～8 mm，花丝长5～10 mm；腺体2枚，披针形，顶端急尖；子房被绢毛。果实球形，直径约1 cm，顶端有长约1 cm的花被残迹。花期4～6月，果期6～11月。

【分布与生境】梵净山地区资源分布的代表区域：马槽河、黄泥沟、密麻树、鱼泉沟、乌坡岭、三角桩、余家沟等地。生于海拔500～1100 m的山谷阴湿之处。

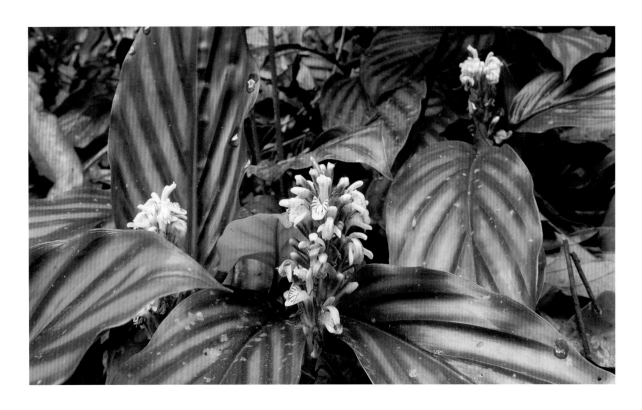

【中 药 名】箭杆风（根茎）。

【功 效 主 治】祛风除湿，行气止痛。主治风湿痹痛，腹泻，胃痛，跌打损伤。

【采 收 加 工】全年均可采，除去茎叶，洗净，鲜用或切片晒干。

【用 法 用 量】内服：煎汤，10~30 g。外用：适量，煎水熏洗；或鲜品捣敷。

【用 药 经 验】产后风痛：箭杆风、过江龙、槟榔钻、血风藤、血党、五指牛奶、石菖蒲、小钻各
适量，煎水熏洗患处。

# 三叶豆蔻 *Amomum austrosinense* D. Fang

【别　　　名】山姜（《广西实用中草药新选》），小发散（《广西本草选编》），行杆（《贵州
中草药名录》），竹节风（《新华本草纲要》），野姜黄（广东）。

【形 态 特 征】无地上茎。根状茎平卧。叶2~3片一丛自根茎生出；叶片椭圆形、长圆形或长圆
状披针形，长达15 cm，宽约7 cm，顶端渐尖，基部急尖，叶面绿色，叶脉处颜色
较深，余较浅，叶背浅绿；两面均无毛，叶柄长约2 cm；叶舌短，2裂；叶鞘红褐
色。总状花序自叶鞘间抽出，总花梗长约3 cm；花成对生于长圆形、长约2 cm的苞
片内，苞片迟落；花萼管状，长1.3~1.5 cm，顶端具3齿，紫红色，被短柔毛；花

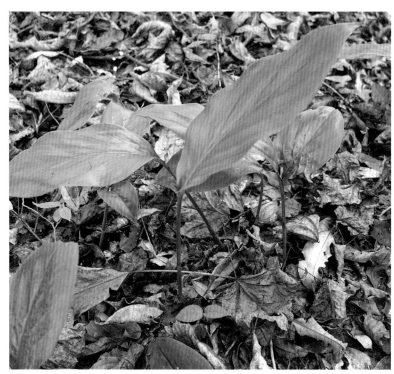
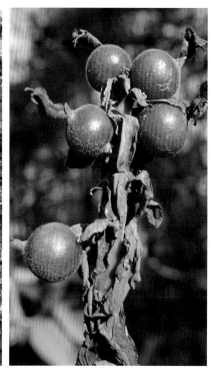

冠白色，管长约1 cm，裂片长圆形，钝，稍较花冠管为长，侧生退化雄蕊钻状；唇瓣卵形，长约1.2 cm，顶端短2裂，反折，边缘具粗锯齿，白色，有红色脉纹；花药长5～8 mm；花丝长5～10 mm；腺体2枚，披针形，顶端急尖；子房被绢毛。果实球形，直径约1 cm，顶端有长约1 cm的花被残迹。花期4～6月，果期6～11月。

【分布与生境】梵净山地区资源分布的代表区域：梵净山周边的印江土家族苗族自治县等地。生于海拔500～1100 m的山谷阴湿之处。

【中　药　名】箭杆风（根茎）。

【功效主治】祛风除湿，行气止痛。主治风湿痹痛，腹泻，胃痛，跌打损伤。

【采收加工】全年均可采，除去茎叶，洗净，鲜用或切片晒干。

【用法用量】内服：煎汤，10～30 g。外用：适量，煎水熏洗；或鲜品捣敷。

【用药经验】产后风痛：箭杆风、过江龙、槟榔钻、血风藤、血党、五指牛奶、石菖蒲、小钻各适量，煎水熏洗患处。

# 舞花姜 *Globba racemosa* Smith.

【别　　　名】小姜黄（《广西中草药资源名录》），云南小草蔻（《新华本草纲要》）。

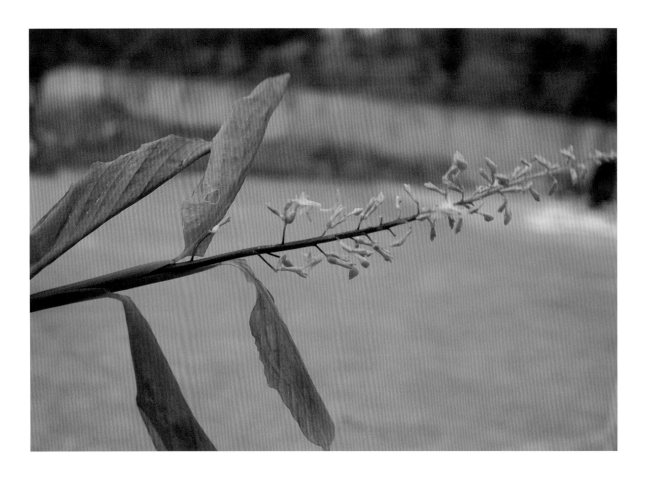

【形态特征】株高0.6~1 m。茎基膨大。叶片长圆形或卵状披针形，长12~20 cm，宽4~5 cm，顶端尾尖，基部急尖，叶片二面的脉上疏被柔毛或无毛，无柄或具短柄；叶舌及叶鞘口具缘毛。圆锥花序顶生，长15~20 cm，苞片早落，小苞片长约2 mm；花黄色，各部均具橙色腺点；花萼管漏斗形，顶端具3齿；花冠管长约1 cm，裂片反折；侧生退化雄蕊披针形，与花冠裂片等长；唇瓣倒楔形，顶端2裂，反折，生于花丝基部稍上处，两侧无翅状附属体。蒴果椭圆形，无疣状突起。花期6~9月。

【分布与生境】梵净山地区资源分布的代表区域：小黑湾、长溪沟、大岩屋、牛尾河龙塘、余家沟等地。生于海拔400~1300 m的林下阴湿处。

【中 药 名】云南小草蔻（果实）。

【功效主治】健胃消食。主治胃脘胀痛，食欲不振等。

【采收加工】秋、冬季果实成熟时采收，晒干。

【用法用量】内服：煎汤，3~6 g；或入丸、散。

【用药经验】①胃脘胀痛：云南小草蔻、黄山药各10 g，水煎服。②食欲不振，消化不良：云南小草蔻6 g，鸡屎藤15 g，刺梨10 g，水煎服。

# 黄姜花 *Hedychium flavum* Roxb.

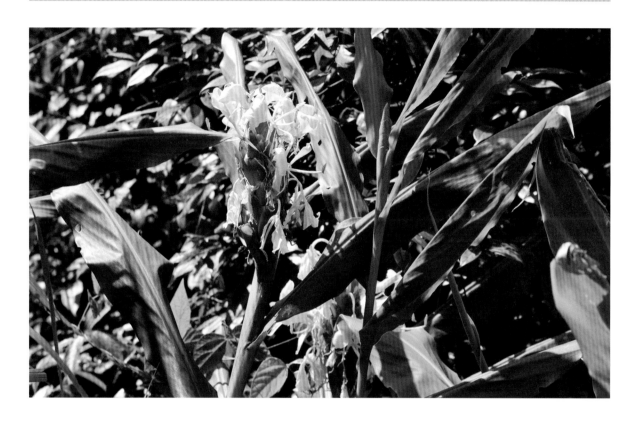

【形态特征】茎高1.5～2 m。叶片长圆状披针形或披针形，长25～45 cm，宽5～8.5 cm，顶端渐尖，并具尾尖，基部渐狭，两面均无毛；无柄；叶舌膜质，披针形，长2～5 cm。穗状花序长圆形，长约10 cm，宽约5 cm；苞片覆瓦状排列，长圆状卵形，长4～6 cm，宽1.5～3 cm，顶端边缘具髯毛，每一苞片内有花3朵；小苞片长约2 cm，内卷呈筒状；花黄色，花萼管长4 cm，外被粗长毛，顶端一侧开裂；花冠管较萼管略长，裂片线形，长约3 cm；侧生退化雄蕊倒披针形，长约3 cm，宽约8 mm；唇瓣倒心形，长约4 cm，宽约2.5 cm，黄色，当中有1个橙色的斑，顶端微凹，基部有短瓣柄；花丝长约3 cm，花药长1.2～1.5 cm，弯曲；柱头漏斗形，子房被长粗毛。花期8～9月。

【分布与生境】梵净山地区资源分布的代表区域：张家坝、密麻树、郭家沟、冷家坝等地。生于海拔900～1200 m的山谷密林中。

【中　药　名】黄姜花（花）。

【功效主治】温中健胃。主治胃寒腹痛，腹泻，食积停滞，消化不良，脾虚食少。

【采收加工】花开时采摘，洗净，晒干。

【用法用量】内服：煎汤，3～6 g（不宜久煎）。外用：适量，捣敷。

# 阳 荷 *Zingiber striolatum* Diels.

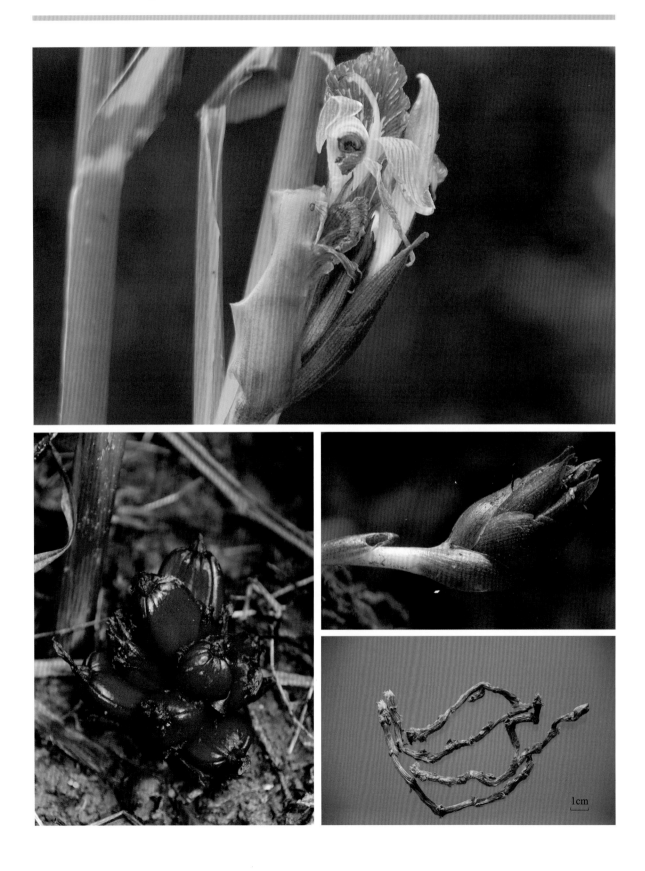

【别　　　名】野姜（《中国植物志》）。

【形 态 特 征】株高1～1.5 m。根状茎白色，微有芳香味。叶片披针形或椭圆状披针形，长25～35 cm，宽3～6 cm，顶端具尾尖，基部渐狭，叶背被极疏柔毛至无毛；叶柄长0.8～1.2 cm；叶舌2裂，膜质，具褐色条纹。总花梗长1～5 cm，被2～3枚鳞片；花序近卵形，苞片红色，宽卵形或椭圆形，长3.5～5 cm，被疏柔毛；花萼长5 cm，膜质；花冠管白色，长4～6 cm，裂片长圆状披针形，长3～3.5 cm，白色或稍带黄色，有紫褐色条纹；唇瓣倒卵形，长3 cm，宽2.6 cm，浅紫色，侧裂片长约5 mm；花丝极短，花药室披针形，长1.5 cm，药隔附属体喙状，长1.5 cm。蒴果长3.5 cm，熟时开裂成3瓣，内果皮红色。种子黑色，被白色假种皮。花期7～9月，果期9～11月。

【分布与生境】梵净山地区资源分布的代表区域：大祠堂、密麻树、陈家沟、郭家沟、大木场等地。生于海拔550～1900 m的林荫下、溪边。

【中　药　名】阳荷（枝叶、根茎、花、果实）。

【功 效 主 治】祛风止痛，活血调经。主治痛经，产后腹痛，痹痛。

【采 收 加 工】夏、秋季采收，鲜用或切片晒干。

【用 法 用 量】内服：煎汤，6～15 g；或研末；或鲜品绞汁。外用：适量，捣敷；捣汁含漱或点眼。

# 兰　科

## 三棱虾脊兰 *Calanthe tricarinata* Lindl.

【别　　名】马牙七（《西藏常用中草药》），
九子连环草（《全国中草药汇编》），竹叶石风丹（《云南药用植物名录》）。

【形态特征】多年生草本，高约20 cm。根状茎不明显；假鳞茎圆球状，直径约2 cm，具3枚鞘和3~4枚叶；假茎粗壮，鞘大型，先端钝，向上逐渐变长。叶在花期时尚未展开，薄纸质，椭圆形或倒卵状披针形，边缘波状，具4~5条两面隆起的主脉，背面密被短毛。花葶从假茎顶端的叶间发出，直立，粗壮；总状花序长3~20 cm，疏生少数至多数花，花张开，质地薄，萼片和花瓣浅黄色；花瓣倒卵状披针形，先端

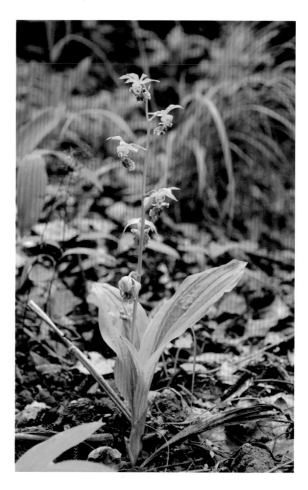

锐尖或稍钝，基部收狭为爪，具3条脉，无毛；唇瓣红褐色，基部合生于整个蕊柱翅上，3裂。花期5~6月。

【分布与生境】梵净山地区资源分布的代表区域：岩高坪、牛头山、牛风包等地。生于海拔1400~1700 m的疏林中。

【中　药　名】肉连环（根）。

【功效主治】解毒散结，祛风活血。主治腰肌劳损，风湿痹痛，跌打损伤，瘰疬，疮毒。

【采收加工】夏、秋季采挖，洗净，晒干。

【用法用量】内服：煎汤，3~9 g；或浸酒。外用：适量，捣敷；或研末调敷；或磨醋搽。

# 三褶虾脊兰 *Calanthe triplicata* (Willem.) Ames.

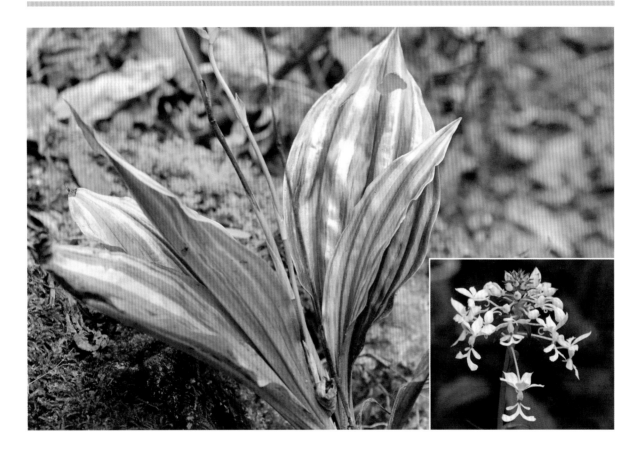

【别　　　名】白花虾脊兰（香港）。

【形 态 特 征】茎短。叶近基生，具长柄；叶片椭圆形，长约30 cm，宽达10 cm，先端锐尖或急尖，两面略生柔毛。花葶从叶丛中长出，高达70 cm以上；总状花序密集多数花，全体被毛；花苞片草质，略外弯，卵状披针形，比花梗（连子房）短；花白色；中萼片椭圆状倒卵形，先端急尖，侧萼片椭圆形，比中萼片稍窄；花瓣倒披针形，比萼片小，先端锐尖；唇瓣3裂，中裂片深2裂，裂片叉开，凹缺处具短尖，侧裂片斜长圆形，基部具多数小肉瘤；距纤细，比花梗（连子房）短，长约2 cm。花期4～5月。

【分布与生境】梵净山地区资源分布的代表区域：标水岩、四方岩、田家山、龙家坪、岩高坪等地。生于海拔1000～1200 m的常绿阔叶林下。

【中　药　名】石上蕉（全草）。

【功 效 主 治】清热利湿，固脱，消肿散结。主治淋证，小便不利，脱肛，瘰疬，跌打损伤。

【采 收 加 工】夏、秋季采收，洗净，鲜用或晒干。

【用 法 用 量】内服：煎汤，9～15 g。外用：适量，捣敷。

【用 药 经 验】①九子疡：石上蕉30 g，炖肉吃。②肺结核：石上蕉30 g，岩白菜20 g，荨草花10 g，水煎服。③小便不利：石上蕉、竹叶菜各20 g，水煎服。④跌打损伤：石上蕉、铁筷子、姜叶淫羊藿各10 g，泡酒服。

# 银 兰 *Cephalanthera erecta* (Thunb.) Bl.

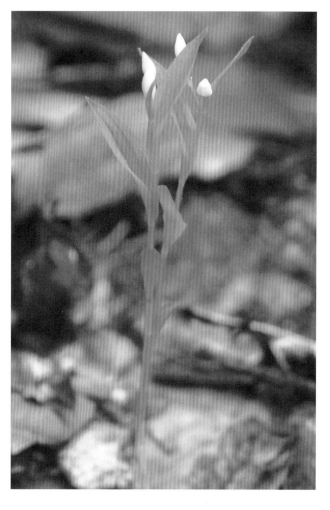

【别　　　名】鱼头兰花（《浙江药用植物志》）。

【形 态 特 征】陆生植物，高10～25 cm。具多数细长的根。茎直立，中部至基部具3～4枚膜质鞘。叶互生，3～4枚；叶片椭圆形至卵形，长2～6 cm，宽1～3 cm，先端急尖或短渐尖，基部抱茎。总状花序顶生，具5～10朵花；花序轴有棱；花苞片很小，鳞片状；花白色；萼片狭棱状椭圆形，先端急尖或钝，具5脉，中萼片较侧萼片稍窄；花瓣与萼片相似，但稍短；唇瓣分前后两部分，基部具囊，唇瓣前部近心形，侧裂片卵状三角形或披针形，中裂片近心形，先端近急尖，上面有3条纵褶片，纵褶片向唇瓣的先端逐渐具乳突，唇瓣后部凹陷，内无褶片，侧裂片卵状三角形或披针形，抱蕊柱，囊圆锥状，明显伸出侧萼片之外；花粉块2，有裂隙；柱头较大，子房线状三棱形。蒴果。花期4～5月，果期8～9月。

【分布与生境】梵净山地区资源分布的代表区域：胜利坳、三角岩、漆树坪、密麻树、清水江、跨膀山等地。生于海拔850～2000 m的林下、灌丛中或沟边土层厚且有一定阳光处。

【中 药 名】银兰（全草）。

【功效主治】清热利尿。主治高热，口渴，喉痛，小便不利。

【采收加工】全年均可采收，洗净，鲜用。

【用法用量】内服：煎汤，9～15 g。外用：适量，捣敷。

【用药经验】高热不退，口干，小便不通：银兰30 g，忍冬藤、醉鱼草根、甘草各9～15 g，水
煎服。

# 金 兰  *Cephalanthera falcata* (Thunb. ex A. Murray) Bl.

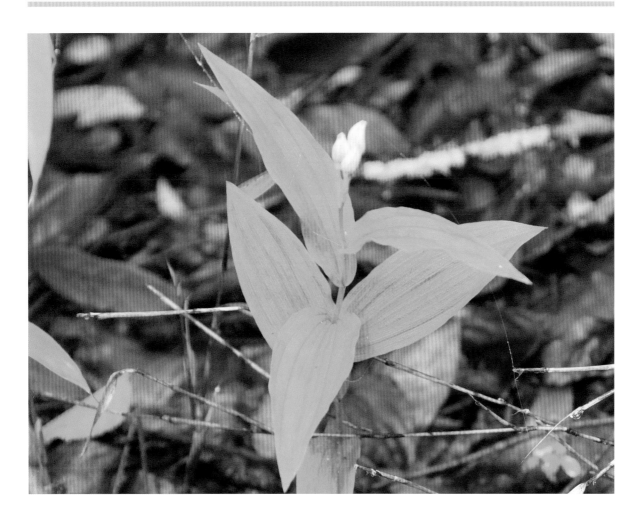

【别　　名】桠雀兰、头蕊兰（《浙江药用植物志》）。

【形态特征】陆生植物，高20～50 cm。具多数细长的根。茎直立，基部具3～5枚膜质鞘。叶互

生，4~9枚；叶片椭圆状披针形或卵状披针形，长8~15 cm，宽2~4.5 cm，先端渐尖或急尖，基部抱茎。总状花序顶生，具花5~10朵；花苞片很小，短于子房；花黄色，不张开或稍张开；萼片菱状椭圆形，顶端钝或急尖，具5脉；花瓣与萼片相似，但较短；唇瓣分前后两部分，基部具囊，唇瓣前部近扁圆形，前部不裂或3裂，上面具5~7条纵褶片，近顶端处密生乳突，唇瓣后部凹陷，内无褶片，侧裂片三角形，或多或少抱蕊柱，囊明显伸出侧萼片之外，先端钝；花粉块2，有裂隙，粒粉质；柱头较大，子房条形。蒴果。花期4~5月，果期8~9月。

【分布与生境】梵净山地区资源分布的代表区域：上鱼坳、岩高坪、牛头山等地。生于海拔700~1600 m的林下、灌丛中、草地上或沟谷旁。

【中　药　名】金兰（全草）。

【功效主治】清热泻火，解毒。主治牙痛，咽喉肿痛，毒蛇咬伤。

【采收加工】夏、秋季采收，洗净，鲜用或晒干。

【用法用量】内服：煎汤，9~15 g，鲜品加倍。外用：适量，捣敷。

# 独花兰 *Changnienia amoena* Chien.

【别　　　名】带血独叶一支枪（浙江临安）。

【形态特征】陆生植物，高10~18 cm。假鳞茎宽卵形，具2~3节，肉质。顶生1枚叶；叶柄长5.5~9.5 cm，叶片近圆形或宽椭圆形，长6.5~11 cm，宽5~8 cm，先端急尖或渐尖，基部圆形，全缘，背面紫红色，具9~11条脉。花葶从假鳞茎先端长出，直立，顶生1朵花；花苞片小，早落；花淡紫色，直径4~5 cm；萼片长圆状披针形，先端钝，具

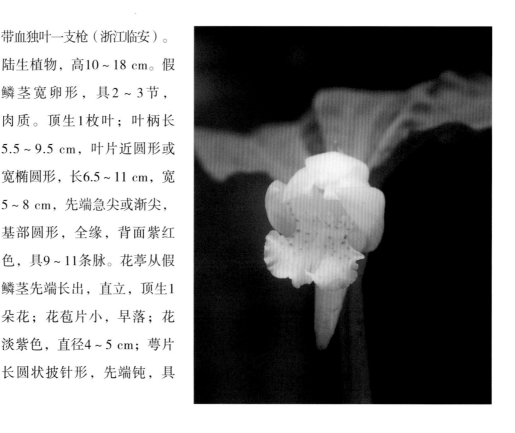

腺体；花瓣较宽，斜倒卵状披针形，长2.8 cm，宽1.2 cm，先端钝，具腺体；唇瓣生于蕊柱基部，椭圆形，长2.5 cm，基部圆形，3裂，中裂片斜出，近肾形，边缘具皱波状圆齿，具爪，唇盘上具5枚附属物，侧裂片直立，斜卵状三角形；距粗大，角状，稍弯曲；蕊柱长，具阔翅，无蕊柱足。花期4月。

【分布与生境】梵净山地区资源分布的代表区域：铜矿厂、观音阁等地。生于海拔400～1800 m的疏林下腐殖质丰富的土壤上或沿山谷荫蔽的地方。

【中　药　名】长年兰（假鳞茎及全草）。

【功效主治】清热，凉血，解毒。主治咳嗽，痰中带血，热疖疔疮。

【采收加工】夏、秋季采收，洗净，鲜用或晒干。

【用法用量】内服：煎汤，15～30 g。外用：适量，鲜品捣敷。

【用药经验】①咳嗽痰中带血：长年兰（鲜全草60～90 g或鲜假鳞茎15～30 g），水煎后加白糖，早、晚餐前各服1次。②热疖疔疮：长年兰（鲜假鳞茎）适量，加盐卤捣烂敷患处，干后即换。

# 大序隔距兰 *Cleisostoma paniculatum* (Ker-Gawl.) Garay.

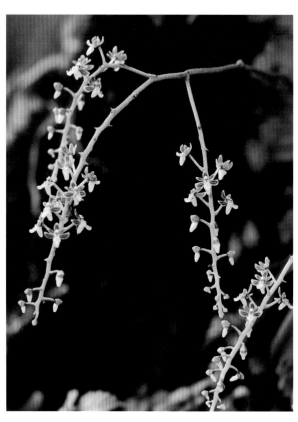
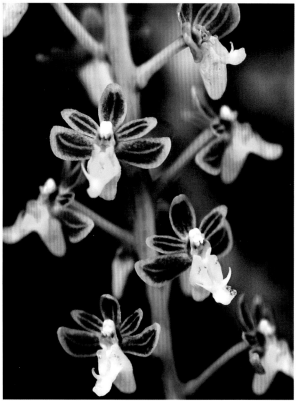

【别　　　名】虎皮隔距兰（《中山自然科学大辞典》）。

【形 态 特 征】茎直立，扁圆柱形，伸长，达20余厘米，被叶鞘所包，有时分枝。叶革质，多数，紧靠，2列互生，扁平，狭长圆形或带状，长10～25 cm，宽8～20 mm，先端钝并且不等侧2裂，基部具"V"字形的叶鞘，与叶鞘相连接处具1个关节。花序生于叶腋，远比叶长，多分枝；花序柄粗壮，近直立，圆锥花序具多数花；花苞片小，卵形；花梗和子房长约1 cm；花开展，萼片和花瓣在背面黄绿色，边缘和中肋黄色；中萼片近长圆形；侧萼片斜长圆形，约等大于中萼片，基部贴生于蕊柱足；花瓣比萼片稍小；唇瓣黄色，3裂，侧裂片直立，较小，三角形，中裂片肉质，橘黄色，圆筒状，劲直，内面背壁上方具长方形的胼胝体；胼胝体上面中央纵向凹陷；蕊柱粗短；黏盘柄宽短，近基部屈膝状折叠；黏盘大，新月状或马鞍形。花期5～9月。

【分布与生境】梵净山地区资源分布的代表区域：二道拐、大黑湾等地。生于海拔340～1240 m的常绿阔叶林中树干上或沟谷林下岩石上。

【中　药　名】大序隔距兰（全草）。

【功 效 主 治】养阴，润肺，止咳。

【采 收 加 工】全年均可采收，洗净，鲜用或晒干。

# 杜鹃兰 *Cremastra appendiculata* (D. Don) Makino.

【别　　　名】算盘七、人头七、三七笋、大白及（《全国中草药汇编》），采配兰（《浙江药用植物志》）。

【形 态 特 征】假鳞茎卵球形或近球形，长1.5～3 cm，直径1～3 cm，密接，有关节，外被撕裂成纤维状的残存鞘。叶通常1枚，生于假鳞茎顶端，狭椭圆形、近椭圆形或倒披针状狭椭圆形，长18～34 cm，宽5～8 cm。花葶从假鳞茎上部节上发出，近直立，长27～70 cm；总状花序长10～25 cm，具5～22朵花；花苞片披针形至卵状披针形，长5～12 mm；花梗和子房5～9 mm；萼片倒披针形，全长2～3 cm，上部宽3.5～5 mm，先端急尖或渐尖，侧萼片略斜歪；花瓣倒披针形或狭披针形，向基部收狭成狭线形，长1.8～2.6 cm，上部宽3～3.5 mm，先端渐尖；蕊柱细长，长1.8～2.5 cm，顶端略扩大，腹面有时有很狭的翅。蒴果近椭圆形，下垂，长2.5～3 cm，宽1～1.3 cm。花期5～6月，果期9～12月。

【分布与生境】梵净山地区资源分布的代表
区域：盘溪试验场、乌坡
岭、老月亮坝、仙鹤坪等
地。生于海拔500～2500 m
的林下湿地或沟边湿地。

【中 药 名】山慈菇（假鳞茎）。

【功效主治】消肿散结，清热解毒。主
治咽喉痹痛，结核，痈肿疔
毒，瘰疬，蛇虫咬伤。

【采收加工】夏、秋季采挖，除去茎叶、
须根，洗净，鲜用或蒸后，
晾至半干，再晒干。

【用法用量】内服：煎汤，9～15 g，鲜品
加倍。外用：适量，捣烂敷
患处。

【用药经验】①无名肿痛：山慈菇适量，
捣烂外敷患处。②肺痨咳
嗽：鲜山慈菇20～25 g，切
薄片，水煮加白糖服。③热
咳：山慈菇9～12 g，水煎服。

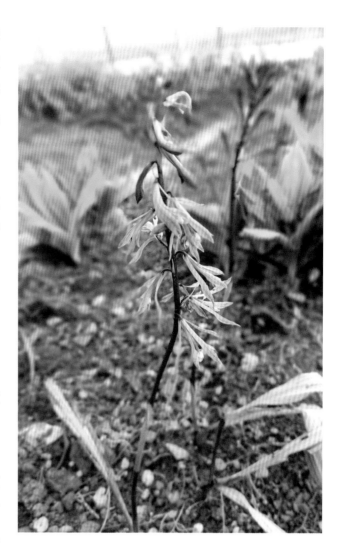

# 建 兰 *Cymbidium ensifolium* (L.) Sw.

【别 名】建兰花（《本草纲目拾遗》），秋兰（《本草衍义》），八月兰（《分类草药
性》），官兰花（《泉州本草》）。

【形态特征】陆生植物。叶2～6枚丛生，薄革质，带形，较柔软，弯曲而下垂、长30～50 cm，宽
1～1.7 cm，略有光泽，先端渐尖，边缘有不甚明显的钝齿。花葶直立，高20～35 cm，
较叶为短。通常有4～7朵花；花苞片在花序轴中上部者长不及1 cm，最下一枚达
1.5 cm；花浅黄绿色，有清香气；萼片狭长圆状披针形，长3 cm左右，浅绿色，
先端较绿，基部渐淡，具5条深色的脉；花瓣较短，互相靠拢，色浅而有紫色斑

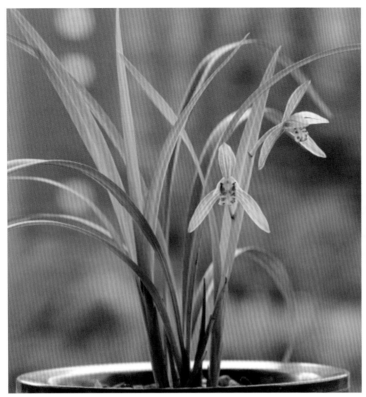 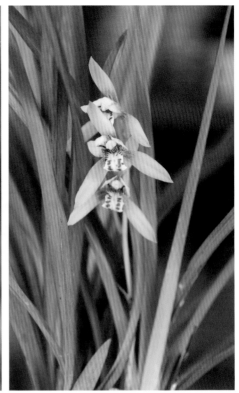

纹，唇瓣不明显3裂，侧裂片浅黄褐色，唇盘中央具2条半月形褶片，白色，中裂片反卷，浅黄色带紫红色斑点。花期6～10月。

【分布与生境】梵净山地区资源分布的代表区域：岑上坡、乌坡岭、三角桩、铧口尖等地。生于海拔600～1800 m的疏林下、灌丛中、山谷旁或草丛中。

【中　药　名】兰花（花），兰花叶（叶），兰花根（根）。

【功效主治】■兰花　调气和中，止咳，明目。主治胸闷，腹泻，久咳，青盲内障。

■兰花叶　清肺止咳，凉血止血，利湿解毒。主治肺痈，支气管炎，咳嗽，咯血，吐血，白带异常，疮毒疔肿等。

■兰花根　润肺止咳，清热利湿，活血止血，解毒杀虫。主治肺结核咯血，百日咳，急性胃肠炎，热淋，带下，白浊，月经不调，跌打损伤等。

【采收加工】■兰花　花将开放时采收，鲜用或晒干。

■兰花叶　四季均可采，将叶齐根剪下，洗净，切段，鲜用或晒干。

■兰花根　全年均可采挖，除去叶，洗净，鲜用或晾干。

【用法用量】■兰花　内服：3～9 g，泡茶或水炖。

■兰花叶　内服：煎汤，9～15 g，鲜品15～30 g；或研末，每次4 g。外用：适量，捣汁涂。

■兰花根　内服：煎汤，鲜品15～30 g；或捣汁。外用：适量，捣汁涂。

【用 药 经 验】①久嗽：兰花（蜜花）14朵，水炖服。②劳力咳嗽：干兰花叶30 g，红鹿晗草15 g，共火上焙赤（勿过焦）研末，每用6 g，开水泡糖服。③劳力，吐血，咳嗽：干兰花叶，每次10 g，清水煎服，数次血止嗽愈。④蛔虫腹痛：兰花根30 g，黄荆根、车前草根各9 g，十大功劳15 g，煨水于餐前服。⑤痔疮：兰花根30 g，酒约100 mL，蒸服。

# 蕙　兰　*Cymbidium faberi* Rolfe.

【别　　　名】九子兰（《中国高等植物图鉴》），夏蕙、火烧兰（《植物名实图考》），九节兰（《本草纲目拾遗》），兰花草（《滇南本草》）。

【形 态 特 征】陆生植物，叶7～9枚丛生，直立性强，长25～80 cm，宽约1 cm，中下部常对折，先端渐尖，基部关节不明显，边缘有细锯齿；具明显透明的脉。花葶直立，高30～80 cm，绿白色或紫褐色，被数枚长鞘；总状花序具6～12朵花；花葶片常比子房连花梗短，最下面一枚较长，长达3 cm；花浅黄绿色；萼片近相

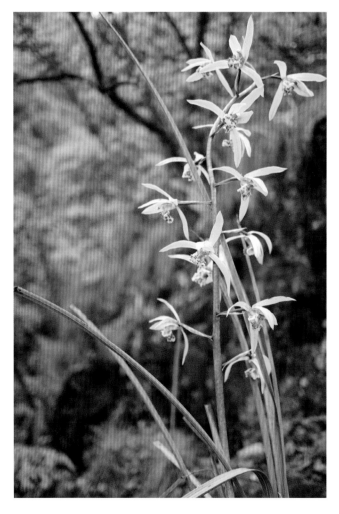

等，狭披针形，先端锐尖；花瓣略小于萼片，唇瓣不明显3裂，短于萼片，侧裂片直立，有紫色斑点，中裂片椭圆形，上面具透明乳突状毛，边缘具缘毛，有白色带紫红色斑点，唇盘中基部至中部有2条稍弧曲的褶片。花期4～5月。

【分布与生境】梵净山地区资源分布的代表区域：青冈坪、雀子坳、桃树岭、蓝家寨、芭蕉湾等

地。生于海拔600～2000 m的林中或林缘树上，或溪谷旁透光的岩石上或岩壁上。

【中　药　名】化气兰（根皮）。

【功效主治】润肺止咳，清利湿热，杀虫。主治咳嗽，小便淋浊，赤白带下，蛔虫病，头虱，鼻衄。

【采收加工】秋季采挖，抽去木心，晒干。

【用法用量】内服：煎汤，3～9 g；或入散剂。外用：适量，煎水洗。

【用药经验】①常年咳嗽：化气兰6 g。水煎服，白酒为引，每日1剂。②蛔虫病：化气兰30 g。研成细粉，加面做馍吃，3 d吃完。③头虱：化气兰适量，煎水洗。

# 多花兰 *Cymbidium floribundum* Lindl.

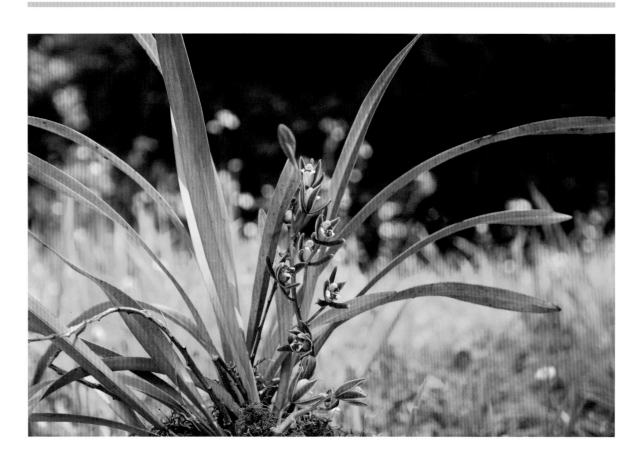

【别　　　名】红兰（《本草纲目拾遗》），九头兰、六月兰（《全国中草药汇编》）。

【形态特征】附生植物。假鳞茎粗壮。叶3～6枚丛生，直立性强，带形，通常长40 cm左右，先端稍钩转或尖裂，基部关节明显，全缘。花葶直立，比叶短，花密集，多至50朵花；花梗连子房长1.6～3 cm；花红褐色，无香气；萼片近相等，狭长圆状披针形，长2 cm左右，红褐色，中部略带黄褐色，边缘稍向后反卷；花瓣近等长于萼片，向两边开展，紫褐色带黄色边缘，唇瓣3裂，约等长于花瓣，上面具乳突，侧裂片近半圆形，直立，有紫褐色条纹，边缘紫红色，中裂片近圆形，稍反折，紫红色，中部有浅黄色晕，唇盘从基部至中部具2条平行的褶片，褶片黄色。花期4～8月。

【分布与生境】梵净山地区资源分布的代表区域：火烧岩、清水江、斑鸠井、盘溪试验场、大黑湾等地。生于海拔1000～2000 m的林中或林缘树上，或溪谷旁透光的岩石上或岩壁上。

【中　药　名】红兰（根）。

【功 效 主 治】止咳，明目，调气和中。主治久咳，白内障，胸闷，腹泻。

【采 收 加 工】全年均可采挖，鲜用或晒干。

【用 法 用 量】内服：煎汤，3～9 g；或研末。外用：适量，浸酒搽；或捣烂敷。

【用 药 经 验】久嗽：红兰14朵。水炖服。

# 春　兰　*Cymbidium goeringii* (Rchb. f.) Rchb. f.

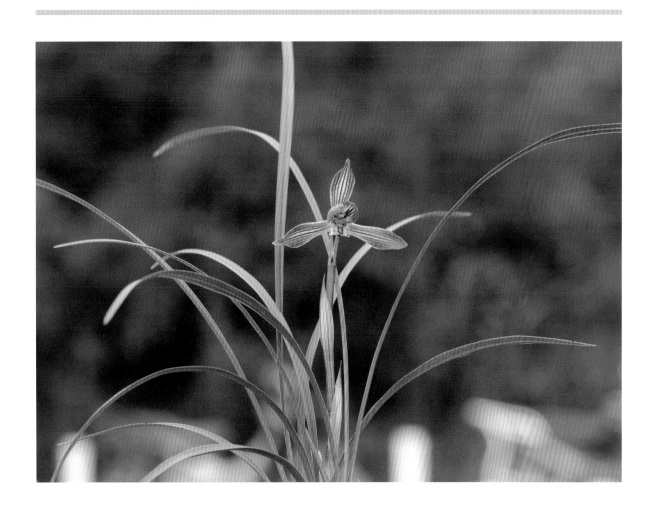

【别　　　名】朵朵香（《植物名实图考》），山兰（《全国中草药汇编》）。

【形 态 特 征】地生植物。假鳞茎较小，卵球形，长1~2.5 cm，宽1~1.5 cm，包藏于叶基之内。叶4~7枚，带形，通常较短小，长20~40 cm，宽5~9 mm，下部常多少对折而成"V"形，边缘无齿或具细齿。花葶从假鳞茎基部外侧叶腋中抽出，直立，长3~15 cm，极罕更高，明显短于叶；花序具单朵花，极罕2朵；花苞片长而宽，一般长4~5 cm，多少围抱子房；花梗和子房长2~4 cm；花色泽变化较大，通常为绿色或淡褐黄色而有紫褐色脉纹，有香气；唇瓣近卵形，长1.4~2.8 cm，不明显3裂，侧裂片直立，中裂片较大，强烈外弯，上面亦有乳突，边缘略呈波状；蕊柱长1.2~1.8 cm，两侧有较宽的翅；花粉团4个，成2对。蒴果狭椭圆形，长6~8 cm，宽2~3 cm。花期1~3月。

【分布与生境】梵净山地区资源分布的代表区域：观音阁、大堰河、黑巷子、岩高坪等地。生于海拔500~2000 m的多石山坡、林缘、林中透光处。

【中　药　名】兰花（花）。

【功 效 主 治】调气和中，止咳，明目。主治胸闷，腹泻，久咳，青盲内障。

【采 收 加 工】花将开放时采收，鲜用或晒干。

【用 法 用 量】内服：泡茶或水炖，3~9 g。

【用 药 经 验】久嗽：建兰蜜花14朵，水炖服。

# 寒　兰

*Cymbidium kanran* Makino.

【别　　　名】薫（《名医别录》），兰薫（《本草拾遗》）。

【形 态 特 征】地生植物。假鳞茎狭卵球形，长2~4 cm，宽1~1.5 cm，包藏于叶基之内。叶3~5枚，带形，薄革质，暗绿色，略有光泽，长40~70 cm，宽9~17 mm。花葶发自假鳞茎基部，长25~60 cm，直立；总状花序疏生5~12朵花；花苞片狭披针形，最下面1枚长可达4 cm，中部与上部的长1.5~2.6 cm，一般与花梗和子房近等长；花梗和子房长2~2.5 cm；花常为淡黄绿色而具淡黄色唇瓣，唇盘上2条纵褶片从基部延伸至中裂片基部，上部向内倾斜并靠合，形成短管；蕊柱长1~1.7 cm，稍向前弯曲，两侧有狭翅；花粉团4个，成2对，宽卵形。蒴果狭椭圆形，长约4.5 cm，宽约1.8 cm。花期8~12月。

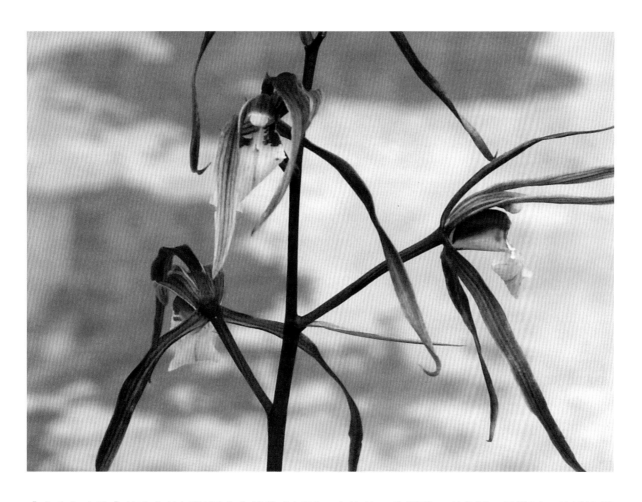

【分布与生境】梵净山地区资源分布的代表区域：火烧岭、黄泥坳、观音阁、马槽河、长溪沟等地。生于海拔500～2000 m的林下、溪谷旁或稍荫蔽、湿润、多石之土壤上。

【中　药　名】兰花（花），兰花根（根）。

【功 效 主 治】■兰花　调气和中，止咳，明目。主治胸闷，腹泻，久咳，青盲内障。

　　　　　　　　■兰花根　润肺止咳，清利湿热，活血止血，解毒杀虫。主治肺结核咯血，百日咳，急性胃肠炎，热淋，带下，白浊，月经不调，崩漏，便血，跌打损伤，疮疖肿毒，痔疮，蛔虫腹痛，狂犬咬伤。

【采 收 加 工】■兰花　花将开放时采收，鲜用或晒干。

　　　　　　　　■兰花根　全年均可采挖，除去叶，洗净，鲜用或晒干。

【用 法 用 量】■兰花　内服：泡茶或水炖，3～9 g。

　　　　　　　　■兰花根　内服：煎汤，鲜品15～30 g；或捣汁。外用：适量，捣汁涂。

【用 药 经 验】①久咳：建兰蜜花14 g，水炖服。②痔疮：兰花根30 g，酒约100 mL，蒸服。③蛔虫腹痛：兰花根、棕树根、薏苡根各15 g，水煎服。

# 兔耳兰 *Cymbidium lancifolium* Hook.

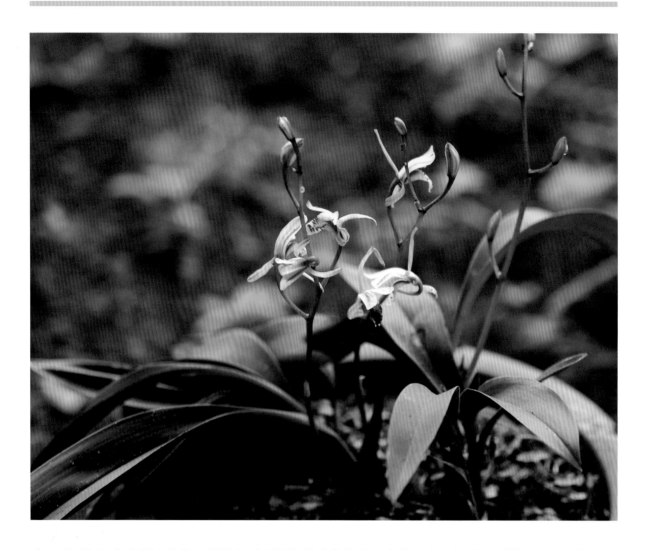

【形态特征】半附生植物。假鳞茎近扁圆柱形或狭梭形，有节，多少裸露。顶端聚生2～4枚叶，叶倒披针状长圆形至狭椭圆形，叶柄长3～18 cm。花葶从假鳞茎下部侧面节上发出，直立；花序具2～6朵花，较少减退为单花或具更多的花；花通常白色至淡绿色；花瓣上有紫栗色中脉，唇瓣上有紫栗色斑。花期5～8月。

【分布与生境】梵净山地区资源分布的代表区域：乌坡岭、岑上坡、三角庄等地。生于海拔300～2200 m的疏林下、竹林下、林缘、阔叶林下或溪谷旁的岩石上、树上或地上。

【中药名】兔耳兰（全草）。

【功效主治】补肝肺，祛风除湿，强筋骨，清热解毒，消肿。主治肺痨咯血，跌打损伤。

# 绿花杓兰 *Cypripedium henryi* Rolfe.

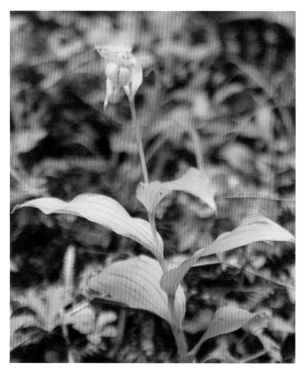 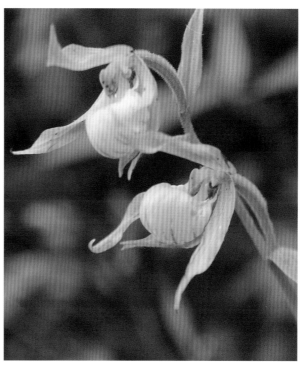

【别　　　名】金龙七（《陕西中草药》），凤凰七、蜈蚣七、九头狮子草（《新华本草纲要》）。

【形 态 特 征】植株高30～60 cm，具较粗短的根状茎。茎直立，被短柔毛，基部具数枚鞘，鞘上方具4～5枚叶。叶片椭圆状至卵状披针形。花序顶生，通常具2～3花；花绿色至绿黄色；花瓣线状披针形，长4～5 cm，宽5～7 mm，先端渐尖，通常稍扭转，内表面基部和背面中脉上有短柔毛，唇瓣深囊状，椭圆形。蒴果近椭圆形或狭椭圆形，被毛。花期4～5月，果期7～9月。

【分布与生境】梵净山地区资源分布的代表区域：老爷坡、江口县四渡等地。生于海拔800～2100 m的疏林下、林缘、灌丛坡地上湿润和腐殖质丰富之地。

【中　药　名】龙舌箭（根及带根全草）。

【功 效 主 治】理气行血，消肿止痛。主治胃寒腹痛，腰腿疼痛，疝气痛，跌打损伤。

【采 收 加 工】秋季采挖，洗净，晒干。

【用 法 用 量】内服：煎汤，6～9 g；或研末，每次0.3～0.9 g。

# 扇脉杓兰 *Cypripedium japonicum* Thunb.

【别　　名】老虎兰（《黄山植物的研究》），肾叶兰（《贵州中草药》），半边莲、阴阳扇（《陕西中草药》）。

【形态特征】植株高35~55 cm，具较细长的、横走的根状茎，根状茎有较长的节间。茎直立，被褐色长柔毛，基部具数枚鞘，顶端生叶。叶通常2枚，近对生，位于植株近中部处，极罕有3枚叶互生的；叶片扇形，长10~16 cm，宽10~21 cm，上半部边缘呈钝波状，基部近楔形，具扇形辐射状脉直达边缘。花序顶生，具1花；花序柄亦被褐色长柔毛；花苞片叶

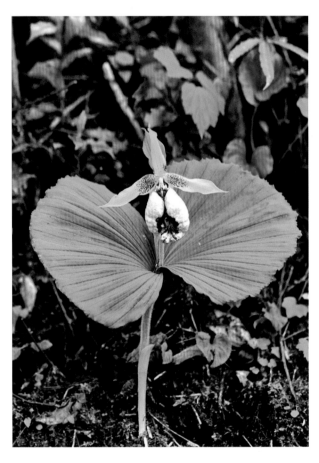

状，菱形或卵状披针形，长2.5~5 cm，宽1~3 cm，两面无毛，边缘具细缘毛；花梗和子房长2~3 cm，密被长柔毛；花俯垂；萼片和花瓣淡黄绿色；唇瓣下垂，囊状，近椭圆形或倒卵形，长4~5 cm，宽3~3.5 cm，囊口略狭长并位于前方；退化雄蕊椭圆形，长约1 cm，宽6~7 mm，基部有短耳。蒴果近纺锤形，长4.5~5 cm，宽1.2 cm，疏被微柔毛。花期4~5月，果期6~10月。

【分布与生境】梵净山地区资源分布的代表区域：天马寺、松桃苗族自治县等地。生于海拔1000~2000 m的林下、灌木林下、林缘、溪谷旁、荫蔽山坡等湿润和腐殖质丰富的土壤上。

【中　药　名】扇子七（根或带根全草）。

【功效主治】理气活血，截疟，解毒。主治劳伤腰痛，跌打损伤，风湿痹痛，月经不调，无名肿毒，毒蛇咬伤，皮肤瘙痒。

【采收加工】夏、秋季采收，洗净，晒干。

【用法用量】内服：煎汤，3~6 g；或研粉，0.9~1.5 g。外用：适量，捣烂，醋调；或煎水洗；或泡酒擦。

【用药经验】①跌打损伤，腰痛：扇子七根6 g。煎服或泡酒服。②风湿疼痛：扇子七根适量，泡酒外擦。③间日疟：扇子七根1.5 g，研粉。发疟前1 h冷开水送下。④无名肿毒：扇子七全草适量，捣烂，醋调敷患处。⑤毒蛇咬伤：扇子七鲜根9~12 g，斑叶兰6 g，金不换根15~18 g。水煎，冲烧酒服，每日服3次；另取鲜根60~90 g，加烧酒捣烂，外敷伤口周围。

# 铁皮石斛 *Dendrobium officinale* Kimura et Migo

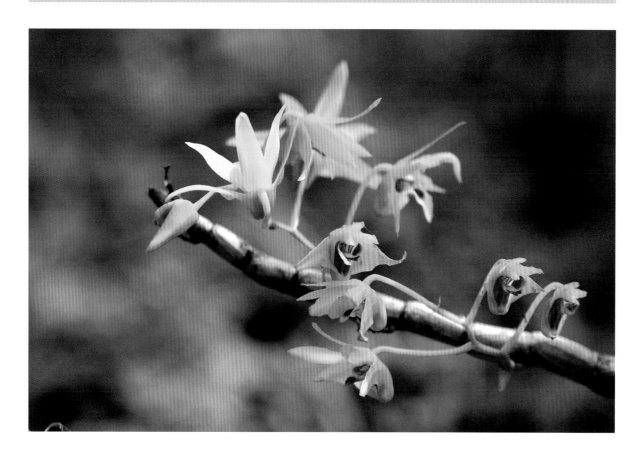

【别　　名】黑节草（《中国高等植物图鉴》），云南铁皮（云南）。

【形态特征】多年生附生草本。茎丛生，圆柱形，高达35 cm，直径2~4 cm，上部茎节有时生根，长出新植株，干后呈青灰色。叶纸质，长圆披针形，长4~7 cm，宽1~1.5 cm，先端略钩转，边缘和中脉淡紫色；叶鞘具紫斑，鞘口张开，常与叶留下1个环状间隙。总状花序，常生于无叶的茎上端，长2~3 cm，回折状弯曲，常具3花；总花梗长约1.8 cm；中萼片和花瓣相似，长圆状披针形，先端锐尖，侧萼片镰状三角形，基部宽约1 cm，先端急尖，萼囊明显；唇瓣卵状披针形，反折，比萼片略短，不裂或不明显3裂，基部边缘内卷并具1个胼胝体，先端急尖，边缘波状，唇盘被乳突状毛，具紫红色斑点。花期4~6月。

【分布与生境】梵净山地区均有分布。生于海拔850~1500 m的山谷林中树干上、岩石上。

【中 药 名】铁皮石斛（茎）。

【功 效 主 治】益胃生津，滋阴清热。主治热病津伤，口干烦渴，胃阴不足，食少干呕，病后虚热不退，阴虚火旺，骨蒸劳热，目暗不明，筋骨痿软。

【采 收 加 工】11月至翌年3月采收，除去杂质，剪去部分须根，边加热边扭成螺旋形或弹簧状，烘干；或切成段，干燥或低温烘干。

【用 法 用 量】内服：煎汤，6~15 g，鲜品加倍；或入丸、散；或敷膏。

# 毛萼山珊瑚 *Galeola lindleyana* (Hook. f. et Thoms.) Rchb. f.

【形态特征】高大植物，半灌木状。根状茎粗厚，直径可达2~3 cm，疏被卵形鳞片；茎直立，红褐色，基部多少木质化，高1~3 m，节上具宽卵形鳞片。圆锥花序由顶生与侧生总状花序组成；侧生总状花序一般较短，长2~10 cm，具数朵至10余朵花；总状花序基部的不育苞片卵状披针形，长1.5~2.5 cm，近无毛；花苞片卵形，背面密被锈色短绒毛；花梗和子房长1.5~2 cm，常多少弯曲，密被锈色短绒毛；花黄色，开放后直径可达3.5 cm；萼片椭圆形至卵状椭圆形，长1.6~2 cm，

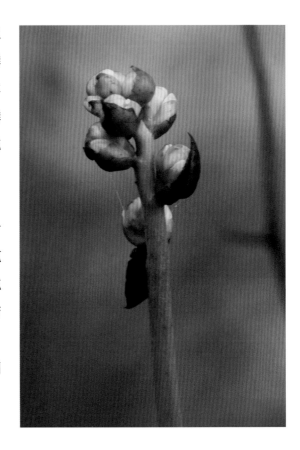

宽9～11 mm；花瓣宽卵形至近圆形，宽12～14 mm，唇瓣凹陷成杯状，近半球形，不裂，直径约1.3 cm；蕊柱棒状。果实近长圆形，外形似厚的荚果，淡棕色，长8～12 cm，宽1.7～2.4 cm；果梗长1～1.5 cm。种子周围有宽翅。花期5～8月。

【分布与生境】梵净山地区资源分布的代表区域：大黑湾、蓝家寨、中灵寺等地。生于海拔740～2200 m的疏林下、稀疏灌丛中、沟谷边腐殖质丰富、湿润、多石处。

【中 药 名】毛萼山珊瑚（全草）。

【功效主治】润肺止咳，利水通淋，祛风除湿。主治肺痨咳嗽，眩晕，头痛，风湿骨痛，肢体麻木。

【采收加工】夏季采收，洗净，切段，晒干。

【用法用量】内服：煎汤，6～9 g。

# 天 麻 *Gastrodia elata* Bl.

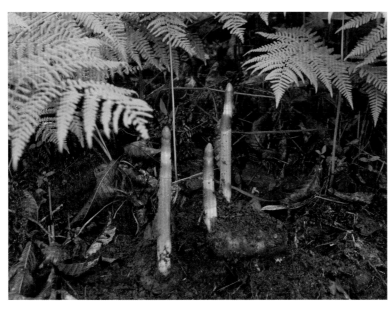 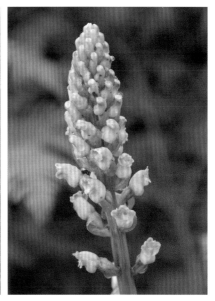

【别 名】赤箭（《神农本草经》），定风草（《药性论》），合离草（《本草图经》），自动草（《湖南药物志》）。

【形态特征】植株高30～100 cm，有时可达2 m。根状茎肥厚，块茎状，椭圆形至近哑铃形，肉质，长8～12 cm，直径3～7 cm，有时更大，具较密的节，节上被许多三角状宽卵形的鞘；茎直立，橙黄色、黄色、灰棕色或蓝绿色，无绿叶，下部被数枚膜质鞘。总状花序长5～50 cm，通常具30～50朵花；花苞片长圆状披针形，膜质；花梗和子房略短于花苞片；花扭转，橙黄色、淡黄色、蓝绿色或黄白色，近直立；萼片和花瓣合生成的花被筒长约1 cm，近斜卵状圆筒形，顶端具5枚裂片，外轮裂片（萼片离生部分）卵状三角形，内轮裂片（花瓣离生部分）近长圆形，较小；唇瓣长圆状卵圆形，3裂，基部贴生于蕊柱足末端与花被筒内壁上并有一对肉质胼胝体，上部离生，上面具乳突，边缘有不规则短流苏；有短的蕊柱足。蒴果倒卵状椭圆形。花、果期5～7月。

【分布与生境】梵净山地区资源分布的代表区域：茴香坪、岩高坪、董篷山、田家山、烂茶坪等地。生于海拔400～2500 m的疏林下、林中空地、林缘、灌丛边缘。

【中 药 名】天麻（块茎）。

【功效主治】息风止痉，平抑肝阳，祛风通络。主治小儿惊风，癫痫抽搐，破伤风，头痛眩晕，手足不遂，肢体麻木，风湿痹痛。

【采收加工】立冬后至翌年清明前采挖，立即洗净，蒸透，敞开低温干燥。

【用法用量】内服：煎汤，3～10 g；或入丸、散；或研末吞服，每次1～1.5 g。

【用药经验】①头晕：天麻15 g，研末服。②头痛：天麻、川芎等量，共研末，每日3次，每次3～9 g，用温酒吞服。③急、慢惊风：天麻、钩藤各15 g，水煎服。④风湿痹痛：天麻15 g，大风藤、见血飞、五花血藤各10 g，水煎服。⑤半身不遂：天麻15 g，五花血藤、油麻藤各10 g，水煎服。

# 黄天麻 *Gastrodia elata* Bl. f. *flavida* S. Chow

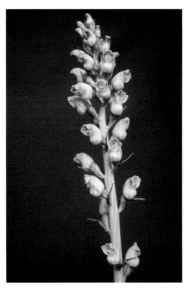
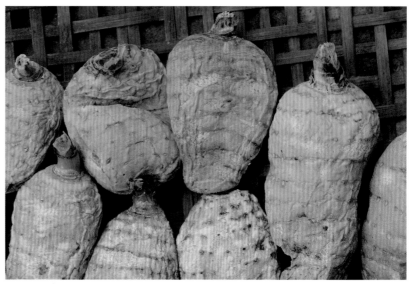

【别　　　名】神草（《吴普本草》），赤箭（《神农本草经》），定风草（《药性论》），自动草（《湖南药物志》），合离草（《本草图经》）。

【形 态 特 征】植株高1 m以上，有时可达2 m。根状茎卵状长椭圆形，肉质，长8～12 cm，直径3～7 cm，有时更大，具较密的节，节上被许多三角状宽卵形的鞘；茎直立，淡黄色，幼时淡黄绿色，无绿叶，下部被数枚膜质鞘。总状花序长5～50 cm，通常具30～50朵花；花苞片长圆状披针形，长1～1.5 cm，膜质；花梗和子房略短于花苞片；花扭转，淡黄色，近直立；萼片和花瓣合生成的花被筒长约1 cm，近斜卵状圆筒形，顶端具5枚裂片；唇瓣长圆状卵圆形，3裂；蕊柱长5～7 mm，有短的蕊柱足。蒴果倒卵状椭圆形。花、果期4～7月。

【分布与生境】梵净山地区资源分布的代表区域：护国寺、刘家湾、垮山湾等地。生于海拔1200～1800 m的林中。

【中　药　名】天麻（块茎）。

【功 效 主 治】平肝，息风止痉，祛风，通络。主治眩晕，头痛，抽搐拘挛，急、慢惊风，肢麻，半身不遂，风湿痹痛。

【采 收 加 工】春季采挖，箭麻作药，白麻和米麻作种。趁鲜除去泥沙，按大小不同，蒸5～15 min，蒸透心后，用文火烘烧，开始以50～60℃为宜，至七八成干时，取出压扁，继续上炕，湿度应为70℃左右，待天麻全干后，立即出炕。

【用 法 用 量】内服：煎汤，3～10 g；或入丸、散，研末吞服，每次1～1.5 g。

【用 药 经 验】①风湿麻木瘫痪：天麻、扭子七各30 g，羌活、独活各5 g，白酒（40°）500 mL，浸泡7 d。早、晚适量服用。②高血压：天麻5 g，杜仲、野菊花各10 g，川芎9 g，水煎服。

# 大花斑叶兰 *Goodyera biflora* (Lindl.) Hook. f.

【别　　　名】长花斑叶兰（《台湾兰科植物》），双花斑叶兰（《台湾兰科植物彩色图鉴》），大斑叶兰（《中国兰花全书》），偏花斑叶兰（《海南植物志》）。

【形 态 特 征】多年生草本，植株高5～15 cm。根状茎伸长，茎状，匍匐，具节；茎直立，绿色，具4～5枚叶。叶片卵形或椭圆形，长2～4 cm，宽1～2.5 cm，上面绿色，具白色均匀细脉连接成的网状脉纹，背面淡绿色，有时带紫红色，具柄；叶柄长

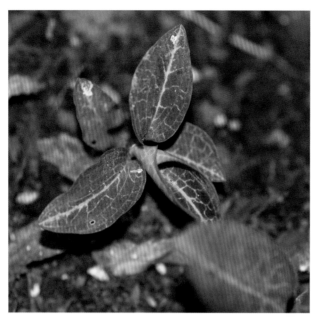
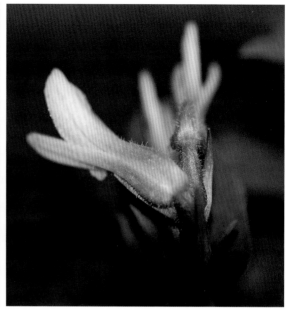

1 ~ 2.5 cm，基部扩大成抱茎的鞘。花茎很短，被短柔毛；总状花序通常具2朵花，罕3 ~ 6朵花，常偏向一侧；花苞片披针形，长1.5 ~ 2.5 cm，先端渐尖，背面被短柔毛；子房圆柱状纺锤形，连花梗长5 ~ 8 mm，被短柔毛；花大，长管状，白色或带粉红色；唇瓣白色，线状披针形，长1.8 ~ 2 cm；蕊柱短；花药三角状披针形，长1 ~ 1.2 cm；花粉团倒披针形，长1.2 ~ 1.6 cm；蕊喙细长，长1 ~ 1.2 cm，叉状2裂；柱头1个，位于蕊喙下方。花期2 ~ 7月。

【分布与生境】梵净山地区资源分布的代表区域：长坂坡等地。生于海拔1200 m左右的疏林中。

【中 药 名】斑叶兰（全草）。

【功效主治】润肺止咳，消肿解毒，补肾益气，行气活血。主治肺痨咳嗽，咽喉肿痛，气管炎，神经衰弱，阳痿，疮疖，跌打损伤，毒蛇咬伤。

【采收加工】夏、秋季采挖，洗净，晒干或鲜用。

【用法用量】内服：煎汤，9 ~ 15 g；或捣汁；或浸酒。外用：适量，捣敷。

【用药经验】骨节疼痛，不红不肿者：斑叶兰捣烂，用酒炒热，外包痛处（小儿用淘米水代酒），每日一换。

# 小斑叶兰 *Goodyera repens* (L.) R. Br.

【别　　　名】袖珍斑叶兰（《台湾兰科植物》），匍枝斑叶兰（《台湾兰科植物彩色图鉴》），南投斑叶兰（《台湾植物志》）。

【形态特征】植株高10～25 cm。根状茎伸长，匍匐，具节；茎直立，绿色，具5～6枚叶。叶片卵形或卵状椭圆形，长1～2 cm，宽5～15 mm，上面深绿色具白色斑纹，背面淡绿色，先端急尖，基部钝或宽楔形，具柄，叶柄长5～10 mm，基部扩大成抱茎的鞘。花茎直立或近直立，具3～5枚鞘状苞片；总状花序具几朵至10余朵、密生、多少偏向一侧的花，长4～15 cm；花苞片披针形，先端渐尖；子房圆柱状纺锤形，连花梗长4 mm；花小，白色或带绿色或带粉红色，半张开；萼片背面被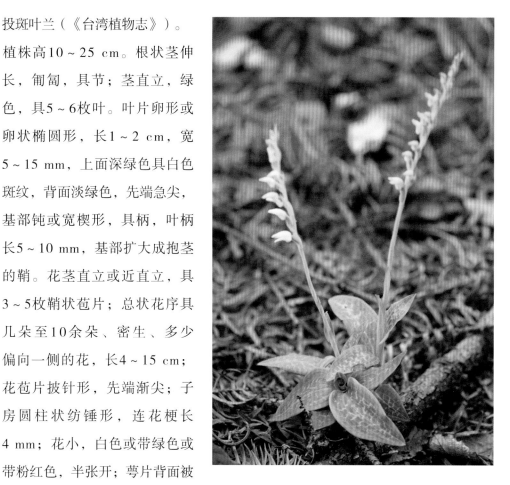或多或少腺状柔毛，具1脉，中萼片卵形或卵状长圆形，先端钝，与花瓣黏合成兜状；侧萼片斜卵形、卵状椭圆形，先端钝；花瓣斜匙形，无毛，先端钝，具1脉，唇瓣卵形，前部短的舌状，略外弯；蕊柱短；蕊喙直立，叉状2裂。花期7～8月。

【分布与生境】梵净山地区资源分布的代表区域：铜矿厂、马槽河等地。生于海拔700～2500 m的山坡、沟谷林下。

【中 药 名】斑叶兰（全草）。

【功效主治】润肺止咳，消肿解毒，补肾益气，行气活血。主治肺痨咳嗽，咽喉肿痛，气管炎，神经衰弱，阳痿，疮疖，跌打损伤，毒蛇咬伤。

【采收加工】春、秋季采挖，洗净，用沸水烫后晒干。

【用法用量】内服：煎汤，9～15 g；或研末；或浸酒。

【用药经验】①骨节疼痛，不红不肿者：斑叶兰捣烂，用酒炒热，外包痛处（小儿用淘米水代酒），每日一换。②血虚少乳：斑叶兰9 g，当归15 g，黄芪30 g，通草、漏芦各6 g，玉竹9 g。猪蹄汤煎服。③小儿肝炎：斑叶兰、黄精、粉苞苣各适量，制成糖浆。每次服10～15 mL，每日3次，小儿酌减。

# 毛莛玉凤花 *Habenaria ciliolaris* Kraenzl.

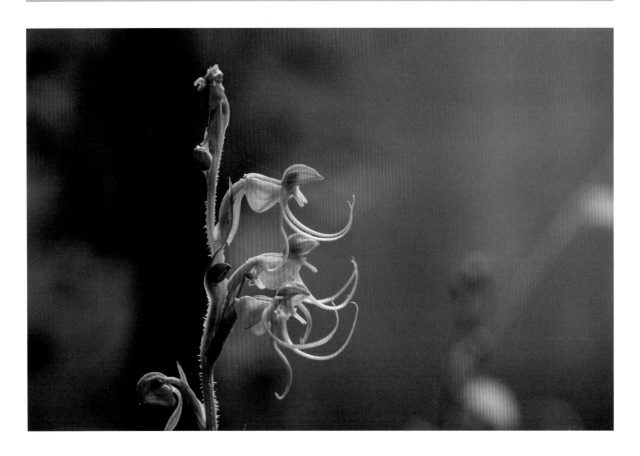

【别　　名】银兰（《贵州中草药名录》），土天麻（《湖南药物志》），玉峰花（《云南药用植物名录》），野阳合（湖北）。

【形态特征】多年生草本，高25～60 cm。块茎肉质，长椭圆形或长圆形，长3～5 cm，直径1.5～2.5 cm；茎粗，直立，圆柱形，近中部具5～6枚叶，向上有5～10枚疏生的苞片状小叶。叶片椭圆状披针形、倒卵状匙形或长椭圆形。总状花序具6～15朵花，长9～23 cm；花苞片卵形；子房圆柱状纺锤形，连花梗具喙；花白色或绿白色；中萼片宽卵形，具5脉，背面具3条片状具细齿或近全缘的龙骨状突起，侧萼片反折，卵形，具3～4条弯曲的脉；花瓣直立，不裂，具1脉，唇瓣较萼片长，基部3深裂，中裂片长16～18 mm，侧裂片长20～22 mm；距圆筒状棒形，长21～27 mm；药室基部伸长的沟与蕊喙臂伸长的沟两者靠合成细的管，管前伸，长约2 mm；柱头2个，隆起，长圆形，长约1.5 mm。花期7～9月。

【分布与生境】梵净山地区资源分布的代表区域：观音阁、二道拐、黄泥沟等地。生于海拔

340 ～ 1800 m的山坡或沟边林下阴处。

【中　药　名】肾经草（块茎）。

【功效主治】壮腰补肾，清热解毒，利水。主治肾虚腰痛，阳痿，遗精，毒蛇咬伤，热淋，疮疖肿毒。

【采收加工】春、秋季采挖，去净茎叶和须根，洗净，晒干。

【用法用量】内服：煎汤，9 ～ 15 g。外用：适量，鲜品捣敷。

【用药经验】①肾虚遗精：肾经草、金樱子、黄精各15 g，土党参、熟地各9 g，水煎服。②阳痿早泄：肾经草、黄精、土党参各15 g，地龙9 g，水煎服。

# 叉唇角盘兰 *Herminium lanceum* (Thunb.) Vuijk.

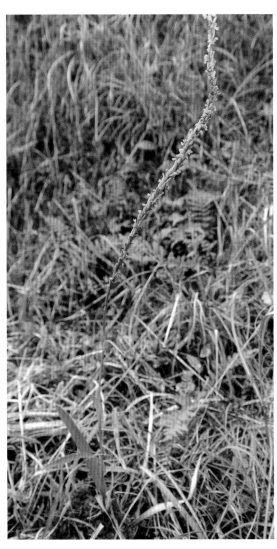 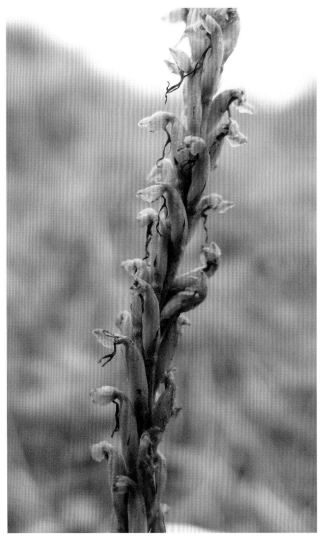

【别　　名】双肾草、肾囊草（《湖北中草药志》），蛇尾草（《新华本草纲要》），蛇含草、鸡心贝母（云南昆明）。

【形态特征】多年生草本，高10~83 cm。块茎圆球形或椭圆形，肉质；茎直立，基部具2枚筒状鞘，中部具3~4枚疏生的叶。叶互生，叶片线状披针形，直立伸展，长达15 cm，宽达1 cm，基部渐狭并抱茎。总状花序具多数密生的花，圆柱形，最长可达43 cm；花苞片小，披针形，直立伸展；子房圆柱形，扭转，连花梗长5~7 mm；花小，黄绿色或绿色；中萼片卵状长圆形或长圆形，直立，凹陷成舟状，具1脉，侧萼片张开，长圆形或卵状长圆形，具1脉；花瓣直立，线形，具1脉，唇瓣轮廓为长圆形，常下垂，凹陷，无距，常在近基部上面有1枚短的、纵的脊状隆起，在中部或中部以上呈叉状3裂；蕊柱粗短；药室并行；花粉团球形，具极短的花粉团柄和黏盘，黏盘圆形；蕊喙小；柱头2个，横椭圆形，隆起；退化雄蕊2个，常较长，长圆形，较花药低，近等长。花期6~8月。

【分布与生境】梵净山地区资源分布的代表区域：核桃湾、垮山湾等地。生于海拔730~2400 m的山坡杂木林至针叶林下、竹林下、灌丛下或草地中。

【中　药　名】腰子草（块茎及全草）。

【功效主治】益肾壮阳，养血补虚，理气除湿。主治虚劳，眼目昏花，阳痿，遗精，睾丸肿痛，白浊，白带异常。

【采收加工】夏、秋季采收，洗净，晒干。

【用法用量】内服：煎汤，6~15 g。

【用药经验】男性不育：腰子草合枸杞、五味子、菟丝子，水煎服。

# 羊耳蒜 *Liparis campylostalix* H. G. Reichenbach

【别　　名】珍珠七、借母怀胎、鸡心七（《陕西中草药》），算盘七（《陕西中药名录》）。

【形态特征】地生草本。假鳞茎卵形，外被白色的薄膜质鞘。叶2枚，卵状长圆形或近椭圆形，膜质或草质，长5~10 cm，宽2~4（~7）cm，基部收狭成鞘状柄，无关节；鞘状柄长3~8 cm，初时抱花葶，果期则多少分离。花葶长12~50 cm；花序柄圆柱形，两侧在花期可见狭翅，果期则翅不明显；总状花序具数朵至10余朵花；花苞片狭卵形；花梗和子房长8~10 mm；花通常淡绿色；萼片线状披针形，先端略钝，具

3脉，侧萼片稍斜歪；花瓣丝状，长7～9 mm，具1脉，唇瓣近倒卵形，先端具短尖，基部逐渐变狭。蒴果倒卵状长圆形；果梗长5～9 mm。花期6～8月，果期9～10月。

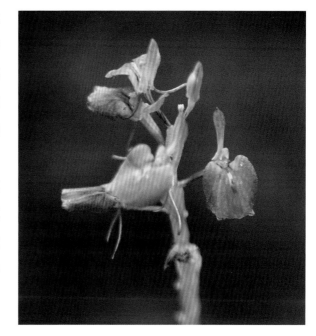

【分布与生境】梵净山地区资源分布的代表区域：大罗河、桃树岭、刘家湾、茶园等地。生于海拔1100～2550 m的林下、灌丛中或草地荫蔽处。

【中 药 名】羊耳蒜（带根全草）。

【功效主治】消肿止痛，活血止血。主治扁桃体炎，产后腹痛，白带过多，崩漏，烧伤，跌打损伤。

【采收加工】夏、秋季采挖，鲜用或切段晒干。

【用法用量】内服：煎汤，6～9 g。外用：适量，鲜品捣烂外敷。

【用药经验】①产后腹痛：羊耳蒜、桃奴各9 g。水煎加黄酒服。②跌打损伤：羊耳蒜干粉适量，加醋调服，或鲜品捣烂敷患处。

# 见血青 *Liparis nervosa* (Thunb. ex A. Murray) Lindl.

【别 名】羊耳蒜（《植物名实图考》），立地好（《民间常用草药汇编》），倒岩提、走子草、肉龙箭（《贵州药用植物名录》）。

【形态特征】地生草本。茎圆柱状，肥厚，肉质，有数节，长2～8 cm，直径5～7 mm。叶3～5枚，卵形至卵状椭圆形，膜质或草质，长5～11 cm，宽3～5 cm，先端近渐尖，全缘，基部收狭并下延成鞘状柄，无关节。花葶发自茎顶端，长10～25 cm；总状花序通常具数朵至10余朵花；花梗和子房长8～16 mm；花紫色；中萼片线形或宽线形，长8～10 mm，宽1.5～2 mm，先端钝，边缘外卷，侧萼片狭卵状长圆形，长6～7 mm，先端钝；花瓣丝状，长7～8 mm，唇瓣长圆状倒卵形。蒴果倒卵状长圆形或狭椭圆形，长约1.5 cm，宽约6 mm；果梗长4～7 mm。花期2～7月，果期10月。

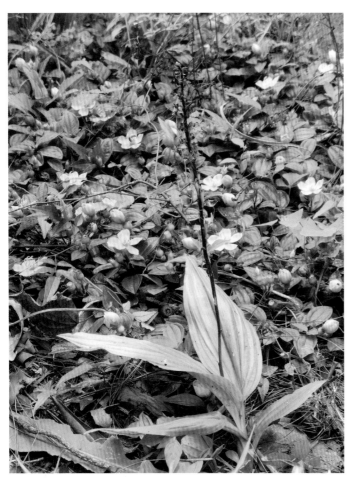
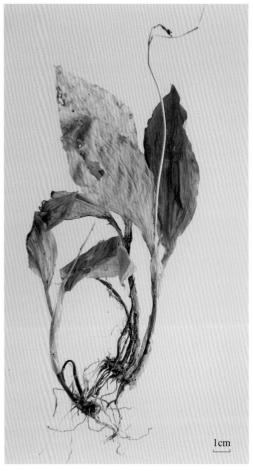

1cm

【分布与生境】梵净山地区资源分布的代表区域：铜矿厂、密麻树、马槽河等地。生于海拔1000~2100 m的林下、溪谷旁、草丛阴处或岩石覆土上。

【中药名】见血清（全草）。

【功效主治】凉血止血，清热解毒。主治胃热吐血，肺热咯血，肠风下血，崩漏，手术出血，创伤出血，疮疡肿毒，毒蛇咬伤，跌打损伤。

【采收加工】夏、秋季采收，鲜用或切段晒干。

【用法用量】内服：煎汤，9~15 g，鲜品30~60 g；或研末，每次9 g。外用：适量，鲜品捣烂；外敷或研末调敷。

【用药经验】①胃热吐血：见血清30 g，煎水，送服白及末6 g。②肺热咳嗽，咯血：见血清晒干研磨，每服9 g，温开水或藕节煎水送服。③疮疖肿痛：见血清捣烂外敷，或研细末醋调服。④蝮蛇咬伤：见血清4株，水煎，冲滴水珠3 g，顿服；另取滴水珠，七叶一枝花，大黄等研粉，醋调搽肿处。⑤外伤出血：见血清全草适量，水煎浓缩，以药棉蘸药液置于伤口。

# 叉唇钗子股 *Luisia teres* (Thunb. ex A. Murray) Bl.

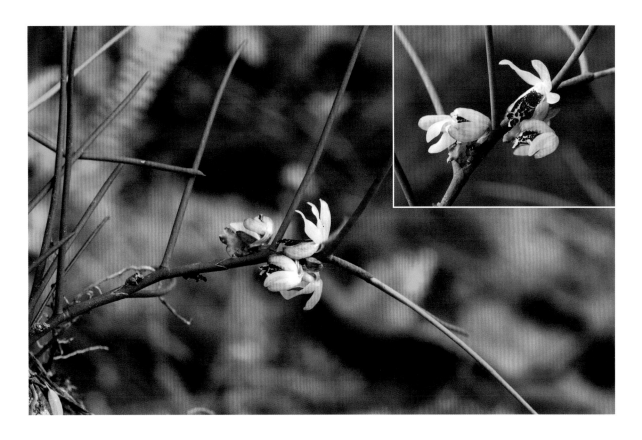

【别　　　名】牡丹金钗兰（《台湾植物志》）。

【形态特征】附生草本。茎直立，圆柱形，长达55 cm，直径4~5 mm，具多数长2.5~2.8 cm的节间。叶斜立，肉质，圆柱形，长7~13 cm，先端钝，基部具1个关节和宿存的革质鞘。总状花序侧生于叶鞘背侧的基部上方，长约1 cm，具1~7朵花；花序柄基部被3~4枚鳞片状宽卵形的鞘；花苞片宽卵形，先端钝；花梗和子房长约8 mm；花开展，萼片和花瓣淡黄色或浅白色，在背面和先端带紫晕；中萼片向前倾，卵状长圆形，先端钝，具7条脉，侧萼片与唇瓣的前唇平行而向前伸，稍两侧对折而围抱前唇的两侧边缘，比中萼片长，先端稍锐尖，在背面中肋呈翅状，但其不向先端伸长为芒尖；花瓣向前倾，稍镰刀状椭圆形，近等长于中萼片而狭窄得多，先端钝，具5条脉，唇瓣厚肉质，浅白色而上面密布污紫色的斑块，前后唇之间无明显的界线，后唇稍凹，基部具斜立的耳，耳近方形，前唇较大，近卵形，伸展，上面近先端处具1条纵向的肉质脊突，先端叉状2裂，裂片近三角形，边缘全缘，被细乳突状毛；蕊柱长3.5~4 mm，蕊喙大，2裂，裂片近方形；药帽淡黄色，前端不伸长；黏盘柄倒卵形，黏盘大，近横长圆形。花期通常3~5月。

【分布与生镜】梵净山及周边地区均有分布。生于海拔1200~1600 m的山地林中树干上。

【中 药 名】叉唇钗子股（根或全草）。

【功效主治】消肿，截疟，接骨。主治热痰，恶性疟疾，扁桃体炎，跌打损伤。

【采收加工】夏、秋季采收，鲜用或晾干。

【用法用量】内服：煎汤，9~15 g，鲜品30~60 g；或捣汁。外用：适量，鲜品捣敷。

# 对叶兰 *Neottia puberula* (Maximowicz) Szlachetko

【别　　名】华北对叶兰（《中国植物志》）。

【形态特征】植株高10~20 cm，具细长的根状茎。茎纤细，近基部处具2枚膜质鞘，近中部处具2枚对生叶，叶以上部分被短柔毛。叶片心形、宽卵形或宽卵状三角形，长1.5~2.5 cm，先端急尖或钝，基部宽楔形或近心形。总状花序长2.5~7 cm，被短柔毛，疏生4~7朵花；花苞片披针形，先端急尖，无毛；花梗具短柔毛；子房长约6 mm；花绿色；中萼片卵状披针形，先端近急尖，具1脉，侧萼片斜卵状披针形，与中萼片近等长；花瓣线形，具1脉，唇瓣窄倒卵状楔形或长圆状楔形。蒴果倒卵形。花期7~9月，果期9~10月。

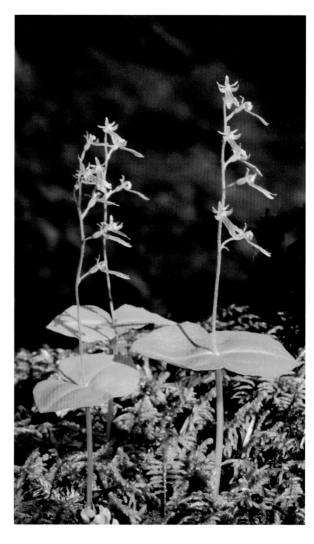

【分布与生境】梵净山地区资源分布的代表区域：铜矿厂、陈家沟、棉絮岭等地。生于海拔1400~2600 m的密林下阴湿处。

【中 药 名】对叶兰（全草）。

【功效主治】补肾滋阴，化痰止咳。

【采收加工】夏、秋季采收，切段，晒干。

# 硬叶兜兰 *Paphiopedilum micranthum* T. Tang et F. T. Wang

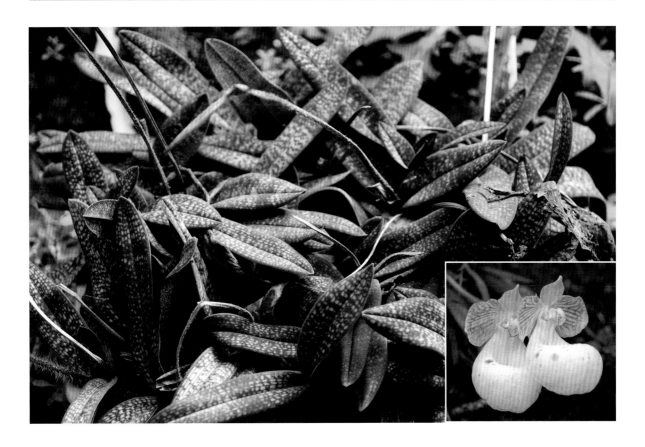

【形态特征】地生或半附生植物。地下具细长而横走的根状茎，根状茎具少数稍肉质而被毛的纤维根。叶基生，4～5枚；叶片长圆形或舌状，坚革质，长5～15 cm，宽1.5～2 cm，上面有深浅绿色相间的网格斑，背面有密集的紫斑点并具龙骨状突起，基部收狭成叶柄状并对折而彼此套叠。花葶直立，长10～26 cm，紫红色而有深色斑点，被长柔毛，顶端具1花；花苞片卵形或宽卵形，绿色而有紫色斑点，长1～1.4 cm；花梗和子房长3.5～4.5 cm；花大，艳丽，中萼片与花瓣通常白色而有黄色晕和淡紫红色粗脉纹，唇瓣白色至淡粉红色，中萼片背面有龙骨状突起，合萼片背面具2条稍钝的龙骨状突起；花瓣宽卵形、宽椭圆形或近圆形，唇瓣深囊状，整个边缘内折；退化雄蕊椭圆形；能育雄蕊2枚。花期3～5月。

【分布与生境】梵净山地区资源分布的代表区域：江口黄姑山、鱼粮溪、桃映、凯德等地。生于海拔1000~1700 m的石灰岩山坡草丛中或石壁缝隙或积土处。

【中 药 名】花叶子（全草）。

【功 效 主 治】清热透疹，清心安神。主治肺炎，麻疹，心烦失眠。

【采 收 加 工】夏、秋季采收，晒干。

【用 法 用 量】内服：煎汤，15~25 g。

# 黄花鹤顶兰 *Phaius flavus* (Bl.) Lindl.

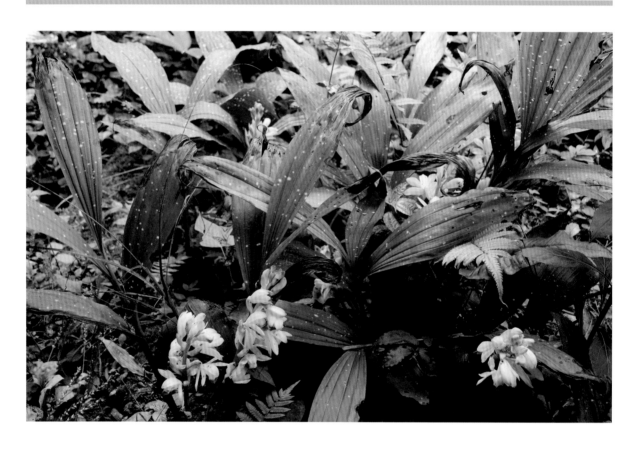

【别 名】斑叶鹤顶兰（《中国高等植物图鉴》），黄鹤兰（《台湾兰科植物图鉴》）。

【形 态 特 征】假鳞茎卵状圆锥形，通常长5~6 cm，具2~3节，被鞘。叶4~6枚，具黄色斑块，长椭圆形或椭圆状披针形，具5~7条在背面隆起的脉，两面无毛，叶柄以下为互相包卷而形成假茎的鞘。花葶从假鳞茎基部的节上发出，1~2个，长达75 cm；总状花序长达20 cm，具数朵至20朵花；花苞片宿存，长达3 cm；花梗和子房长约3 cm；花柠檬黄色；中萼片长圆状倒卵形，具7条脉，侧萼片斜长圆形，与中萼片等长，具7

条脉；花瓣长圆状倒披针形，具7条脉，唇瓣贴生于蕊柱基部，倒卵形，长2.5 cm，宽约2.2 cm，前端3裂，侧裂片近倒卵形，中裂片近圆形，宽约1.2 cm；唇盘具3~4条多少隆起的脊突；距白色；蕊柱白色，长约2 cm；蕊喙肉质，半圆形；药帽白色；药床宽大；花粉团卵形。花期4~10月。

【分布与生境】梵净山地区资源分布的代表区域：盘溪河、鱼坳、茴香坪、岩高坪、郭家沟等地。生于海拔300~2500 m的山坡林下阴湿处。

【中 药 名】黄花鹤顶兰（假鳞茎）。

【功效主治】清热解毒，消肿散结。主治痈疮溃烂，瘰疬。

【采收加工】秋季采挖，鲜用或晒干。

【用法用量】内服：煎汤，3~9 g。外用：适量，鲜品捣敷；或研磨撒于患处。

# 云南石仙桃 *Pholidota yunnanensis* Rolfe.

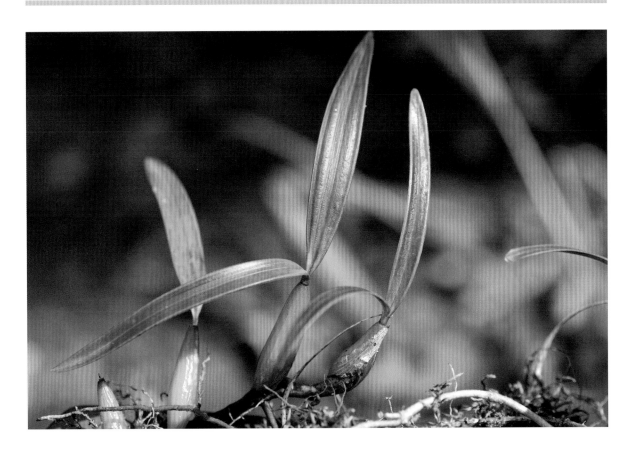

【别　　名】乱角莲、六棱锥（《文山中草药》），果上叶、鸦雀还阳、岩火炮（《全国中草药汇编》）。

【形态特征】附生植物。根状茎粗壮；假鳞茎肉质，疏生，长圆形或卵状长圆形，长2.5～5 cm，顶生2枚叶。叶披针形，革质，长6～15 cm，宽7～25 mm，具折扇状脉，先端略钝，基部渐狭成短柄。花葶生于幼嫩假鳞茎顶端，连同幼叶从靠近老假鳞茎基部的根状茎上发出，长7～12 cm；总状花序具15～20朵花；花白色或浅肉色，顶端有围绕药床的翅，翅的两端各有1个不甚明显的小齿；蕊喙宽舌状。蒴果倒卵状椭圆形，有3棱；果梗长2～4 mm。花期5月，果期9～10月。

【分布与生境】梵净山地区资源分布的代表区域：小黑湾、火烧岩等地。生于海拔600～900 m的山谷林缘岩石上、林中或山谷旁的树上或岩石上。

【中 药 名】云南石仙桃（全草、假鳞茎）。

【功效主治】养阴清肺，化痰止咳，行气止痛。主治肺结核咳嗽，咯血，慢性支气管炎，咽炎，跌打损伤。

【采收加工】全年均可采，鲜用或切片晒干。

【用法用量】内服：煎汤，15～30 g，鲜用加倍。外用：适量，鲜品捣敷。

【用药经验】①疮疖肿毒：云南石仙桃鲜（假鳞茎）捣烂敷。②肺热咳嗽，咳血：鲜云南石仙桃（假鳞茎）30～90 g，水煎调冰糖服。

# 美丽独蒜兰 *Pleione pleionoides* (Kraenzl. ex Diels.) Braem et H. Mohr.

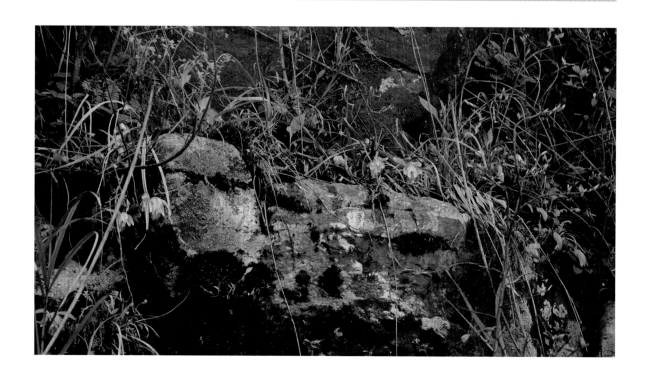

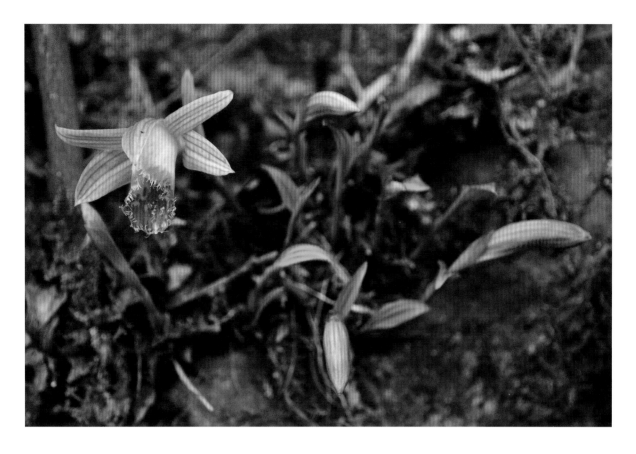

【形态特征】地生或半附生草本。假鳞茎圆锥形，长2.5~3 cm，直径约1.5 cm，表面粗糙，顶端具1枚叶。叶在花期尚幼嫩，长成后椭圆状披针形，纸质，长14~20 cm，宽约2.5 cm，先端急尖。花葶从无叶的老假鳞茎基部发出，直立，长8~22 cm，顶端具1花，稀为2花；花苞片线状披针形，长2.5~3.1 cm，长于花梗和子房，先端急尖；花玫瑰紫色，唇瓣上具黄色褶片；中萼片狭椭圆形，长4~6.5 cm，宽6~13 mm，先端急尖，侧萼片亦狭椭圆形，先端急尖；花瓣倒披针形，长4.2~6.4 cm，宽5~10 mm，先端急尖，唇瓣近菱形至倒卵形，长4.2~5.5 cm，宽3.5~4.2 cm，极不明显的3裂，前部边缘具细齿，上面具2或4条褶片；褶片具细齿；蕊柱长3.5~4.5 cm。花期6月。

【分布与生境】梵净山地区资源分布的代表区域：黑湾河、鱼坳、盘溪河、马槽河等地。生于海拔1750~2250 m的林下腐殖质丰富或苔藓覆盖的岩石上或岩壁上。

【中 药 名】美丽独蒜兰（假鳞茎）。

【功 效 主 治】清热解毒，化痰散结。主治痈肿疔毒，瘰疬痰核，淋巴结结核，蛇虫咬伤。

【采 收 加 工】秋季采挖，洗净，切片，鲜用或晒干。

【用 法 用 量】内服：煎汤，9~15 g；或研粉。外用：适量，捣烂外敷；或研磨撒敷。

# 朱 兰 *Pogonia japonica* Rchb. f.

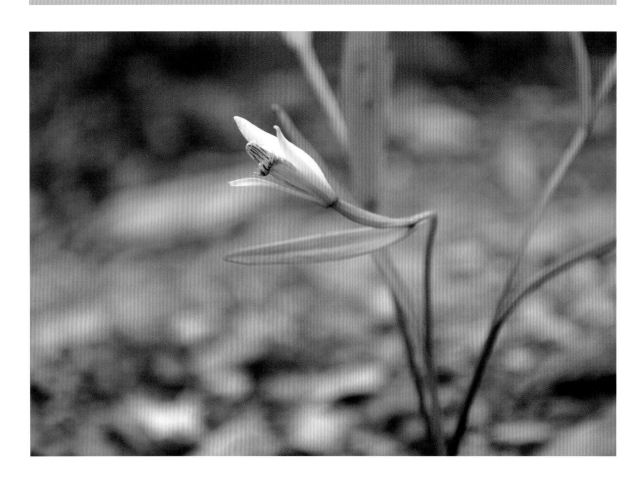

【别　　　名】斩龙剑（《广西药用植物名录》），双肾草（《云南中药资源名录》），祖师剑、
青蛇剑（四川）。

【形 态 特 征】陆生植物。高12～25 cm。根状茎直生，长1～2 cm，具肉质根；茎直立，在中部或中
部以上具1枚叶。叶稍肉质，近长圆形或长圆状披针形，长3.5～9 cm，宽8～17 mm，
先端急尖或钝，基部抱茎。花苞片叶状，狭长圆形、线状披针形或披针形；花梗和
子房长1～1.8 cm；花单朵顶生，常紫红色或淡紫红色；萼片狭长圆状倒披针形，先
端钝或渐尖，中脉两侧不对称；花瓣与萼片相似，唇瓣近狭长圆形，长1.4～2 cm，
中部以上3裂，侧裂片顶端有不规则缺刻或流苏，中裂片舌状或倒卵形，边缘具流
苏状齿缺，唇瓣基部有2～3条纵褶片延伸至中裂片上；蕊柱细长，上部具狭翅。蒴
果长圆形。花期5～7月，果期9～10月。

【分布与生境】梵净山地区资源分布的代表区域：董家堰、青岗岭、岩高坪。生于海拔400～2000 m
的山顶草丛中、山谷旁林下、灌丛下湿地或其他湿润之地。

【中 药 名】朱兰（全草）。

【功效主治】清热解毒，消肿止血。主治胆囊炎，肝炎，疮痈肿毒，毒蛇咬伤。

【采 收 加 工】夏、秋季采收，洗净，鲜用或晒干。

【用法用量】内服：煎汤，9～15 g。外用：适量，捣烂外敷。

# 绶 草 *Spiranthes sinensis* (Pers.) Ames

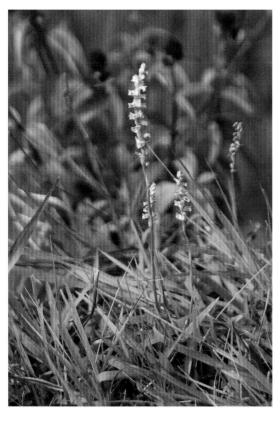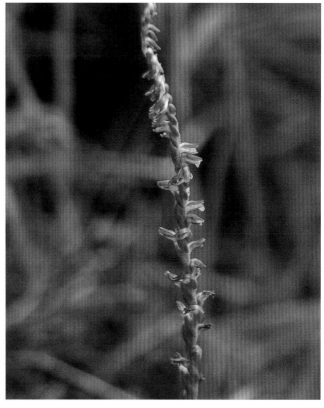

【别　　　名】九龙蛇、笑天龙（《贵州草药》），盘龙花（《江西草药》），马牙七、盘龙箭（《陕西中草药》）。

【形 态 特 征】植株高13～30 cm。根数条，指状，肉质，簇生于茎基部。茎较短，近基部生2～5枚叶。叶片宽线形或宽线状披针形，直立伸展，长3～10 cm，宽常5～10 mm，先端急尖或渐尖，基部收狭具柄状抱茎的鞘。花茎直立，长10～25 cm，上部被腺状柔毛至无毛；总状花序具多数密生的花，长4～10 cm，呈螺旋状扭转；花苞片卵状披针形，先端长渐尖；子房纺锤形，扭转，被腺状柔毛，连花梗长4～5 mm；花紫红色、粉红色或白色，在花序轴上呈螺旋状排生；萼片的下部靠合，中萼片狭长圆形，先端稍尖，侧萼片披针形，先端稍尖；花瓣斜菱状长圆形，先端钝，唇瓣宽长圆形，凹陷，先端极钝，唇瓣基部凹陷成浅囊状，囊内具2枚胼胝体。花期7~8月。

【分布与生境】梵净山地区资源分布的代表区域：黑湾河、鱼坳、马槽河、护国寺等地。生于海拔400~2400 m的山坡林下、灌丛下、草地或河滩沼泽草甸中。

【中　药　名】盘龙参（根及全草）。

【功效主治】益气养阴，清热解毒。主治病后虚弱，阴虚内热，咳嗽吐血，头晕，腰痛酸软，糖尿病，遗精，淋浊带下，咽喉肿痛，毒蛇咬伤，烫火伤，疮疡痈肿。

【采收加工】夏、秋季采收，鲜用或晒干。

【用法用量】内服：煎汤，9~15 g，鲜全草15~30 g。外用：适量，鲜品捣敷。

【用药经验】①病后体虚：盘龙参、当归各9 g，黄芪15 g。水煎服。②肺痨虚热咳血：盘龙参15 g，贝母9 g。水煎服。③神经衰弱：盘龙参12 g，远志9 g，合欢15 g。水煎服。④腰痛，遗精，白带异常：盘龙参、黑芝麻各30 g，黑黄豆、补骨脂、山药、覆盆子、金樱子各15 g，炒研为末，炼蜜为丸。早、晚每次9 g，开水吞服。⑤气虚带下：盘龙参30 g，黑鱼1尾，炖服。

# 小叶白点兰 *Thrixspermum japonicum* (Miq.) Rchb. f.

【形态特征】茎斜立和悬垂，长2~13 cm，具多数节，密生多数2列的叶。叶薄革质，长圆形或有时倒披针形，先端稍钝并且微2裂，基部具1个关节和抱茎的鞘。花序常2至多个，对生于叶，多少等长于叶；花序柄纤细，被2枚鞘；花序轴长3~5 mm，不增粗，疏生少数花；花苞片疏离、2列，宽卵状三角形，先端钝尖；花梗和子房长约5 mm；花淡黄色；中萼片长圆形，具3条脉，侧萼片卵状披针形，与中萼片等长而稍较宽，具3条脉；花瓣狭长圆形，具1条脉，唇瓣基部具长约1 mm的爪，3裂，侧

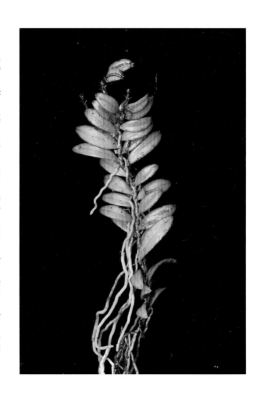

裂片近直立而向前弯曲，狭卵状长圆形，中裂片很小，半圆形，肉质；唇盘基部稍凹陷，密被绒毛。花期9～10月。

【分布与生境】梵净山地区资源分布的代表区域：大黑湾、青龙洞等地。生于海拔900～1000 m的沟谷、河岸的林缘树枝上。

【中　药　名】小叶白点兰（全草）。

【功效主治】主治肺痨，劳伤，刀伤。

【采收加工】秋季采收，晒干。

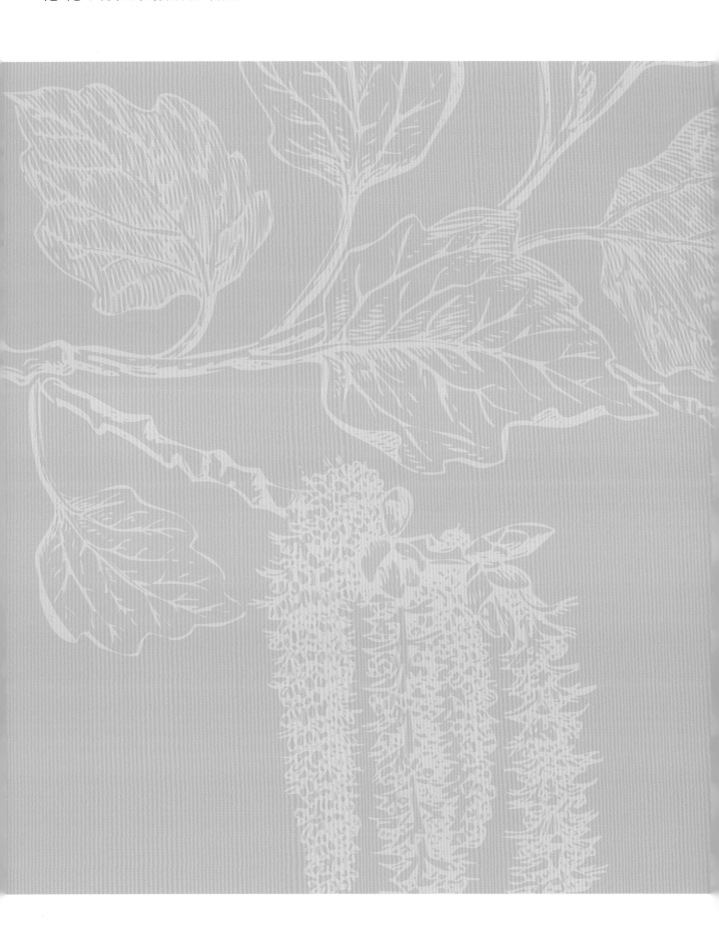

SECOND
CHAPTER

# 第二章

梵净山药用动物资源

# 田螺科

## 方形环棱螺 *Bellamya quadrata* Benson.

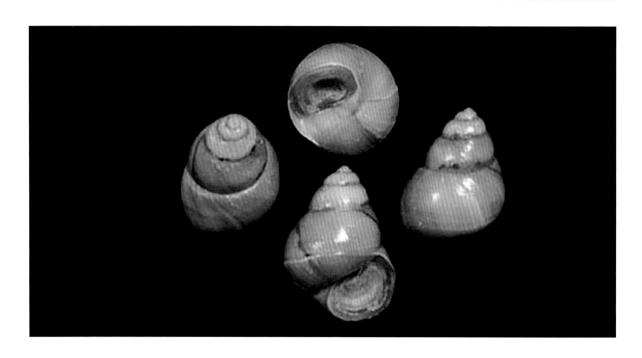

【别　　名】金螺、石螺、湖螺、豆田螺、蜗螺牛（《中华本草》）。

【形态特征】贝壳中等大小，全体呈长圆锥形。壳质厚，极坚固。壳高26～30 mm，壳宽14～17 mm。螺层7，自上而下缓慢均匀增长。缝合线极清晰。壳塔高，呈长圆锥形，其高度约为壳高的2/3。壳顶尖，各螺层壳面平直，体螺层亦不膨胀。壳表面绿褐色或黄褐色，具有细密而明显的生长纹及螺棱，体螺层上的螺棱较粗而显著。壳口呈卵圆形，上方有一锐角，周缘完整。外唇简单。内唇肥厚，上方贴覆于体螺层上。厣角质，卵圆形，较薄，表面黄褐色，具有同心圆的生长纹，厣核略靠近内唇中央处。脐孔不明显。

【分布与生境】梵净山地区资源分布的代表区域：快场、马槽河、徐家沟、青龙洞。多栖息于腐殖质较多的水底。

【中　药　名】螺蛳（全体）。

【功效主治】清湿热，去痰火，解疮毒。主治脘腹满痛，痢疾，淋病，高血压，头痛，痔疮，头疮，疥癣。

【采 收 加 工】四季均可捕获，洗净用。

【用 法 用 量】内服：煮食，20个或煎汤；或捣汁。外用：适量，捣敷。

【用 药 经 验】①黄疸，酒疸：小螺蛳去泥土，煮食饮汁。②白游风肿：螺蛳肉入盐少许，捣泥贴之。

---

# 中华圆田螺 *Cipangopaludina cathayensis* Heude.

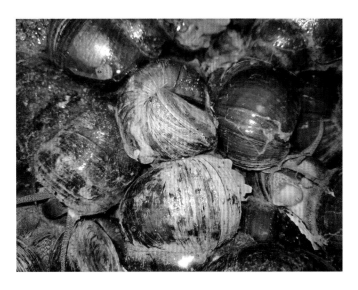

【别　　　　名】田中螺（《名医别录》），
黄螺（《医林纂要·药
性》）。

【形 态 特 征】成体壳高约50 mm，壳
宽约40 mm。壳质薄而
坚固，外形呈卵圆形。
有6~7个螺层，各螺层
的宽度增长迅速，壳面
膨胀。缝合线明显。螺
旋部较方形环棱螺短而
宽，体螺层极膨大。壳顶尖锐。壳面呈绿褐色或黄褐色。壳口为卵圆形，周缘常具
有黑色框边，外唇简单，内唇肥厚，遮盖脐孔。脐孔呈缝状。厣角质，为一黄褐色
卵圆形薄片，具有明显的同心圆生长线，厣核位于内唇中央处。

【分布与生境】梵净山地区资源分布的代表区域：平定沟、牛角洞。栖息于水草茂盛的湖泊、水
库、河池、池塘及水田内。

【中　药　名】田螺（全体）。

【功 效 主 治】清热，利水，止渴，解毒。主治小便赤涩，目赤肿痛，黄疸，脚气病，浮肿，消
渴，痔疮，便血，疔疮肿毒。

【采 收 加 工】春季至秋季捕捉，捕得后洗净，鲜用。

【用 法 用 量】内服：煎汤，3~5个；取涎；或煅存性研末。外用：适量，取涎涂；或捣敷。

【用 药 经 验】①耳心痛：用冰片少许放入鲜田螺体内，化成汁后，取汁，滴耳。②子宫脱垂：大
田螺7个，用水漂净，去盖，将明矾和红糖（适量）塞入，待螺体化为水。取其液
加冰片外擦。

## 蛞蝓科

# 野蛞蝓 *Agriolimax agrestis* Linnaeus.

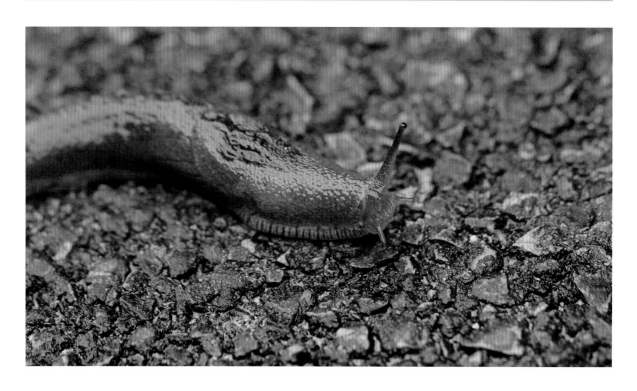

【别　　　名】蜒蚰（《救急方》），土蜗（《名医别录》）。

【形 态 特 征】体柔软，光滑，无外壳。体表呈暗灰色、黄白色或灰红色，少数有不明显的暗带或斑点。触角暗黑色。体背前端具外套膜，边缘卷起，其内有退化的贝壳（即盾板），上有明显的同心圆线。同心圆线中心在外套膜后端偏右。呼吸孔附近有细小的色线环绕。嵴钝。黏液无色。在右触角后方约2 mm处为生殖孔。活体伸直时体长30～60 mm，体宽4～6 mm。内壳长4 mm，宽2～3 mm。

【分布与生境】梵净山地区资源分布的代表区域：密麻树、金盏坪、茶园。常栖息于山区、丘陵、农田及住宅附近。

【中 药 名】蛞蝓（全体）。

【功 效 主 治】祛风定惊，清热解毒，消肿止痛。主治中风口眼㖞斜，筋脉拘挛，惊痫，喘息，咽肿，喉痹，痈肿，丹毒，痰核，痔疮，肿痛，脱肛。

【采 收 加 工】夏季于潮湿阴暗处捕捉。

【用法用量】内服：焙干研末；或研烂为丸，2~3条。外用：研末；或捣敷，5~10条。

【用药经验】①支气管哮喘：蛞蝓20~30条，茯苓45 g，生麻黄15 g（小儿剂量酌减）。先将蛞蝓水漂，加茯苓同捣烂，焙干研末，再用麻黄煎水做成丸。每日3次，每次1.5 g，连服7~10 d。②白喉，喉痹：蛞蝓适量，寒水石30 g。共捣烂，晒干，研末，加入飞青黛3 g，拌匀，备用。用时以小竹管蘸药，吹到患处，每日4~5次。

# 黄蛞蝓 *Limax flavus* Linnaeus.

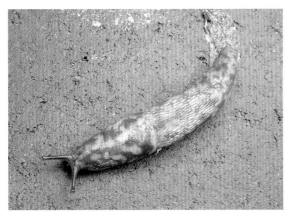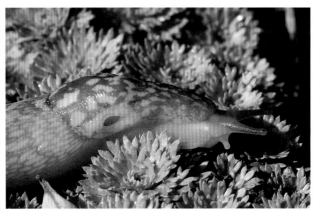

【别　　名】鼻涕虫（《本草纲目》）。

【形态特征】身体裸露而柔软，无外壳。2对触角淡蓝色。在体背部前端处有一椭圆形的外套膜，其前半部呈游离状，收缩时可覆盖其头部，外套膜内有一呈椭圆形、薄而透明的石灰质盾板（即退化的贝壳），呼吸孔位于体右侧外套膜边缘上。生殖孔在右前触角基部稍后方2~3 mm处。尾部具有短的尾嵴。体色为黄褐色或深橙色，并具有零散的浅黄色和淡白色相间的斑点，靠近足部两侧的颜色较浅。跖足为淡黄色。体长在伸展时可达100 mm，宽12 mm。

【分布与生境】梵净山地区资源分布的代表区域：密麻树、金盏坪、茶园。栖息于阴暗潮湿的温室、菜窖。

【中　药　名】蛞蝓（全体）。

【功效主治】祛风定惊，清热解毒，消肿止痛。主治中风口眼㖞斜，筋脉拘挛，惊痫，喘息，咽肿，喉痹，痈肿，丹毒，痰核，痔疮，肿痛，脱肛。

【采收加工】夏季于潮湿阴暗处捕捉，鲜用或焙干。

【用法用量】内服：焙干研末或研烂为丸，2~3条。外用：研末或捣敷，5~10条。

【用药经验】①支气管哮喘：蛞蝓20～30条，茯苓45 g，生麻黄15 g（小儿剂量酌减）。先将蛞蝓水漂，加茯苓同捣烂，焙干研末，再用麻黄煎水做成丸。每日3次，每次1.5 g，连服7～10 d。②白喉，喉痈：蛞蝓适量，寒水石30 g。共捣烂，晒干，研末，加入飞青黛3 g，拌匀，备用。用时少量吹到患处，每日4～5次。

## 水蛭科

# 宽体金线蛭 *Whitmania pigra* Whtman.

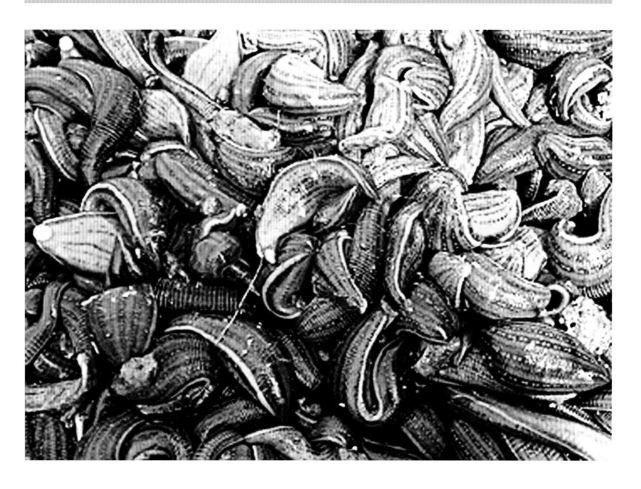

【别　　　名】水蚂蟥（《中华本草》）。

【形 态 特 征】成体长60～120 mm，宽13～40 mm。背面通常暗绿色，有5条纵纹，纵纹由黑色和淡黄色2种斑纹间杂排列组成。腹面两侧各有1条淡黄色纵纹，其余部分灰白色，杂有茶褐色斑点。体环数107，前吸盘小。颚齿不发达，不吸血。雄、雌生殖孔各位于33/34、38/39环沟间。

【分布与生境】梵净山地区资源分布的代表区域：黑湾河、田家坝。栖息于水田、河沟、溪流或池塘中，一般喜静水。

【中 药 名】水蛭（全体）。

【功 效 主 治】破血通经，逐瘀消癥。主治血瘀经闭，癥瘕痞块，中风偏瘫，跌打损伤。

【采收加工】9～10月捕捉。可用一个丝瓜络或扎一把草束，浸上动物血，晾干后放入水中诱捕，2～3 h后提出，抖下水蛭，拣大去小，反复多次即可将池中大部分成蛭捕尽。捕后将水蛭洗净，用石灰或白酒将其闷死，或用沸水烫死，晒干或低温干燥。

【用法用量】内服：煎汤，3～9 g；或入丸、散，每次0.5～1.5 g，大剂量每次3 g。

【用药经验】折伤：水蛭，新瓦上焙干，为细末，热酒调下5 g。

# 壁钱科

## 华南壁钱 *Uroctea compactilis* L. Koch.

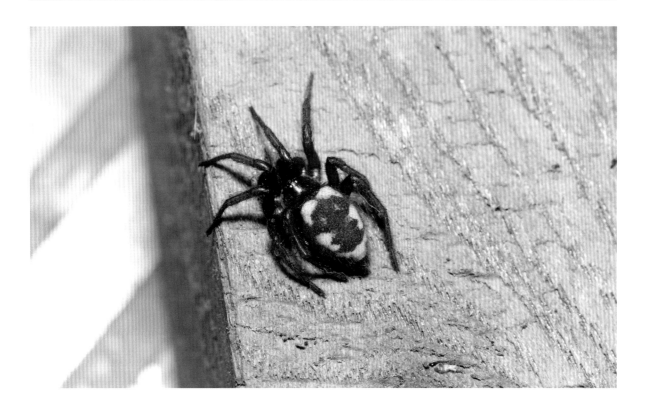

【别　　名】墙蜘蛛（《中国药用动物志》）。

【形态特征】体扁平，头胸部呈心脏形，头背面有单眼4对，头端下面有小口，适于吸吮。附肢6对，第1对螯状，第2对为脚须，似触角，雄性者末节膨大而成交配器，其他4对为步足，等长，易脱落。腹部卵圆形，有许多小黑点。腹面有生殖孔，上有生殖板覆盖。尾端有疣状突起的纺锤突，内通纺绩腺，能分泌黏液而抽丝。全体呈灰褐色，密生细毛。

【分布与生境】梵净山地区资源分布的代表区域：大园址、高峰、马槽河等地。栖息于老住宅的墙壁、屋角、门背等处。

【中　药　名】壁钱（全体），壁钱幕（巢或卵囊）。

【功效主治】■壁钱　清热解毒，定惊，止血。主治喉痹，乳蛾，口舌生疮，走马牙疳，小儿急惊，鼻衄，痔疮下血，金疮出血。

■壁钱幕　清热解毒，止血，敛疮。主治喉痹，乳蛾，牙痛，鼻衄，外伤出血，疮口不敛，咳嗽。

【采收加工】■壁钱　全年皆可捕捉，捕得虫体后，用开水烫死，晒干或鲜用。

■壁钱幕　秋季采集，择墙壁上者，揭下，晒干。

【用法用量】■壁钱　内服：捣碎或研末，3～5个。外用：适量，捣汁涂；研末撒吹喉。

■壁钱幕　内服：煎汤，2～5枚。外用：适量，贴敷或研末吹患处。

【用药经验】小儿腹胀：壁钱5个，捣碎炒鸡蛋吃，每日1次，2～3次即可见效。

# 圆蛛科

## 大腹园蛛 *Araneus ventricosus* L. Koch.

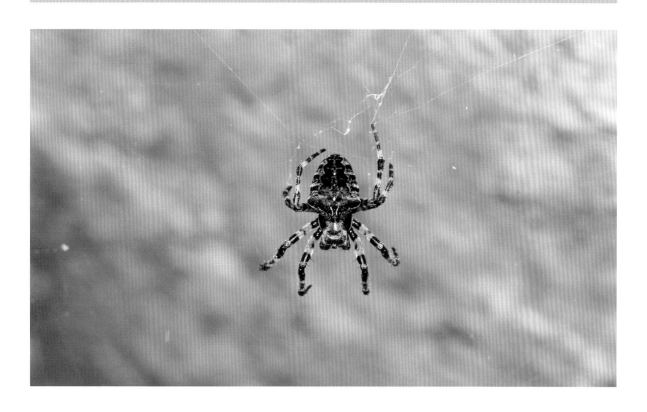

【别　　　名】檐蛛（《中国动物药》）。

【形 态 特 征】雌性成体长约30 mm，雄性约15 mm。头胸部短于腹部，皆黑褐色。头胸部梨形，扁平，有小白毛，8眼分聚于3眼丘，前缘中央眼丘上有4眼，两侧眼丘各2眼。螯肢强壮，有7枚小齿。步足强大，多刺，上有深色环带。腹部近圆形而较大，肩部隆起，背面中央有清晰的叶状斑带，沿中线有8对细小圆斑。腹部有1对白斑，生殖靥黑色，呈舌状体，纺锤形。

【分布与生境】梵净山地区资源分布的代表区域：牛洞、红石溪。栖息于屋檐、墙角和树间。

【中 药 名】蜘蛛（全体），蜘蛛蜕壳（蜕壳）。

【功 效 主 治】■蜘蛛　祛风，消肿，解毒，散结。主治狐疝偏坠，中风口喝，小儿慢惊，口噤，疳积，喉风肿闭，牙疳，聤耳，痈肿疔毒，瘰疬，痔漏，恶疮，脱肛，蛇虫咬伤。

　　　　　　　■蜘蛛蜕壳　杀虫，止血。主治虫牙，牙疳出血。

【采收加工】■蜘蛛　夏、秋季捕捉，入沸水烫死，晒干或烘干。

　　　　　　■蜘蛛蜕壳　随捕随用。

【用法用量】■蜘蛛　内服：研末，0.3～1 g；浸酒或入丸、散，不入汤剂。外用：适量，捣敷、

　　　　　　绞汁涂；或研末撒或调敷。

　　　　　　■蜘蛛蜕壳　外用：适量，研末敷或绵裹填塞。

【用药经验】①小儿慢脾风，初起寒热如疟，面黄肌瘦，啼声如猫吼：蜘蛛去头足，火焙研末，

　　　　　　每0.6 g，配朱砂0.3 g，共0.9 g，为周岁内1次量，1岁以上者加倍，以白芥子煎汤送

　　　　　　服。②疔毒：蜘蛛（去头），和乌糖捣烂贴患处。

# 横纹金蛛 *Argiope bruennichi* Scopoli.

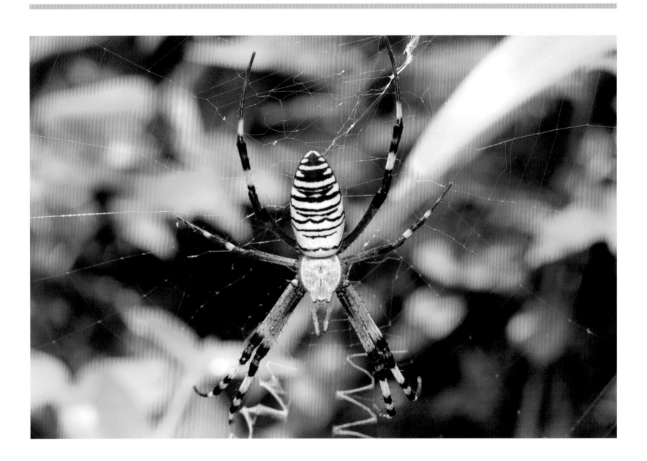

【别　　　名】布氏黄金蛛（《中国药用动物志》），斑蜘蛛（《日华子本草》）。

【形态特征】雌蛛体长18～22 mm，雄蛛体长5.5 mm。雌蛛头胸部呈卵圆形，背面灰黄色，密被
　　　　　　银白色毛。螯肢基节、触肢颚叶和下唇皆色。中窝横向排列，中窝、颈沟和放射沟

皆深灰色，胸板中央黄色，边缘棕色。步足黄色，上有黑点及黑色刺，自膝节至后跗节各节部有黑色轮纹，腹部长椭圆形，背面黄色，前端两侧肩部各有一隆起。自前至后共有10条左右黑褐色横纹，故名横纹金蛛，腹部腹面中央有黑色斑，两侧各有1条黄色纵纹。外雌器的垂体楔状。雄蛛体色不如雌蛛鲜丽，腹部背面淡黄色，无黑色横纹。

【分布与生境】梵净山地区资源分布的代表区域：岩高坪、徐家沟。栖息于阳光照射的草丛、潮湿地带，一般在草上或田边结网。

【中　药　名】花蜘蛛（全体或网丝）。

【功 效 主 治】益肾兴阳，解毒消肿。主治阳痿，痔疮瘘管，痈肿疔毒。

【采 收 加 工】随捕随用，鲜用。

【用 法 用 量】内服：研末入丸、散，0.5～1 g，或每日1只。外用：适量，研末撒或调敷。

【用 药 经 验】阳痿：花蜘蛛30只（微焙），炙蜂房60 g，熟地黄90 g，紫河车、淫羊藿、淡苁蓉各60 g。共研细末，蜜丸如绿豆大。每服6～9 g，早、晚各1次，开水送下。

# 浪漂水虱科

## 张氏鱼怪 *Ichthyoxenus tchangi* Yu

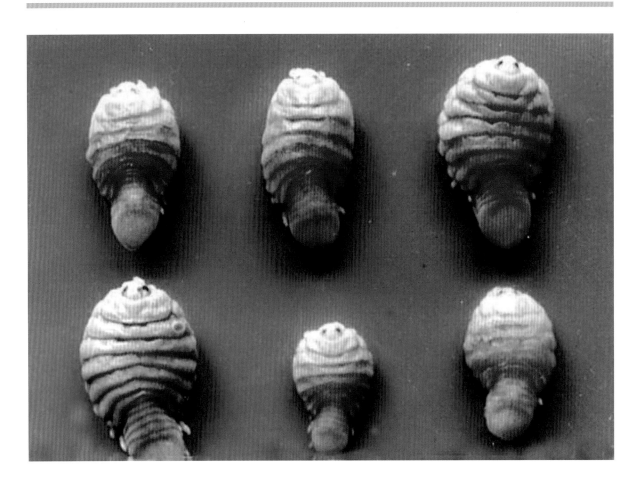

【别　　名】鱼鳖、鱼寄生、鱼虱子（《四川中药志》），鱼怪（《全国中草药汇编》）。

【形 态 特 征】体呈长卵形，阔而扁，无坚甲。全体乳白色。雌者长达30 mm，宽约15 mm；雄者较小，长4～10 mm，宽1～6 mm。头部复眼长卵形，黑色，有短触须2对，头下方有大颚1对，小颚2对。胸部发达，长而阔，共7节，前胸节包围后头部，后胸节包围腹的1、2节，胸肢共有7对。腹部萎缩成尾状，分5节，鳃足5对，成叶状，生于尾节下方。

【分布与生境】梵净山地区周边水域均有。寄生于鱼类胸鳍后的特别囊内，不能自由游泳，幼虫可寄生于鱼的体表。

【中 药 名】鱼虱子（全体）。

【功效主治】降逆开郁，活血止痛。主治噎膈，反胃，胃疼痛，胸膈满闷。

【采收加工】春、秋、冬季采收，捕鱼时，发现寄生鱼怪的鱼，自鱼胸鳍的白色囊中取出，洗净，晒干。用时以微火烘干，研成细末。

【用法用量】内服：研末，3~5 g。

【用药经验】①食管癌：鱼虱子3 g，茴香虫3条，焙干研末，黄酒冲服，每星期1次。②胸腹胀闷：鱼虱子3 g，炒焦研末，开水送服。③胃痛：鱼虱子、狗宝、佛手、酒军、鱼脑石各等分，焙研末，每服1 g，每日2次。

# 卷甲虫科

# 普通卷甲虫 *Armadillidium vulgare* Latreille.

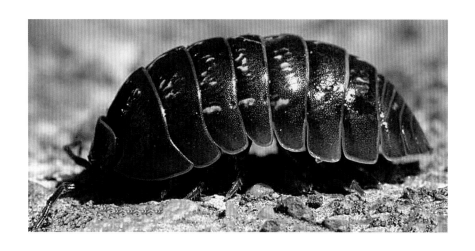

【别　　名】平甲虫（《中国动物药》）。

【形态特征】体长一般10 mm以上，长度是宽度的2倍。身体呈长椭圆形，背部呈显著的弓形。头前缘中央及左右角没有显著的突起。胸节7，第1、2胸节的后侧板较第3～7节的尖锐；腹节5，第1、2腹节窄，第3～5腹节的侧缘与尾节后缘连成半圆形。体节均有多少不一的弯曲条纹。第2触角短，第2鞭节较第1鞭节为长。胸肢7对，第1～6对胸肢的坐节差不多相等，唯第7胸肢较长大，其长度超出腕节与前节之和。腹肢5对。尾肢扁平，外肢与尾节嵌合齐平，内肢细小，被尾节掩遮。雄性第1腹肢的外肢如鳃盖状，内肢较细长，末端弯曲呈微钩状。雌、雄虫背表面的颜色不固定，有时呈灰色或暗褐色，有时局部带黄色，并具有光亮的斑点。

【分布与生境】梵净山地区资源分布的代表区域：护国寺、习家坪。栖息于朽木、腐叶或石块下。

【中　药　名】鼠妇（全体）。

【功效主治】破瘀消癥，通经，利水，解毒，止痛。主治癥瘕，疟母，血瘀经闭，小便不通，惊风撮口，牙齿疼痛，鹅口诸疮。

【采收加工】一般多在4～9月捕捉，捕后用开水烫死，晒干或焙干。

【用法用量】内服：煎汤，3～6 g；或入丸、散。外用：适量，研末调敷。

【用药经验】①经闭：鼠妇3 g，赤芍12 g，桃仁、红花各9 g，丹参15 g，水煎服。②血淋：鼠妇9个，焙干研细末，1次服下，每日2次。

# 长臂虾科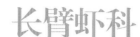

# 日本沼虾 *Macrobrachium nipponense* de Haan.

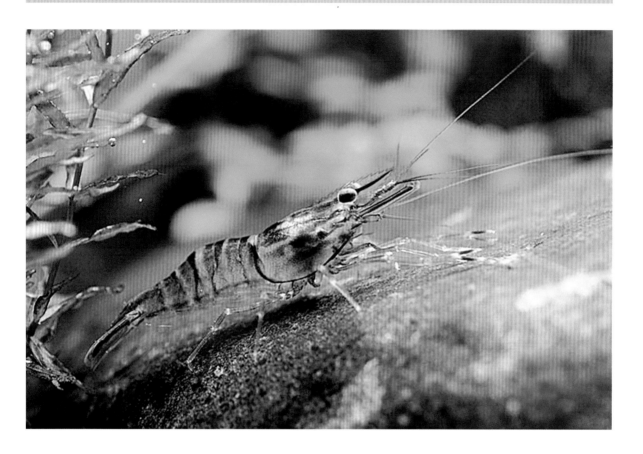

【别　　　名】青虾（《本草纲目》），河虾（统称）。

【形 态 特 征】体长40～80 mm，体形粗短。额角短于较粗大的头胸甲，上缘平直，具11～14齿，下缘具2～3齿，第1触角柄较短，第2触角鳞片与额角前端等长。第1对步足钳状，甚小，雄体第2对步足特别强大，长度为体长的1.25～1.3倍。雌体较短，仅为体长的3/4或5/6，后3对步足形状相同，均呈爪状，第5步足指节较短。尾节短于尾肢，末缘中央呈刺状，后侧缘各具2个小刺，背面有2对短小的活动刺。生活时体呈深青绿色具棕色斑纹，有时雌体棕色较显著。

【分布与生境】梵净山地区资源分布的代表区域：盘溪河、茶园。栖息于河流、湖泊或池塘等水域中。

【中 药 名】虾（全体或肉）。

【功效主治】补肾壮阳，通乳，托毒。主治肾虚阳痿，产妇乳少，麻疹透发不畅，阴疽，恶核，丹毒，臁疮。

【采收加工】每年5~11月分2批捕捞，鲜用或焙干入药。

【用法用量】内服：适量，煮食或炒食。外用：适量，生品捣敷。

【用药经验】①血风臁疮：生虾、黄丹，捣和贴之，每日一换。②小儿麻疹，水痘：活虾煮汤服。能促其早透早回，经过顺利，并可减少并发症。

# 溪蟹科

## 锯齿溪蟹 *Sinopotamon denticulatum* H. Milne-Edwards.

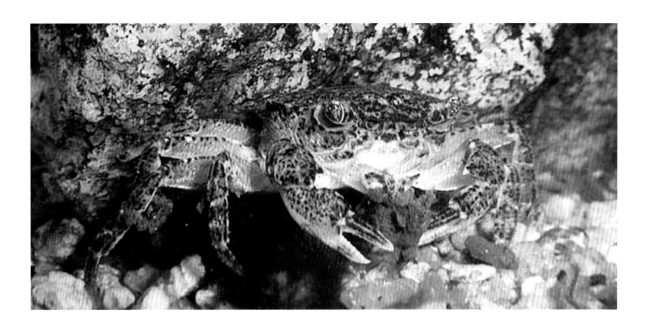

【形态特征】头胸甲长约35.8 mm，宽约43.2 mm，宽度略大于长度，表面稍隆，前半部具少数颗粒，后半部光滑。额区的1对隆起各具横行皱襞。中胃区与心区之间有明显的"H"形沟。额宽，向前方倾斜，前缘中间凹陷，表面具颗粒。眼窝、背、腹缘及外眼窝齿的边缘均具细齿。外眼窝齿与前侧缘之间具1缺刻。前胸缘稍弯曲，具细齿。两性螯足均不对称，长节的边缘有锯齿，背缘近末端处具1小刺，腕节的内末角具1锐齿，外侧面末缘具小齿数枚，掌节肿胀，指节光滑，两指内缘具不规则齿。第2对步足最长，长节背缘具皱襞，胸节前缘有小齿，前节的背腹缘均具小刺，指节周围具棘。

【分布与生境】梵净山地区资源分布的代表区域：黑湾河、徐家沟。栖息于河流、湖泊、山溪或稻田等水域中。

【中药名】锯齿溪蟹（全体）。

【功效主治】化瘀散积，接骨消肿。主治癥瘕积聚，骨折，跌打损伤。

【采收加工】随用随捕，鲜用或腌制。

【用法用量】内服：全蟹煮食，壳晒干研粉冲服，每次1只。

# 蜈蚣科

## 少棘蜈蚣 *Scolopendra subspinipes mutilans* Koch.

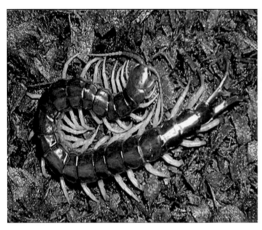 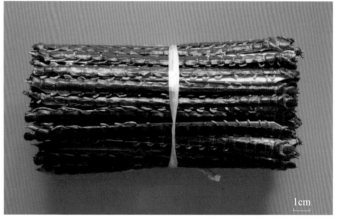

1cm

【别　　　名】金头蜈蚣、少棘巨蜈蚣（《中国药用动物志》）。

【形 态 特 征】体形扁平而长，成体体长110～140 mm。有21个体节；第3、5、8、10、12、14、16、18、20体节两侧各具气门1对；气门纵裂，呼吸腔有内、外瓣扇，分成外庭和内腔。头板和第1背板为金黄色，末背板有时近于黄褐色。胸板和步足均为淡黄色。背面自第4～9体节起，有2条不显著的纵沟。第2、4、6、9、11、13、15、17、19体节的背板较短。胸板纵沟在2～19体节间。头板前部的两侧各有4个单眼，集成左右眼群。头部之腹面有颚肢1对，颚肢内部有毒腺。步足21对，足端黑色，尖端爪状；末对附肢基侧板端有2尖棘，同肢前腿节腹面外侧有2棘，内侧1棘，背面内侧1～3棘。

【分布与生境】梵净山地区资源分布的代表区域：回香坪、鱼坳。栖息于低山、丘陵地区林间石缝、沟坎或腐叶下。

【中　药　名】蜈蚣（全体）。

【功 效 主 治】息风止痉，通络止痛，攻毒散结。主治肝风内动，痉挛抽搐，小儿惊风，中风口喝，半身不遂，破伤风，风湿顽痹，偏、正头痛，疮疡，瘰疬，蛇虫咬伤。

【采 收 加 工】夏、秋季捕捉，鲜用或用沸水烫死，晒干。

【用 法 用 量】内服：煎汤，2～5 g；研末，0.5～1 g；或入丸、散。外用：适量，研末撒、油浸或研末调敷。

【用药经验】①中风抽掣及破伤风后受风抽掣者：生箭芪18 g，当归12 g，羌活、独活、全蝎各6 g，全蜈蚣大者两条。煎汤服。②破伤风：蜈蚣头、乌头尖、附子底、蝎梢各等分。为细末。每用一字，或半字，热酒调下。如禁了牙关，用此药，斡开灌之。③儿初生著口噤不开，不收乳：蜈蚣半枚，去足，炙令焦，末研之，绢筛。以猪乳合和之，分三四服。

# 球马陆科

# 日本球马陆 *Glomeris nipponica Kishida.*

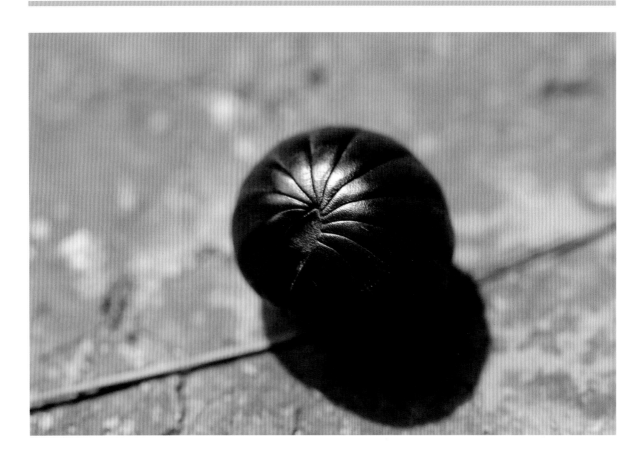

【别　　　名】滚山球马陆（《中国动物药》），滚山珠（《文山中草药》），地罗汉（《云南中草要选》）。

【形 态 特 征】虫体短而宽，中小型扁长圆柱形，长20～30 mm，宽10～15 mm。背凸，腹扁平。身体由多数相似的体节组成。各骨板富于钙质，故较坚硬，仅节与节间柔软可以活动。各体节前后重叠，适于卷曲。腹部由9枚背板组成。胸部腹面2～4节，每节有足1对，第5节以后每节有足2对。头部具触角1对。体表背面棕黄色或漆黑色，腹面灰褐色。

【分布与生境】梵净山地区资源分布的代表区域：大河堰、岩棚。栖息于山区林中落叶下、石块下或朽木中。

【中 药 名】滚山虫（全体）。

【功 效 主 治】破积，解毒，和胃。主治癥积，痞满，胃痛食少，痈肿，毒疮。

【采 收 加 工】6～8月捕捉，去净杂质、泥土，晒干或焙干。

【用 法 用 量】内服：研粉或制成片剂，1～2g。外用：适量，熬膏，研末，或捣敷。

【用 药 经 验】①疮肿，风湿，跌打：鲜滚山虫3～5个，捣烂外敷患处，每日换药1～2次。②跌打损伤，骨折，脱臼，挫伤：滚山虫干粉1.5～3g，或鲜滚山虫3～4个，焙干研末。③子宫脱垂，脱肛：滚山虫干粉适量，调香油涂患处。

# 山蛭科

## 燕山蛩 *Spirobolus bungii* Brandt.

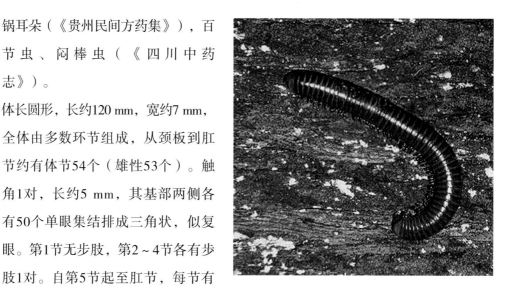

【别　　名】锅耳朵（《贵州民间方药集》），百节虫、闷棒虫（《四川中药志》）。

【形态特征】体长圆形，长约120 mm，宽约7 mm，全体由多数环节组成，从颈板到肛节约有体节54个（雄性53个）。触角1对，长约5 mm，其基部两侧各有50个单眼集结排成三角状，似复眼。第1节无步肢，第2~4节各有步肢1对。自第5节起至肛节，每节有步肢2对，各步肢6节，末端具爪。生殖肢由第7节步肢变成，自第6背板后各体节的两侧有臭腺孔。

【分布与生境】梵净山地区资源分布的代表区域：马槽河、盘溪河。栖息于温暖的山地、林缘潮湿处、落叶下或山沟石块下。

【中　药　名】山蛩虫（全体）。

【功效主治】破癥积，解毒肿。主治癥瘕积聚，胁下痞满，无名肿毒，瘰疬，疠风，白秃，恶疮。

【采收加工】夏季捕捉，鲜用或晒干。

【用法用量】内服：研末，0.3~1 g。外用：适量，研末撒；或浸酒搽；或捣烂或熬膏敷贴。

【用药经验】①鼻息肉：山蛩虫醋炙研末，棉花蘸塞鼻孔中。②急性扁桃体炎：山蛩虫、鲜赤葛各适量，捣绒包颈部。③一切疮毒：山蛩虫、蜈蚣、滚山珠各2条，蟾蜍1个，乌梢蛇9 g，壁虎1条，桐油250 g，熬膏贴患处。④颈淋巴结结核：山蛩虫1条，五倍子12 g，捣烂醋调外敷。

# 蜓 科

# 碧伟蜓 *Anax parthenope julius* Brauer.

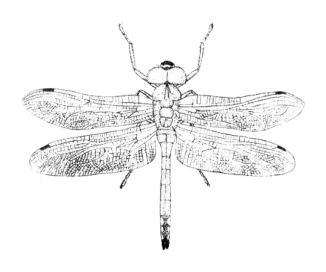

【别　　　名】大蜻蜓、绿蜻蜓（《中国药用动物志》）。

【形 态 特 征】体型大，腹部长达50 mm。体色带绿，头部有大型复眼1对，额上具一条宽的黑色横带。胸部黄绿色，胸侧第1及第3上方1/3具条纹。翅2对，膜质，透明。翅膜上常有轻微的金黄色光泽，前缘及翅痣黄色。腹部绿色至褐色、黑色，并有条纹和斑点。

【分布与生境】梵净山地区资源分布的代表区域：铜矿厂、龙泉寺。栖息于田野或水边。

【中　药　名】蜻蜓（全体）。

【功 效 主 治】益肾壮阳，强阴秘精。主治肾虚阳痿，遗精，咳喘。

【采 收 加 工】夏、秋季捕捉，用沸水烫死，晒干或烘干。

【用 法 用 量】内服：研末，3～6 g；或入丸剂。

【用 药 经 验】阳痿遗精：熟地、山萸、山药各90 g，茯苓、丹皮各60 g，泽泻30 g，蜻蜓（焙）20只。共为细末，炼蜜为9 g重丸，每服1丸，每日2次，开水送下。

# 蜚蠊科

## 东方蜚蠊 *Blatta orientalis* Linnaeus.

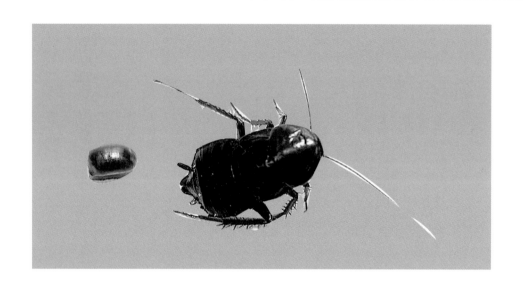

【形态特征】雄虫体长约19 mm，前翅长约12.5 mm；雌虫体长约22 mm，前翅长约4 mm。雌雄异型，雄虫翅短，仅能盖住腹部的2/3，后翅短于前翅，前部分棕色，后半部无色透明，体长约19 mm。雌虫比雄虫既大又长，体长约22 mm。翅已退化，前翅仅剩2小片状，分列于中胸两侧。胸腹背面裸露，体色深褐，触角细长，几乎与身体等长。前胸背板略呈梯形，前缘弧形，后缘略呈弧形，雄虫前翅黑褐色，较短，仅覆盖腹部的2/3，有时端部平截，后翅比前翅略短，前半部褐色，后半部无色透明，雌虫前翅呈叶片状，位于中胸背板两侧，由于翅短而窄，两翅互不接触，其长度仅超过中胸背板后缘，达后胸背板处，后翅缺。

【分布与生境】梵净山地区资源分布的代表区域：鱼坳、牛角洞。栖息于厨房、墙角或仓库等温暖有食物的地方。

【中 药 名】蟑螂（全体）。

【功效主治】散瘀，化积，解毒。主治癥瘕积聚，小儿疳积，喉痹，乳蛾，痈疮肿毒，蛇虫咬伤。

【采收加工】夜间捕捉，鲜用或用沸水烫死，晒干或烘干。

【用法用量】内服：煎汤，0.5～1.5 g（或1～3只）；或研末。外用：适量，捣敷。

【用药经验】①儿疳初起：蟑螂，去头、足、翅，新瓦焙干，常与食之。②无名肿毒：蟑螂10个，盐一撮，同捣烂敷之，留头。③白火丹：蟑螂，瓦上焙干，为末，白滚汤服一两个，兼治疗疮。

# 美洲大蠊 *Periplaneta americana* Linnaeus.

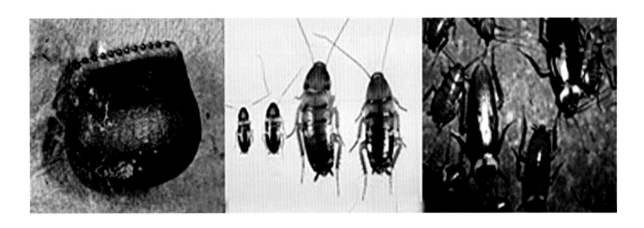

【形态特征】体长4~5 cm，椭圆形而扁，红褐色，有光泽。头小，隐于前胸下。触角鞭状，超过翅的末端；前胸背圆形；翅发达，盖过腹部的末端，前翅较小，叶状，革质，有赤褐色的翅脉。后翅大，膜质，扇状。足长而侧扁。腹部各节后缘浓赤褐色。尾端有2长2短的尾毛，为嗅觉功用。

【分布与生境】梵净山地区资源分布的代表区域：回香坪、大园址。栖息于家室内、墙角或仓库等温暖有食物的地方。

【中 药 名】蟑螂（全体）。

【功效主治】散瘀，化积，解毒。主治癥瘕积聚，小儿疳积，喉痹，乳蛾，痈疮肿毒，蛇虫咬伤。

【采收加工】夜间捕捉，鲜用或用沸水烫死，晒干或烘干。

【用法用量】内服：煎汤，0.5~1.5 g（或1~3只）；或研末。外用：适量，捣敷。

【用药经验】①儿疳初起：蟑螂，去头、足、翅，新瓦焙干，常与食之。②无名肿毒：蟑螂10个，盐一撮，同捣烂敷之，留头。③白火丹：蟑螂，瓦上焙干，为末，白滚汤服一两个，兼治疗疮。

# 鳖蠊科

## 中华真地鳖 *Eupolyphaga sinensis* Walk.

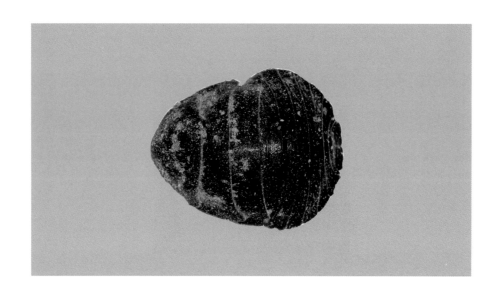

【别　　名】蚵蚾虫（《袖珍方》），地鳖虫、地蝉虫（《鲍氏小儿方》），地乌龟（《分类草药性》）。

【形态特征】雌雄异形，雌虫无翅，雄虫有翅。雌虫长约3 cm，体上下扁平，黑色而带光泽。头小，向腹面弯曲。口器咀嚼式，大颚坚硬。复眼发达，肾形；单眼2个。触角丝状，长而多节。前胸盾状，前狭后阔，盖于头上。雄虫前胸呈波状纹，有缺刻，具翅2对。

【分布与生境】梵净山地区资源分布的代表区域：泡木坝、平定沟。栖息于地下或沙土间，多见于粮仓底下或油坊阴湿处。

【中　药　名】土鳖虫（雌虫全体）。

【功效主治】破血逐瘀，续盘接骨。主治血瘀经闭，跌打损伤，筋伤骨折，产后瘀阻腹痛，癥瘕痞块。

【采收加工】野生者在夏、秋季捕捉，人工饲养者可随时捕捉。捕到后用沸水烫死，晒干或烘干。

【用法用量】内服：煎汤，3～10 g；或浸酒饮；或研末，1～1.5 g。外用：适量，煎水含漱、研末撒；或鲜品捣敷。

# 蚁　科

## 丝光褐林蚁 *Formica fusca* Linnaeus.

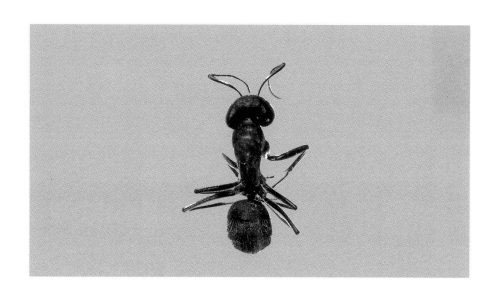

【形 态 特 征】工蚁体长约13 mm。全体漆黑，平滑有光泽，头圆三角形。复眼1对，椭圆形，单眼3个，"品"字排列。触角屈膝状，12节。前胸背板甚发达，中胸背板较小。足3对，胸部和腹部相接处缩小成细柄状。有向上的鳞片1枚；腹部5节。兵蚁与工蚁相似。雌蚁与雄蚁相似，均有翅，触角细长，不呈屈膝状。幼虫头胸部细小，腹部较宽，体黄白色，无足，蛹白色。

【分布与生境】梵净山地区资源分布的代表区域：皇家坝、枫香坪、清水江。群体生活，常筑巢于地下。

【中　药　名】蚂蚁（全体）。

【功 效 主 治】补肾益精，通经活络，解毒消肿。主治肾虚，头昏耳鸣，失眠多梦，阳痿遗精，风湿痹痛，中风偏瘫，手足麻木，红斑狼疮，硬皮病，痈肿疔疮。

【采 收 加 工】选择阴雨天，在蚁群大部分归巢、数量集中时进行捕捉。蚂蚁带土装入布袋中带走。然后过筛而取成蚁置于60℃水中迅速处死（水温高于60℃时，蚁酸等药用成分会大量挥发），晾干。

【用 法 用 量】内服：研末，2～5 g；或入丸剂；或浸酒饮。外用：适量，捣烂涂敷。

【用 药 经 验】①男性不育症：蚂蚁干粉每日15 g，1次或分次口服，30 d为1疗程。②蛇咬伤：黑蚂蚁舂绒涂。③疔毒肿痛：黑蚂蚁、苍耳虫共舂绒涂。

# 螳螂科

## 广腹螳螂 *Hierodula patellifera* Serville.

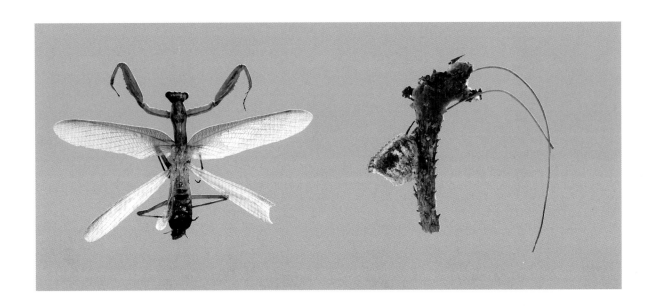

【形态特征】体中等大小，绿色。头三角形，触角丝状。复眼发达，单眼3个。前胸粗短，前半部两侧扩大，最大宽度为最狭处的2倍。两侧有明显的小齿。前翅革质，狭长如叶片状，外缘及基部青绿色，中部透明，外缘中间有淡黄色斑块；后翅膜质。前足镰刀状，前足基节下缘有4个齿。中足和后足细长。

【分布与生境】梵净山地区资源分布的代表区域：乌坡岭、狗舌条。栖息于农田附近的瓜架、桑树、灌木或墙壁上。

【中　药　名】螳螂（全体），桑螵蛸（卵鞘）。

【功效主治】■螳螂　定惊止搐，解毒消肿。主治小儿惊痫抽搐，咽喉肿痛，疔肿恶疮，痔疮，脚气病。

　　　　　　■桑螵蛸　补肾助阳，固精缩尿。主治遗尿尿频，遗精滑精，早泄，阳痿，小便失禁，白浊，带下。

【采收加工】■螳螂　夏、秋季间捕捉，晒干。

　　　　　　■桑螵蛸　每年秋季至翌年春季在树上采集卵鞘，蒸30～40 min，杀死其中虫卵，晒干或烘干。

【用法用量】■螳螂　内服：研末，1~2只。外用：适量，捣敷；或调敷；或研末吹喉。

　　　　　　■桑螵蛸　内服：煎汤，5~10 g；或研末，3~5 g；或入丸剂。外用：适量，研末撒或油调敷。

【用药经验】①咽喉肿痛或破烂：螳螂1只（晒干），净冰片5 g，硼砂3.5 g，正绿萼梅（去蒂）2.5 g，共研细末，吹入喉内，能生肌消炎。②脚气病（痹、水脚气）：取螳螂体部，以饭粒捣和，包裹腿脚患处。

# 中华大刀螳 *Paratenodera sinensis* Saussure.

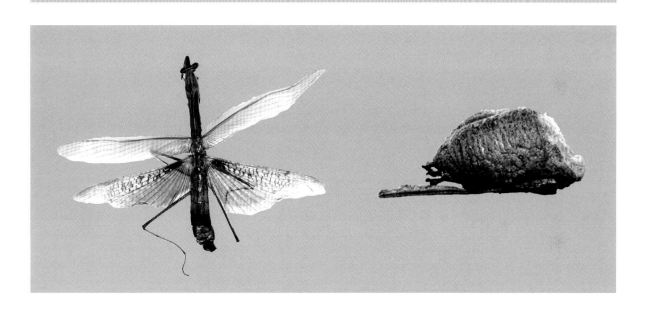

【别　　　名】中华绿螳螂、中国螳螂、长螳螂、老虎哥（《中国动物药志》）。

【形态特征】体大型，体长雌虫约92 mm，雄虫约78 mm，全体淡褐色或暗黄绿色。头部大，比前胸背板宽，近似三角形，宽大于高，复眼椭圆形，浅褐绿色，单眼3个，三角形排列。触角丝状，柄节粗大，鞭节细小。前胸背板、肩部较发达，后部至前肢基部稍宽。前胸细长。前翅浅褐色或浅绿色，末端有较明显的褐色翅脉；后翅扇形，比前翅稍长，有深浅不等的黑褐色斑点散布其间。雌虫腹部特别膨大。足3对，前胸足粗大，镰刀状；中足和后足细长。

【分布与生境】梵净山地区资源分布的代表区域：乌坡岭、狗舌条。栖息于农田附近的瓜架、桑树、灌木或墙壁上。

【中　药　名】螳螂（全体），桑螵蛸（卵鞘）。

【功效主治】■螳螂　定惊止搐，解毒消肿。主治小儿惊痫抽搐，咽喉肿痛，疔肿恶疮，痔疮，脚气病。

■桑螵蛸　补肾助阳，固精缩尿。主治遗尿尿频，遗精滑精，小便白浊。

【采收加工】■螳螂　夏、秋季间捕捉，晒干。

■桑螵蛸　每年秋季至翌年春季在树上采集卵鞘，蒸30～40 min，杀死其中虫卵，晒干或烘干。

【用法用量】■螳螂　内服：研末，1～2只。外用：适量，捣敷；或调敷；或研末吹喉。

■桑螵蛸　内服：煎汤，5～10 g；或研末，3～5 g；或入丸剂。外用：适量，研末撒或油调敷。

【用药经验】①咽喉肿痛或破烂：螳螂1只（晒干），净冰片5 g，硼砂3.5 g，正绿萼梅（去蒂）2.5 g。共研细末，吹入喉内，能生肌消炎。②脚气病（痹、水脚气）：取螳螂体部，以饭粒捣和，包裹腿脚患处。

# 螳 科

## 棕静螳 *Statilia maculata* Thunberg

【形态特征】体型较小，长4.5~6 cm，身体棕色或褐色。前足基节和腿节内侧具有大块的黑色斑纹，内部有黑色、白色或粉色斑。若虫很小，黑色，有明显白斑。

【分布与生境】梵净山地区资源分布的代表区域：团龙、坝干等地。栖息于近地面的草丛中。

【中 药 名】棕静螳（全体）。

【功效主治】定惊止搐，解毒消肿。主治小儿惊痫抽搐，咽喉肿痛。

【采收加工】夏、秋季捕捉，用沸水烫死，晒干或烘干。

【用法用量】内服：研末，2~3只。外用：适量，捣碎、研末，吹喉或调敷。

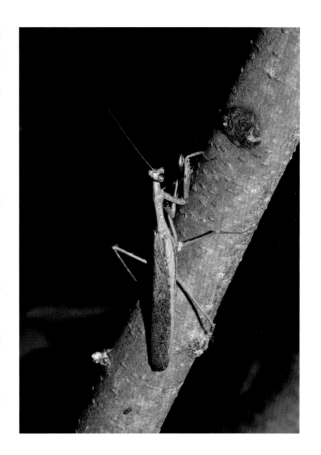

# 螽斯科

## 纺织娘 *Mecopoda elongata* Linnaeus.

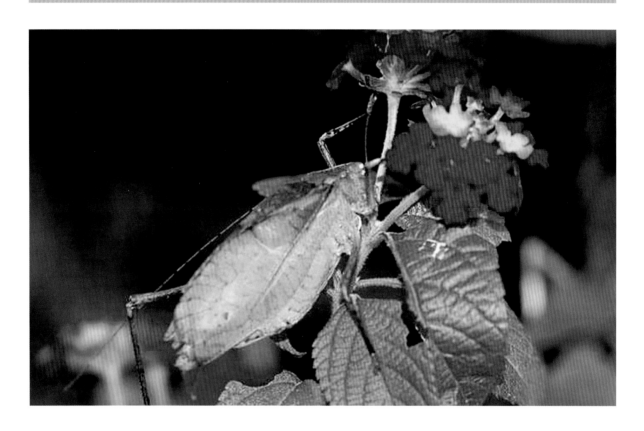

【别　　　名】莎鸡(《诗经》),叫耳哥(《虫荟》)。

【形态特征】体长5~7 cm,褐色或绿色。头部较小,复眼1对,触角丝状,黄褐色。前胸前狭后阔,前胸背侧片基部以黑色为多。翅膜质,长达尾端。雄虫在左覆翅的臀域有发音器,夜则鸣响。足3对,后肢长大,前足的胫节具听器,后足的胫节最长。雌虫尾端有产卵管。

【分布与生境】梵净山地区资源分布的代表区域:乌坡岭、龙泉寺。栖息于草丛中。

【中　药　名】叫姑姑(全体)。

【功效主治】定惊止搐。主治小儿惊风抽搐。

【采收加工】夏、秋季捕捉,鲜用,或以酒醉死,晒干或焙干。

【用法用量】内服:焙干,研末,1~4个。

【用药经验】小儿惊风,痉挛抽搐:叫姑姑1~4个,焙干研末,内服。

# 蝗 科

## 东亚飞蝗 *Locusta migratoria manilensis* (Meyen)

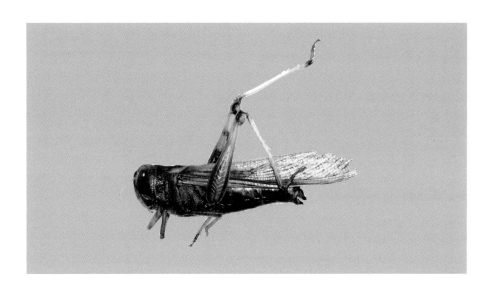

【别　　　名】飞蝗、飞蚂、蝗蝻（《全国中草药汇编》）。

【形 态 特 征】体长3~5.3 cm，绿色或黄褐色。前后翅发达，超过后足胫节的中部，前翅长3.4~5.6 cm，褐色，具若干暗色斑点；后翅本色。后足股节上侧暗色斑纹不明显；后足胫节橘红色。颜面隆起两侧缘近平行。复眼棕色，卵圆形，复眼后有较狭的淡色纵条纹，复眼下前方常有暗色斑条纹。单眼3个，三角形排列。触角刚超过前胸背板的后缘。前胸背板中隆线呈弧形隆起，后缘呈直角形；胸部腹面具长而密的细绒毛。腹部11节，在第1腹节上有听器，在第2~8腹节上有气门8对，末端有尾毛。

【分布与生境】梵净山地区资源分布的代表区域：平贵、高峰等地。栖息于耕作粗放的夹荒地。

【中 药 名】蝗虫（全体）。

【功 效 主 治】祛风解痉，止咳平喘。主治小儿惊风，破伤风，百日咳，哮喘。

【采 收 加 工】夏、秋季捕捉，鲜用；或用沸水烫死，晒干或烘干。

【用 法 用 量】内服：煎汤，5~10只；或研末，1.5~3 g。外用：适量，研末撒或调敷。

【用 药 经 验】①百日咳：蝗虫30只，生甘草5 g，共研末，每次1 g，日服3次。②支气管喘息：蝗虫30只，生甘草5 g，麻黄5 g，水煎服，日服2次。

# 斑腿蝗科

## 中华稻蝗 *Oxya chinensis* Thunb.

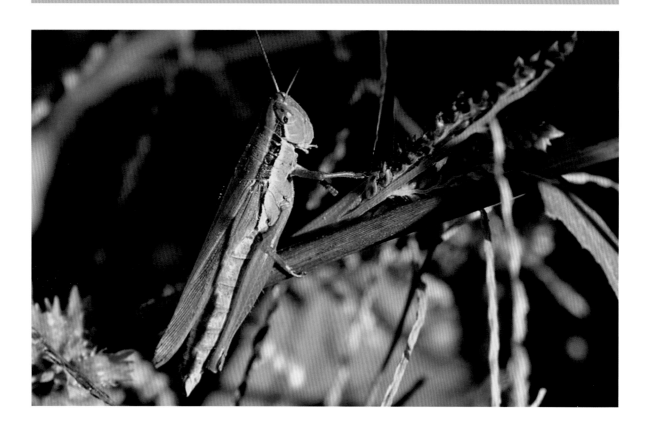

【别　　名】油蚂蚱（《中国动物药》）。

【形态特征】体长圆形，长3~4 cm，黄绿色或绿色，有时黄褐色，有光泽。头顶有圆形凹窝，颜面中部沟深。复眼灰色，椭圆形。触角丝状，褐色。前胸发达，中部有横缝3条。前翅前缘部分呈绿色，余部褐色，腹黄褐色，雄体腹末端屈曲向上。

【分布与生境】梵净山地区资源分布的代表区域：平贵、冷家坝。栖息于稻田或堤岸附近。

【中　药　名】蚱蜢（成虫）。

【功效主治】止咳平喘，祛风解痉。主治咳嗽气短，小儿惊风，破伤风，百日咳，哮喘等。

【采收加工】夏、秋季捕捉，鲜用；或用沸水烫死，晒干或烘干。

【用法用量】内服：煎汤，5~10只；或研末，1.5~3 g。外用：适量，研末撒或调敷。

【用药经验】①小儿惊风：蚱蜢不拘多少，煅存性（研末），砂糖和服。②急、慢惊风：霜降后取蚱蜢风干，用7或10只，加钩藤、薄荷叶各一撮，煎汤灌下，渣再煎服。

# 蟋蟀科

## 长翅姬蟋 *Modicogryllus siamensis* Chopard.

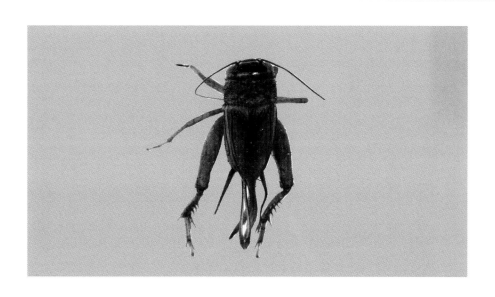

【别　　名】斗键、夜鸣虫（《中药志》）。

【形态特征】雄成虫体长1.3～1.6 cm，雌为1.4～1.9 cm。身体黑褐色，头顶黑色并有光泽，后头有3对橙黄色纵纹，两单眼间的橙纹两端粗、中部变窄而呈大括弧形。雄虫颜面平直不陷入，前翅可达腹端，雌虫仅达腹背中部左右；雄、雌后翅均不发达。雄虫发音器长方形，音镜中有一横脉曲成直角，将镜分为2室。雌虫腹端的产卵管较长，超过胫节。

【分布与生境】梵净山地区资源分布的代表区域：韭菜塘、枫香坪、田家坝等地。常栖息于杂草内或砖瓦、土块下。

【中　药　名】蛐蛐（全体）。

【功效主治】解毒退热，利水消肿。主治癃闭，水肿，腹水，小儿遗尿等。

【采收加工】夏、秋季于田间杂草堆下捕捉，捕后用沸水烫死，晒干或烘干。

【用法用量】内服：煎汤，4～6只；或研末，1～3只。外用：适量，研末敷。

【用药经验】①小水不通，痛胀不止：蛐蛐1只，阴阳瓦焙干，为末。白滚汤下。小儿减半。②老人尿闭：蛐蛐4只，蝼蛄4只，生甘草3 g。煎汤，分3次温服。③跌扑伤小肚，尿闭不出：蛐蛐1只，煎服。④肝肾综合征的腹胀尿少：蛐蛐、琥珀各1 g，沉香

0.6 g，研末吞服。⑤小儿遗尿：取全蛐蛐1只焙末，滚水下，照岁服，如儿11岁者，每次服1只，服至11只为止。

# 黑脸油葫芦 *Teleogryllus occipitalis* (Serville)

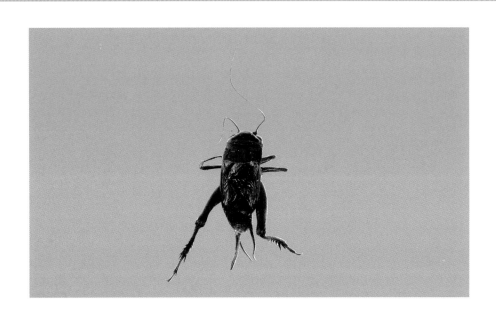

【别　　　名】毫螭虫、土蚱子、土蚂蚱子（《中国农作物病虫图谱》）。

【形 态 特 征】体长圆形，长约2 cm，雌者较大。体背面黑褐色，有光泽；腹面较淡。头部有复眼1对，呈半球形突出，复眼的内缘和两颊黄褐色；触角1对，细长，有时左右不对称。前胸背板黑褐色，有2条月牙纹；翅2对，前翅淡褐色，有光泽，后翅黄褐色，尖端纵折露出腹端。中胸腹板的后缘有内注。足3对，后足的腿节甚粗壮。尾毛1对，褐色；雌者另有一产卵管，亦褐色，视之俨若3尾。

【分布与生境】梵净山大部分地区均有分布。常栖息于杂草内或砖瓦、土块下。

【中　药　名】油葫芦（全体）。

【功 效 主 治】利水消肿，解毒。主治水肿，小便不利，流注。

【采 收 加 工】秋季捕捉，用沸水烫死后烘干。

【用 法 用 量】内服：研末，5～9只。

【用 药 经 验】水肿，小便不利，流注：5～9只，研末，内服。

# 蝼蛄科

## 非洲蝼蛄 *Gryllotalpa africana* Palisot et Beauvois

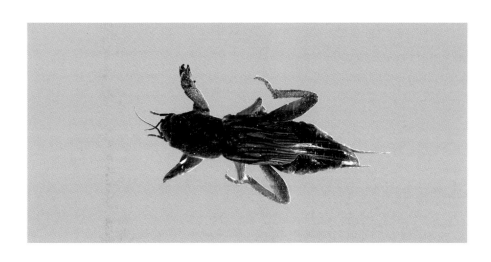

【别　　　名】地狗（《滇南本草》），拉蛄（《山东中药》）。

【形 态 特 征】成虫全体淡黄褐色或暗褐色，全身密被短小软毛。体长2.8～3.3 cm。头圆锥形，暗褐色。咀嚼式口器。前胸背板坚硬膨大，卵形，背中央有一条下陷的纵沟。前翅革质软短，黄褐色；后翅大，膜质透明，淡黄色。前足发达，扁铲状；中足较小；后足长大，腿节发达。腹部纺锤形，柔软，尾毛1对。

【分布与生境】梵净山大部分地区均有分布。栖息于池塘和沟渠附近。

【中　药　名】蝼蛄（全虫）。

【功 效 主 治】利水通淋，消肿解毒。主治小便不利，水肿，石淋，瘰疬，恶疮。

【采 收 加 工】夏、秋季捕捉，捕后用沸水烫死，晒干或烘干。

【用 法 用 量】内服：煎汤，3～4.5 g；或研末，1～2 g。外用：适量，研末调涂。

【用 药 经 验】石淋：蝼蛄7枚，盐60 g。同于新瓦上铺盖焙干，研末。温酒调服3 g。

# 蝉 科

## 黑 蚱 *Cryptotympana pustulata* Fabr

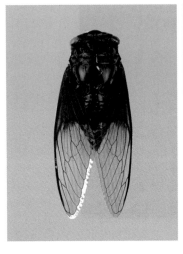
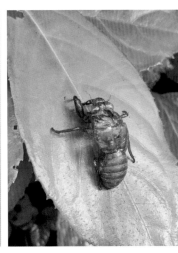
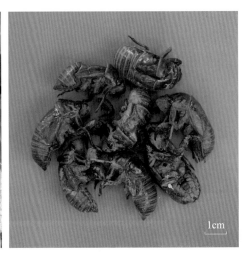

1cm

【别　　　名】鸣蝉（《新修本草》），秋蝉（《太平圣惠方》），知了（《江苏药材志》），蚱蟟（《中药志》）。

【形 态 特 征】体大色黑而有光泽；雄虫长4.4～4.8 cm，翅展约12.5 cm，雌虫稍短。复眼1对，大型，两复眼间有单眼3只，触角1对。口器发达，刺吸式，唇基梳状，上唇宽短，下唇延长成管状，长达第3对足的基部。胸部发达，后胸腹板上有一显著的锥状突起，向后延伸。足3对。翅2对，膜质，黑褐色，半透明，基部染有黄绿色，翅静止时覆在背部如屋脊状。腹部分7节，雄蝉腹部第1节间有特殊的发音器官，雌蝉同一部位有听器。

【分布与生境】梵净山地区资源分布的代表区域：韭菜塘、上牛角洞。多栖于杨、柳、榆、槐、枫杨等树上。

【中 药 名】蚱蝉（全体），蝉蜕（蜕壳）。

【功 效 主 治】■蚱蝉　清热，息风，镇惊。主治小儿发热，惊风抽搐，癫痫，夜啼，偏头痛。
　　　　　　　■蝉蜕　疏散风热，利咽，透疹，退翳明目，解痉。主治风热感冒，咽痛音哑，麻疹不透，风疹瘙痒，目赤翳障，惊风抽搐，破伤风。

【采 收 加 工】■蚱蝉　6～7月间捕捉，捕后蒸死，晒干。
　　　　　　　■蝉蜕　夏、秋季可到蝉所栖息的树下地面收集，或树干上采集，收集后去净泥杂，晒干。

【用法用量】■蚱蝉　内服：煎汤，1~3个；或入丸、散。

　　　　　　■蝉蜕　内服：煎汤，3~6 g；或入丸、散。外用：适量，煎水洗；或研末调敷。

【用药经验】①小儿疳积，形体羸瘦，神倦疲乏，厌食纳呆：蚱蝉30个（洗净焙干），白术
　　　　　　10 g，莱菔子（炒）10 g。共研细末。每服2 g，每日3次。②小儿夜啼：蝉蜕
　　　　　　15~20 g，去头足，洗净晒干研末，每次用3 g，加入适量冰糖调，睡前喂服。
　　　　　　③小儿湿疹：蝉蜕10 g，辛夷花适量，研末，每次2 g，乳汁冲服，一日2次，连服
　　　　　　2~3 d。

# 短翅红娘子 *Huechys thoracica* Distant

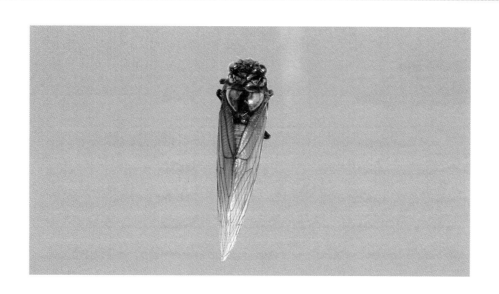

【形态特征】体长1.5~2.5 cm，宽0.5~0.75 cm。头黑色，复眼褐色，突起，成半球形，单眼3
　　　　　　个，淡红色，基部全被黑色长毛。前胸中央有一凸形，中胸中央及两侧各有一斑
　　　　　　纹，均朱红色。前翅暗褐色，不透明，后翅稍淡，翅脉深灰褐色。腹部朱红色。

【分布与生境】梵净山地区资源分布的代表区域：铜矿厂、乌坡岭等地。常栖息于草间、低矮的树
　　　　　　丛中。

【中　药　名】红娘子（全体）。

【功效主治】破瘀，散结，攻毒。主治血瘀经闭，腰痛，不孕，瘰疬，癣疮，狂犬咬伤。

【采收加工】夏、秋季捕捉，晒干或烘干。

【用法用量】内服：研末入丸、散，1~3 g。外用：适量，研末作饼敷贴。

【用药经验】①腰伤疼痛：红娘子1只，研末，黄酒冲服。②不孕症：红娘子2.5 g，土鳖虫、蜈蚣各6 g。纸包带身上煨干（切忌火烘），共研细末，分30包，每日早、晚各服1包，开水送下。③瘰疬：红娘子2个，海藻9 g，牡蛎15 g，玄参12 g，甘草 5 g，水煎服。

# 蝽 科

## 九香虫 *Coridius chinensis* Dallas

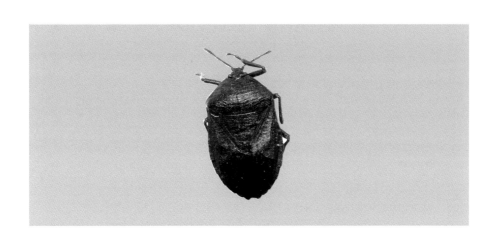

【别　　名】黑兜虫（《本草纲目》），瓜黑蝽（《中国动物药志》）。

【形态特征】全体长卵圆形，褐色带紫红色。头部狭尖。触角5节，前4节黑色，第5节除基部外红黄色；第2节长于第3节。前胸背板前狭后阔，前缘凹进后缘略拱出，中部横直，侧角显著，侧接缘黑色，每节中间有暗红色斑点。腹部背面为红褐色。

【分布与生境】梵净山地区资源分布的代表区域：坝干、枫香坪。常栖息于土块、石块下及石缝中。

【中　药　名】九香虫（全体）。

【功效主治】理气止痛，温中助阳。主治胃寒胀痛，肝胃气痛，肾虚阳痿，腰膝酸痛。

【采收加工】春、秋季捕捉，捕后用沸水烫死，晒干或烘干。

【用法用量】内服：煎汤，3～9 g；或入丸、散，0.6～1.2 g。外用：研末调敷或点眼。

【用药经验】①慢性肝炎之胁痛：九香虫150 g，参三七200 g，炙全蝎100 g。研极细末，水泛为丸如苏子大。每服1.5 g，早、晚各1次，开水送下。②喘息型慢性支气管炎：将九香虫用火焙焦，研成粉与鸡蛋搅匀，再用芝麻油或棉油煎鸡蛋（不用猪油），每日1次，每次用鸡蛋、九香虫各1个。服药期间，忌食猪油和吸烟。③血管瘤：成活九香虫若干只。以镊子两把，一把夹住九香虫前半部，另一把夹破虫体尾部，挤出其蝮腔内容物，涂在血管瘤上，视血管瘤面积的大小，涂布均匀为度，每日3～4次，连用数日，无毒副反应。

# 萤 科

## 萤火虫 *Luciola vitticollis* Kies

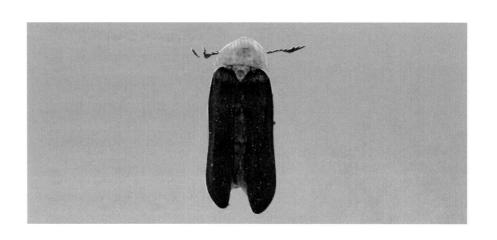

【别　　名】宵行（《诗经》），夜光（《神农本草经》），放光（《名医别录》），夜明虫（《绍兴本草》），照磷（《品汇精要》）。

【形态特征】体形狭长，长1.5~2 cm。体黑褐色，前胸背及尾端的2节暗黄色或桃色。头隐于前胸下，口尖。触角鞭状，具灰色毛。前胸背中央有暗褐色直条纹，后缘角突出，多刻点，棱状部长三角形。翅2对，前翅为革质的鞘翅，上有隆起的直径4条，间室多刻点；后翅膜质稍大，折叠于翅鞘下。足3对，腹6~7节，尾节黄白色部分能发光。发光力雄虫较强。

【分布与生境】梵净山地区资源分布的代表区域：鱼坳、团龙。多栖于水边草丛中。

【中　药　名】萤火虫（成虫）。

【功效主治】明目，乌发，解毒。主治青盲目暗，头发早白，水火烫伤。

【采收加工】夏、秋间捕捉，捕后用沸水烫死，晒干。

【用法用量】内服：煎汤，7~14只。外用：适量，研末点眼。

# 丽蝇科

## 大头金蝇 *Chrysomyia megacephala* Fabricius

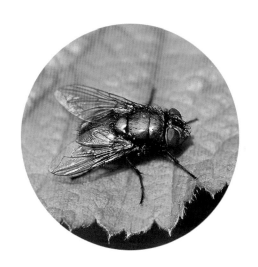

【别　　　名】蛆（《集韵》），谷虫（《本草求真》）。

【形 态 特 征】体长0.9～1 cm。腋瓣带棕色，具暗棕色至棕褐色缘，缘缨除上、下腋瓣交接处呈白色外，大部呈灰色至黑色。雄虫两复眼十分密接，复眼上半2/3有大型的小眼片，与下方1/3范围内的小型的眼面区有明显的区划。侧额底色暗，上覆有金黄色粉被及黄毛；触角枯黄，第3节长超过第2节长的3倍，芒毛黑，长羽状毛达于末端。胸部呈金属绿色有铜色反光及蓝色光泽，前盾片覆有薄而透明的灰白色粉被。腹侧片及第2腹板上的小毛大部黑色。雌虫额宽率0.3～0.37，在额部的眼前缘稍微向内凹入，在额中段的间额常为一侧额的2倍或超过2倍；腹侧片及第2腹板上的黄色毛占多数。

【分布与生境】梵净山地区资源分布的代表区域：韭菜塘、冷家坝。喜居户外。

【中　药　名】五谷虫（幼虫或蛹壳）。

【功 效 主 治】清热除疳，健脾消积。主治疳积发热，食积泻痢，疳疮。

【采 收 加 工】7～9月间收集，装入布袋，在流水中反复漂洗，使虫体内容物排尽，晒干。

【用 法 用 量】内服：研末，3～5 g；或入丸剂。外用：适量，研末撒；或调敷。

【用 药 经 验】①疳疮：以五谷虫壳洗净焙干为末，每用先以葱汤洗疮拭干，用药掺之。②小儿热疳，尿如米泔，大便不调：五谷虫烧灰，杂物与食之。

# 金龟子科

## 神农蜣螂 *Catharsius molossus*(Linnaeus)

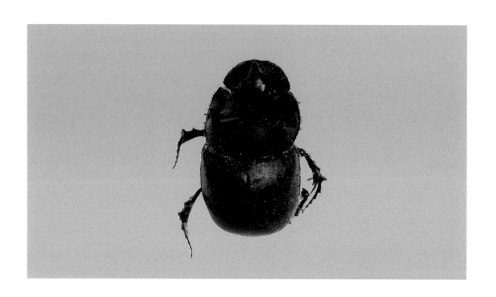

【别　　　名】大乌壳硬虫（《普济方》），粪球虫（《中药志》）。

【形 态 特 征】全体宽卵圆形，黑色，略有光泽。胸下密被纤长绒毛。雄虫头部前方呈扇面形，表面密被鱼鳞状皱纹，头上有一基部粗大向上收尖的角突。触角4节，前胸背板表面均匀分布细圆疣状刻纹，在中部稍后高高突出成锐形横脊。鞘翅密布细皱纹，各有7条易辨之纵线。足短壮。雌虫头顶无角突，而呈横脊状隆起。

【分布与生境】梵净山地区资源分布的代表区域：岩高坪、木耳坪。常栖息于牛、马、驴的粪堆下。

【中　药　名】蜣螂（全体）。

【功 效 主 治】破瘀，定惊，通便，散结，拔毒去腐。主治癥瘕，惊痫，噎膈反胃，腹胀便秘，痔漏，疔肿，恶疮。

【采 收 加 工】6~8月间诱捕，沸水烫死，晒干或烘干。

【用 法 用 量】内服：煎汤，3~5g；或研末，1~2g。外用：研末撒、调敷或捣烂敷。

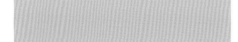

# 犀金龟科

# 双叉犀金龟 *Allomyrina dichotoma*(Linnaeus)

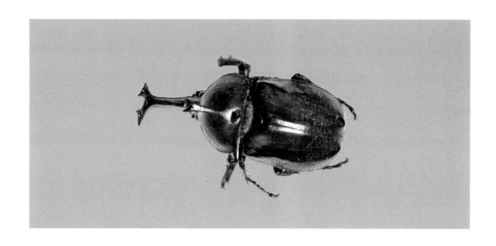

【别　　　名】土蚕（《安徽药材》），老母虫（《四川中药志》），核桃虫（《药材学》）。

【形态特征】体型极大，粗壮，长椭圆形。头较小，唇基前缘侧端齿突形，前胸背板边框完整。小盾片短阔三角形，有明显中纵沟。鞘翅肩凸、端凸发达，纵肋仅约略可辨。臀板十分短阔，两侧密布具毛刻点。胸下密被柔长绒毛。足粗壮，前足胫节外缘3齿。雄虫头上面有1个强大双分叉角突，分叉部缓缓向后上弯指；前胸背板十分隆拱，表面刻纹十分致密似沙皮；中央有一短壮、端部燕尾状分叉的角突，角突端部指向前方。

【分布与生境】梵净山地区资源分布的代表区域：乌坡岭、田家坝等地。常聚集在青刚栎流出树液处，或光腊树上。

【中　药　名】蛴螬（幼虫）。

【功效主治】解毒，消肿，通便，定惊。主治疮疡肿毒，痔疮，便秘，惊痫，癫狂，癥瘕，噎膈反胃，淋病，疳积，血痢等。

【采收加工】6～8月间诱捕，沸水烫死，晒干或烘干。

【用法用量】内服：研末，3～6g；或入丸、散。外用：适量，研末调敷；或用汁涂。

# 鳃金龟科

## 东北大黑鳃金龟 *Holotrichia diomphalia* Bates

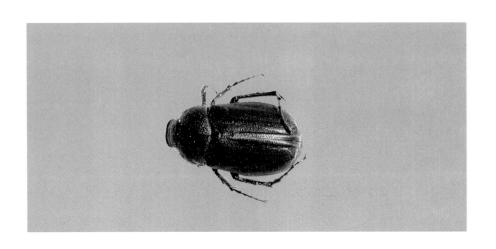

【别　　　名】大黑鳃角金龟、朝鲜黑金龟甲（《中国药用动物志》）。

【形 态 特 征】长椭圆形，黑褐色，有光泽，体长1.6~2.1 cm。头部密布刻点。触角黄褐色，10节，呈膝状弯曲。前胸背面有细刻点。鞘翅有纵隆线各3~4条，前足外侧有尖齿3个，内侧有一端棘，与第2齿相对，跗节末端节最长，爪1对，呈叉状。

【分布与生境】梵净山地区资源分布的代表区域：小黑湾、长溪沟、大岩屋、余家沟等。幼虫栖息在土壤中。

【中　药　名】蛴螬（幼虫）。

【功 效 主 治】破瘀，散结，明目，止痛，解毒。主治血瘀经闭，癥瘕，折伤瘀痛，通风，破伤风，喉痹，痈疽，丹毒等。

【采 收 加 工】5~8月间捕捉，洗净，用沸水烫死，晒干或烘干。

【用 法 用 量】内服：研末，2~5 g；或入丸、散。外用：适量，研末调敷；或用汁涂。

【用 药 经 验】①月经不调，经闭：蛴螬5 g，研末，黄酒冲服。②顽固哮喘：蛴螬适量，食油炸黄，每服7个，日服2~3次。

# 天牛科

## 华星天牛 *Anoplophora chinensis* (Forster)

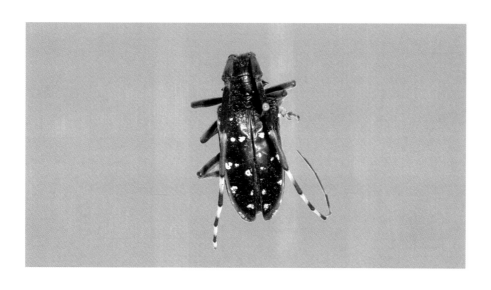

【别　　名】柑橘星天牛、铁牯牛、钻心虫、花生牯牛（《中国动物药志》）。

【形态特征】体长1.9～3.9 cm。全体黑色，有金属光泽，具小白斑点。触角第3～11节每节基部有淡蓝色毛环。前胸背板中瘤明显，两侧另有瘤状突起，侧刺突粗壮。鞘翅基部颗粒大小不等，鞘翅每侧约有20个小型白色毛斑，排成不整齐的5横行。

【分布与生境】梵净山地区资源分布的代表区域：铜矿厂、马槽河。常栖息于树干部。

【中　药　名】天牛（成虫）。

【功效主治】活血通经，散瘀止痛，解毒消肿。主治血瘀经闭，痛经，跌打瘀肿，疔疮肿毒。

【采收加工】夏季捕捉，入沸水中烫死，晒干或烘干。

【用法用量】内服：煎汤，3～5只；或入丸、散。外用：适量，作膏敷贴；或化水点滴。

【用药经验】①跌打损伤，瘀血作痛：天牛5个，乳香、没药、红花各3 g，水煎服。②崩漏：天牛焙焦研末，温酒送服，每次1.5 g，日服1次。③小儿惊风：天牛2～3只，水煎服，日服1次。④隐疹不发及痈疽不溃：天牛5只，水煎，黄酒兑服。

# 桑天牛 *Apriona germari*(Hope)

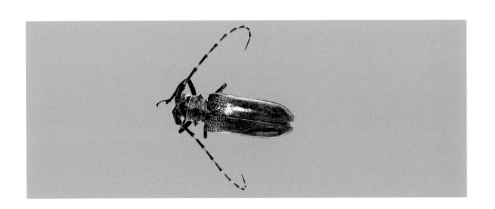

【别　　　名】水天牛、桑牛（《中国动物药志》）。

【形 态 特 征】体长2.6～5.1 cm，体黑色，全身密被绒毛。雄虫触角超出体长2～3节，雌虫则仅较身体略长。额狭，复眼下叶大而横阔。前胸背板宽大于长，两侧中央具细尖刺突，前后横沟之间有不规则的横脊线。鞘翅中缝侧缘及端缘通常有一条灰色窄边，其部有黑色瘤状颗粒，翅外端角及缝角均呈刺状突起。足细长，被灰白色短毛腿节大，内侧有纵沟。

【分布与生境】梵净山地区资源分布的代表区域：团龙、狗舌条。成虫白天常聚集在桑树、构树上。

【中 药 名】天牛（成虫），桑蠹虫（幼虫）。

【功 效 主 治】■天牛　活血通经，散瘀止痛，解毒消肿。主治血瘀经闭，痛经，跌打瘀肿，疔疮肿毒。

　　　　　　　■桑蠹虫　活血，祛瘀，通经。主治劳伤瘀血，血滞经闭，崩漏，带下等。

【采 收 加 工】■天牛　夏季捕捉，入沸水中烫死，晒干或烘干。

　　　　　　　■桑蠹虫　冬季于桑、柳、柑橘等树干中捕捉，用酒闷死后晒干或烘干。

【用 法 用 量】■天牛　内服：煎汤，3～5只；或入丸、散。外用：适量，作膏敷贴；或化水点滴。

　　　　　　　■桑蠹虫　内服：煎汤，3～6 g；或入丸、散。

【用 药 经 验】①经闭腹痛：天牛3个，当归15 g，赤芍、红花、桃仁各10 g，益母草15 g，水煎服。②跌打损伤，瘀血作痛：天牛5个，乳香、没药、红花各3 g，水煎服。③崩漏：天牛焙焦研末。温酒送服，每次1.5 g，日服1次。④小儿惊风：天牛2～3只，水煎服，日服1次。⑤隐疹不发及痈疽不溃：天牛5只，水煎，黄酒兑服。

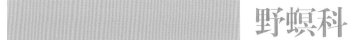

# 野螟科

## 玉米螟 *Ostrinia nubilalis* Hubern

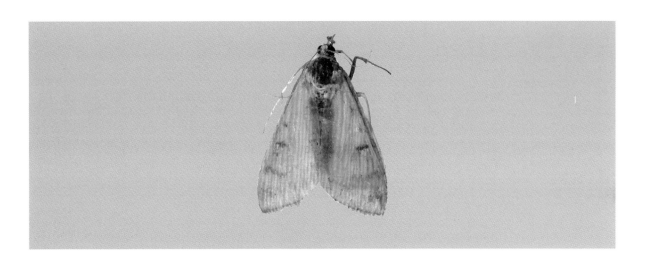

【别　　　名】玉米钻心虫、玉米髓虫、粟野螟、钻茎虫、箭杆虫（《中国动物药志》）。

【形 态 特 征】雄蛾体长1～1.2 cm，雌蛾体长1.3～1.5 cm。雄蛾头胸部和翅黄褐色，前翅内横线暗褐色，波纹状，内侧黄褐色，基部褐色，外横线暗褐色锯齿状，外侧黄褐色，再向外侧白色；后翅淡褐色，中央有一浅色宽带，近外缘有黄褐色带，缘毛内半淡褐色外半白色。雌蛾前翅鲜黄色、翅基2/3之部位有棕色条纹。头部黄褐色，触角鞭状，与体长几相等；复眼小，呈球状突出。下唇须发达，突向于前上方。胸部的毛甚长。腹部黄褐色，各节后缘呈白色横带。

【分布与生境】梵净山周边地区均有分布。栖息于高粱、玉米、粟、甘蔗等的地上部位，幼虫在寄生主茎秆内越冬。

【中　药　名】钻秆虫（幼虫）。

【功 效 主 治】凉血止血，清热解毒。主治便血。

【采 收 加 工】寻找有虫口的陈旧秸秆，劈开取虫，鲜用或用沸水烫死，晒干或烘干。

【用 法 用 量】内服：煎汤，10～15条。外用：研末调涂，捣敷或用香油浸后敷。

# 天蚕蛾科

## 柞　蚕　*Antheraea pernyi* Geurin-Meneville

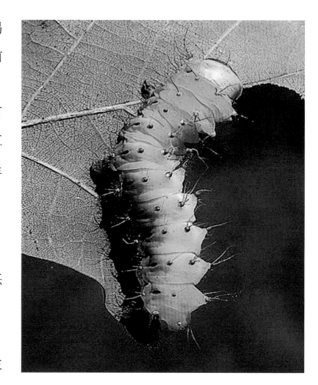

【形态特征】翅展达11～12 cm，体翅黄褐色，肩板及前胸前缘紫褐色。前翅前缘紫褐色，杂有白色鳞片，顶角外伸较尖，前后翅中央各有透明状纹1条，纹周有白色、红色、黑色、黄色等线条。腹部呈球形隆起，密被毛。蛹深褐色，卵圆形，头钝尾尖。

【分布与生境】梵净山地区资源分布的代表区域：桃花源、徐家沟。栖息于柞树、栎树、胡桃树等树上。

【中　药　名】柞蚕蛹（蚕蛹）。

【功效主治】生津止渴，消食理气，镇痉。主治消渴，尿多，癫痫，淋病等。

【采收加工】收茧季节采集，鲜用或晒干。

【用法用量】内服：煎汤，10～15 g；或研末。

【用药经验】①消渴，尿多：柞蚕蛹15 g，水煎服，日服2次。②臌胀：柞蚕蛹焙干研面，每服6 g，日服2次。

# 蚕蛾科

# 家蚕蛾 *Bombyx mori* L.

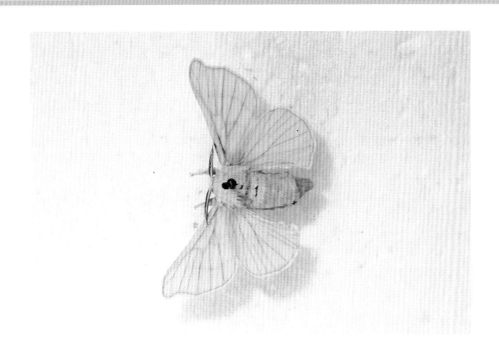

【别　　　名】蚕蛾、晚蚕蛾（《日华子本草》），魏蚕蛾、天蛾（《宝庆本草折衷》）。

【形 态 特 征】全身均密被白色鳞片。体长1.6~2.3 cm。翅展3.9~4.3 cm。体翅黄白色至灰白色。前翅外缘顶角后方向内凹切，各横线色稍暗，不甚明显，端线与翅脉灰褐色，后翅较前翅色淡，边缘有鳞毛稍长。腹部狭窄，末端稍尖。

【分布与生境】梵净山地区资源分布的代表区域：桃花源，徐家沟。饲养为主。

【中 　药 　名】原蚕蛾（雄虫全体）。

【功 效 主 治】补肾壮阳，涩精，止血，解毒消肿。主治阳痿遗精，白浊，血淋，金疮出血，咽喉肿痛，口舌生疮，痈肿疮毒，冻疮，蛇伤。

【采 收 加 工】夏季取雄性蚕蛾，以沸水烫死，晒干。

【用 法 用 量】内服：研末，1.5~5 g；或入丸剂。外用：适量，研末撒或捣敷。

【用 药 经 验】①血淋，脐腹及阴茎涩痛：原蚕蛾研为末。每于食前，以热酒调下6 g。②刀斧伤，止血生肌：原蚕蛾（生），为细散。将药散掺绢帛上，裹伤处。③乳蛾喉痹：原蚕蛾末9 g，儿茶3 g，生白矾0.9 g，辰砂3 g。上为细末，吹入喉口。

# 灯蛾科

## 人纹污灯蛾 *Spilarctia subcarnea* (Walker)

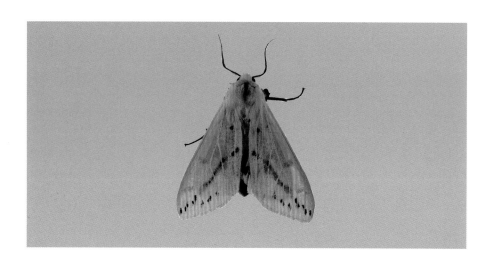

【形态特征】雄虫体长1.7~2 cm，翅展46~50 cm；雌虫体长2~2.3 cm，翅展5.5~5.8 cm。雄虫触角短、锯齿状；雌虫触角羽毛状。头、胸黄白色，腹部背面呈红色。前翅黄白色，后翅红色或白色，前后翅背面均为淡红色。

【分布与生境】梵净山地区资源分布的代表区域：桃花源、徐家沟。栖息于白菜、甘蓝等十字花科蔬菜上。

【中　药　名】人纹污灯蛾（全体）。

【功效主治】解毒敛疮。主治痔漏。

【采收加工】秋季捕捉，鲜用；或用文火焙干，研末。

【用法用量】外用：适量，研末撒。

【用药经验】痔管：蜣螂1个，扑灯蛾10个，放罐内一宿，加麝香5 g，阴干为末，吹入管内，自能出水，水干即愈。

# 凤蝶科

## 金凤蝶 *Papilio machaon* Linnaeus

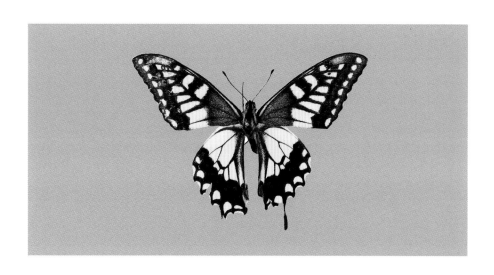

【别　　　名】黄凤蝶、胡萝卜凤蝶（《中国动物药志》）。

【形态特征】成虫体长约3 cm，翅展7.6～9.4 cm。成虫体色鲜黄，腹部背面有深黑色宽纵纹1条。翅鲜黄色，前翅外缘具黑色宽带，宽带内嵌有8个黄色椭圆形斑。中室端部有2个黑斑，翅基部黑色，宽带及基部黑色区上散生黄色鳞粉。后翅外缘黑色宽带嵌有6个黄色新月斑，其内方另有略呈新月形的蓝斑，臀角有1个赭黄色斑。翅反面斑纹同正面，但色较浅。

【分布与生境】梵净山地区资源分布的代表区域：桃花源、徐家沟等地。幼虫寄生于茴香、胡萝卜、芹菜等伞形科植物上。

【中　药　名】茴香虫（幼虫）。

【功效主治】理气，化瘀，止痛。主治胃脘痛，疝气腹痛，呃逆，噎膈。

【采收加工】夏季捕捉，鲜用；或以酒醉死，文火焙干。

【用法用量】内服：研末，1.5～3 g，或1～3条。

【用药经验】①胃痛：茴香虫3 g，焙干，研细末，甜酒冲服。②食管癌：茴香虫粉1.5～3 g，每日2次，开水或黄酒、甜酒送服。

# 虻 科

## 双斑黄虻 *Atylotus bivittateinus* Takahasi

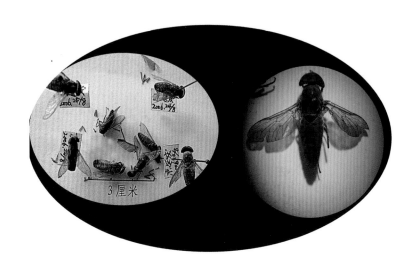

3 厘米

【别　　　名】复带虻（《中国药用动物志》）。

【形 态 特 征】雌虫体长1.3～1.7 cm。体黄色，头部前额黄色或略带淡灰色，高度为基部宽度的4～4.5倍，两侧平行。触角橙黄色，第3节有明显的钝角突。胸部背板及小盾片均为黑灰色，无条纹，密覆黄色毛及少数黑毛，腋瓣上的一撮毛呈金黄色，侧板具灰色粉被及长白毛。翅脉黄色。足黄色，中、后足股节基部1/3灰色，前足跗节及胫节端部2/3黑色，中、后足跗节端部黑色，足的颜色变异较大。腹板灰色，具黄色及黑色毛，两侧第1～2节或至3节具黄色斑，有时黄色斑不明显。

【分布与生境】梵净山地区资源分布的代表区域：黑湾河、坝溪等地。栖息于草丛或树林中。

【中　药　名】虻虫（全体）。

【功 效 主 治】破血通经，逐瘀消癥。主治血瘀经闭，产后恶露不尽，干血痨，少腹蓄血，癥瘕积块，跌打伤痛，痈肿，喉痹。

【采 收 加 工】夏、秋季捕捉，用沸水烫死，洗净，晒干。

【用 法 用 量】内服：煎汤，1.5～3 g；或研末，0.3～0.6 g；或入丸剂。外用：适量，研末敷或调搽。

【用 药 经 验】①肿毒：虻虫、松香等分，为末，置膏药中贴换部。②血痣初起，未触破，未流血者：虻虫为末，姜醋调搽。

# 华 虻
*Tabanus mandarinus* Schiner

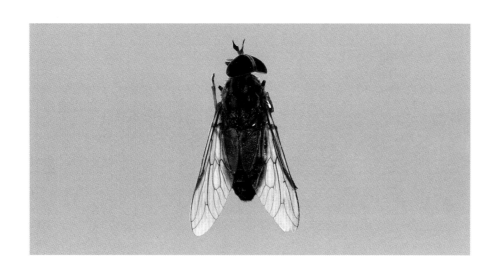

【别　　　名】白斑虻、中华虻、灰虻（《中国药用动物志》）。

【形 态 特 征】雌虫体长1.6～1.8 cm，灰黑色。复眼无带。前额黄灰色，高度约为基部宽度的4倍，基部略窄于端部。触角第1、2节浅棕色，被黑毛，第3节黑棕色，仅第1环节基部稍呈红棕色，背角明显，有适中的缺刻。颚须浅黄灰色，第2节基部较粗，端部渐细，覆黑毛。中胸背板灰黑色，有5条明显的灰色纵带，到达背板后缘，小盾片亦为灰黑色。侧板灰色，被白色长毛。足黑灰色，前足胫节基部2/3浅黄白色，中、后足胫节浅黄白色，跗节深棕色。平衡棒黄色。腹部钝圆形。背板黑色，第1～6节具1列大而明显的中央三角形白斑，两侧具斜方形白斑。

【分布与生境】梵净山地区资源分布的代表区域：上牛角洞、狗舌条。常栖息于草丛及树林中，喜阳光，多在白昼活动。

【中 药 名】虻虫（全体）。

【功 效 主 治】破血通经，逐瘀消癥。主治血瘀经闭，产后恶露不尽，干血痨，少腹蓄血，癥瘕积块，跌打伤痛，痈肿，喉痹。

【采 收 加 工】夏、秋季捕捉，沸水烫死，洗净，烘干或晒干。

【用 法 用 量】内服：煎汤，1.5～3 g；或研末，0.3～0.6 g；或入丸剂。外用：适量，研末敷或调搽。

【用 药 经 验】①太阳病，身黄，脉沉结，少腹硬，小便自利：水蛭（熬）、虻虫（去翅、足）各30个，桃仁20个（去皮、尖），大黄9 g（酒洗）。上四味，以水5 L，煮取3 L，去滓。温服1 L，不下，更服。②肿毒：虻虫、松香等分，为末，置膏药中贴患部。

# 马蜂科

## 柑马蜂 *Polistes mandarinus* Saussure

【别　　名】露蜂（《昆虫分类学》），大黄蜂（《中药大辞典》）。

【形态特征】雌蜂体长约1.5 cm。头宽小于胸宽。额部触角窝之间略隆起，额上半部及颅顶部黑色，布有较粗的刻点及黄色短毛，棕色单眼呈倒三角形排列于两复眼顶部之间，额

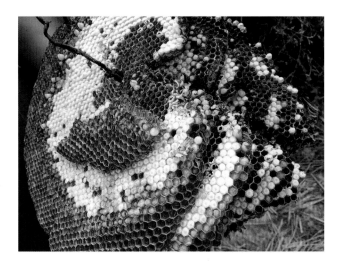

下半部浅棕色，较光滑，无明显的刻点，覆黄色短毛。颊部棕色，仅后缘上半部黑色，稀布浅刻点及黄色短毛。唇基隆起，呈棕黄色，稀布刻点及黄色短毛，端部中央角状突起。上颚棕色，端部齿黑色。前胸背板前缘领状突起呈棕色，两肩角明显，除两下角黑色外，其余均呈棕色，密布较粗糙的刻点及短毛。雄蜂体长约1.3 cm。近似雌蜂。唇基黄色，扁平，无刻点。触角柄节、梗节背面黑色，腹面浅棕色。前、中足基节、转节、股节、胫节腹面均呈黄色。

【分布与生境】梵净山地区资源分布的代表区域：红石溪、丁家坪、高峰、月亮坝。栖息于树洞、灌木丛中。

【中　药　名】露蜂房（巢）。

【功效主治】祛风，攻毒，杀虫，止痛。主治惊痫，风痹，瘾疹瘙痒，瘰疬，疔毒，乳痈，龋齿痛，疮疡肿毒，痔漏，头癣等。

【采收加工】10～12月间采收，采后晒干，倒出死蜂，除去杂质，剪成块状，生用或炒、煅用。

【用法用量】内服：煎汤，5～10 g；或研末服，2～5 g。外用：适量，煎水洗、研末掺或调敷。

【用药经验】痔疮毒气溃作，脓水久不止，或结硬赤肿：露蜂房200 g，密陀僧100 g（火煅，别研）。将露蜂房锉碎，安一瓷罐子内，用黄泥固济，炭火煅令通红为度，放冷，取露蜂房研末，同密陀僧末和匀，每用于贴疮口。

# 胡蜂科

## 环黄胡蜂 *Vespula orbital* (du Buysson)

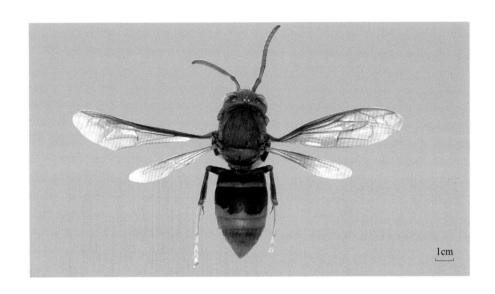

1cm

【别　　　名】蜚零（《神农本草经》），马蜂（《尔雅》）。

【形 态 特 征】体长约1.7 cm。头略呈卵圆形。复眼2个，单眼呈侧三角形，排列于两复眼顶部之间。触角1对。前胸背板黑色，但沿中胸背板处为黄色，光滑；中胸背板黑色。翅基片棕色，翅呈棕色。腹部第3~6节背板全呈棕色，3~5节两侧隐有暗斑。

【分布与生境】梵净山地区资源分布的代表区域：红石溪、丁家坪、高峰、月亮坝。单栖性，筑巢于地穴中。

【中 药 名】蜂（全虫），土蜂子（未成熟幼虫）。

【功 效 主 治】■土蜂　解毒止痛。主治痈肿丹毒，毒虫蜇伤。

　　　　　　　　■土蜂子　祛风止惊，解毒消肿。主治小儿惊风，风疹瘙痒，咽喉肿痛，痈肿，丹毒等。

【采 收 加 工】■土蜂　夏、秋季捕捉，捕后用沸水烫死，晒干。

　　　　　　　　■土蜂子　繁殖季节，掘出蜂巢，取幼虫，晒干。

【用 法 用 量】■土蜂　外用：适量，研末调敷。

　　　　　　　　■土蜂子　内服：研末，1.5~3 g；或入丸剂。

## 蜜蜂科

# 中华蜜蜂 *Apis cerana cerana* Fabricius

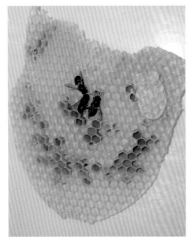 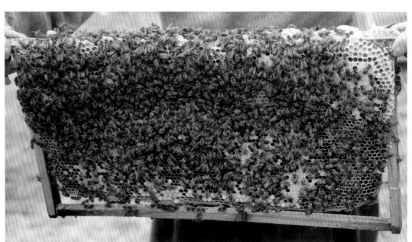

【别　　　名】蟓螉（《广雅》），东方蜜蜂（《昆虫分类学》）。

【形 态 特 征】蜂群由工蜂、蜂王及雄峰组成。工蜂全体被黄褐色毛。头略呈三角形。胸部3节。翅2对，膜质透明，足3对，有采集花粉的构造。腹部圆锥状，有毒腺和螫针。腹下有蜡板4对，内有蜡腺，分泌蜡质。蜂王体最大，翅短小，腹部特长，生殖器发达，专营生殖产卵。雄峰较工峰稍大，头呈球形，尾无毒腺和螫针，足上无采贮花粉构造，腹无蜡质及蜡腺。

【分布与生境】梵净山地区资源分布的代表区域：平定沟、槽河、冷家坝。以饲养为主。

【中　药　名】蜂蜜（蜜糖），蜂乳（咽腺及咽后腺分泌的乳白色胶状物），蜂毒（螫刺腺体中排出的毒汁），蜂蜡（蜡质分泌物），蜂胶（修补蜂巢所分泌的黄褐色或黑褐色黏性物质），蜂蛹（未成熟幼虫），蜂房（巢）。

【功 效 主 治】■蜂蜜　补中，止痛，润燥，解毒。主治脘腹虚痛，肺燥干咳，肠燥便秘，解乌头类药毒。

■蜂乳　滋补强壮，益肝健脾滋补。主治病后虚弱，小儿营养不良，年老体衰，支气管哮喘，糖尿病，病毒性肝炎，高血压，风湿性关节炎，十二指肠溃疡等。

■蜂毒　祛风湿，止疼痛。主治风湿性关节炎，腰膝酸痛，荨麻疹，哮喘。

■蜂蜡 解毒，敛疮，生肌，止痛。主治痈疽发背，溃疡不敛，急心痛，久泻不止，下痢脓血，胎动下血，遗精，带下。

■蜂胶 润肤生肌，消炎止痛。主治胃溃疡，口腔溃疡，带状疱疹，皮肤皲裂，鸡眼，烧伤等。

■蜂蛹 祛风解毒，杀虫通乳。主治头风，麻风毒，风疹，虫积腹痛，带下，产后乳少。

■蜂房 解毒消肿，祛风杀虫。主治疮痈肿毒，咽痛咳嗽，慢性鼻炎，鼻窦炎，湿疹瘙痒，疥癣。

【采收加工】■蜂蜜 春、夏、秋季采蜜，取蜜时先将蜂巢割下，置于布袋中，将蜜挤出。新式取蜜法是将人工蜂巢取出，置于离心机内，把蜜摇出过滤，除去蜂蜡和碎片及其他杂质即可。

■蜂乳 在移虫后48~72 h内进行，检查产浆群，如蜡杯已由工蜂改成王台，其中的幼虫也已长大，即可配浆。取浆应在清洁的室内进行，穿工作服，戴口罩。先取下各段板条，用小镊子移出幼虫，然后挖出蜂乳，立即放入褐色玻璃瓶内，密闭，低温冷藏。

■蜂毒 采用电刺激法取蜂毒，取毒时将取毒器置于蜂箱门口，蜜蜂触及电网就螫刺下面的薄膜而排毒，蜂毒粘在膜的下面，干燥成胶状物，取下膜将蜂毒用水洗下即可。

■蜂蜡 春、秋季，将取去蜂蜜后的蜂巢，入水锅中加热熔化，除去上层泡沫杂质，趁热过滤，放冷，蜂蜡即凝结成块，浮于水面，取出，即为黄蜡。黄蜡再经熬炼、脱色加工，即成蜂蜡。

■蜂胶 春季每隔10 d左右开箱查蜂群时刮取，刮取后紧捏成球形，包上一层蜡纸，放入塑料纸袋内，置阴凉处贮藏。

■蜂蛹 养蜂季节从蜂巢中取出幼虫。

■蜂房 随采鲜用，或秋末采收，略蒸，剪开，晒干。

【用法用量】■蜂蜜 内服：冲调，15~30 g；或入丸、膏。外用：适量，涂敷。

■蜂乳 内服：温开水冲，2~5 g。

■蜂毒 活蜂螫刺法，每日用1~5只蜂，用手捏住蜂头，将蜂尾贴近患处皮肤，使之螫刺，约1 min后，将蜂弹去拔出蜂针，第2日或隔日再行螫刺。蜂毒注射法，选患处痛点、穴位及四肢穴位的皮内或皮下轮换注射，用量从每次1~3蜂毒单位（每1蜂毒单位含蜂毒0.1 mL）开始，后逐日增加1~2蜂毒单位，直至每日10~15蜂毒单位，再逐日下降到每日3～5蜂毒单位，维持1～2个月，每疗程总量200～300蜂毒单位，间歇3～5 d进行第2疗程。

■蜂蜡　内服：熔化和服，5～10 g；或入丸剂。外用：适量，熔化调整。

■蜂胶　内服：制成片剂或醇浸液，1～2 g。外用：适量，制成酊剂或软膏涂敷。

■蜂蛹　内服：炒炙研末，1～2 g。

■蜂房　内服：咀嚼吮汁，1～5 g；或烧存性冲，3～5 g。

# 鲤 科

鳙 *Aristichthys nobilis* (Richardson)

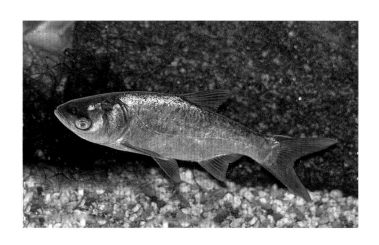

【别　　　名】皂包头（《食物本草》），黑鲢（《系统动物学》），胖头鱼（《动物学大辞典》），鳙鱼（《本草求原》），包头鱼（《随息居饮食谱》）。

【形 态 特 征】体侧扁，稍高。腹鳍基底至肛门处有狭窄的腹棱。口端位，口裂稍向上倾斜。吻圆钝。眼小，下侧位，在头侧正中轴下方。鳃耙状如栅片，但不愈合，有鳃上器，耙数随个体增大而数量增多。鳞很小，侧线鳞99～115。背鳍3～7，很短，起点于腹鳍起点之后。胸鳍大而延长，末端远超过腹鳍基部。臀鳍3～12（13）。尾鳍深叉状，上下约等长。背部及体侧上半部为灰黑色。体侧有许多不规则的黑色斑点。腹部银白色。各鳍条呈灰白色，并有不少黑斑。

【分布与生境】梵净山地区资源分布的代表区域：太平河、金厂河。大部地区有人工饲养，生于静水的中上层。

【中 药 名】鳙鱼（肉）。

【功 效 主 治】温中健脾，壮筋骨。主治脾胃虚弱，消化不良，四肢肿胀，腰膝酸痛等。

【采 收 加 工】四季均可捕捞，除去鳞片和内脏，鲜用。

【用 法 用 量】内服：煎汤，适量。

【用 药 经 验】①脾虚水肿：鳙鱼适量，猪苓5 g，白术15 g，煎煮，食肉饮汁。②腰膝酸痛，行动不便：鳙鱼适量，续断10 g，狗脊20 g，牛膝15 g，水煎服，每日2次。

# 鲫 *Carassius auratus* Linnaeus

【别　　　名】鲋（《吕氏春秋》），鲫瓜子（《中国药用动物志》）。

【形 态 特 征】体侧扁，宽而高，腹部圆。头小。吻钝。口端位，呈弧形。无须。眼大。咽齿1行，侧扁，倾斜面有1条沟纹。鳃耙一般为37~46，细长，呈披针状。鳞大，侧线鳞。背鳍3~16（~18），鳍长，有硬刺。臀鳍3~5，鳍短，亦有硬刺。全身呈

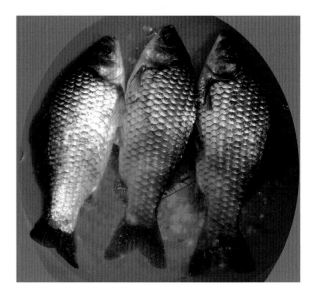

银灰色，背部色略暗，腹部一般为白色。因栖息环境不同而体色有所不同。

【分布与生境】梵净山地区资源分布的代表区域：太平河、金厂河等地。栖息于江河等水域中。

【中　药　名】鲫鱼（肉）。

【功 效 主 治】健脾和胃，利水消肿，通血脉。主治脾胃虚弱，纳少反胃，通乳，痢疾，便血等。

【采 收 加 工】四季均可捕捞，除去鳞、鳃及内脏，洗净，鲜用。

【用 法 用 量】内服：适量，煮食；或煅研入丸、散。外用：适量，捣敷、煅烧存性研末撒或调敷。

【用 药 经 验】脾胃虚弱不饮食，食后不化：大活鲫鱼1条，紫蔻3粒，加生姜、陈皮、胡椒等煮熟食用。

# 草鱼 *Ctenopharyngodon idellus* (Cuvier et Valenciennes)

【别　　　名】鲩鱼（《本草拾遗》），鰀鱼（《本草纲目》）。

【形 态 特 征】体长，略呈圆筒形，腹圆无棱，尾部侧扁。头钝，口端位，无须。上颌稍长于下颌。眼较小，上侧位。鳃耙短小呈棒形，排列稀疏。咽齿2行，为梳状栉齿，具斜狭下凹咀嚼面，边缘具斜条状沟纹。鳞片颇大，侧线鳞39~46。背鳍3~7，无硬刺，起点与腹鳍相对。臀鳍3~8，亦无硬刺，身体各部分比例随个体大小不同而有

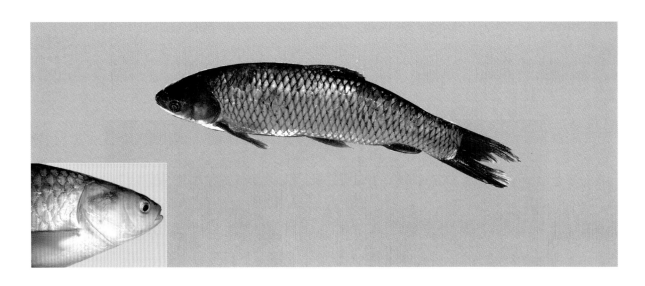

差异。幼鱼的头长和眼径相对的较成鱼为大，尾柄长和眼间距相对的较成鱼小。体呈茶黄色，背部青灰色，腹部银白色，各鳍浅灰色。

【分布与生境】梵净山地区资源分布的代表区域：太平河、金厂河、闵孝河等地。栖息于江河、湖泊的岸边多草区域。

【中　药　名】草鱼（肉）。

【功效主治】平肝祛风，温中和胃。主治虚劳，肝风头痛，食后饱胀，呕吐泄泻。

【采收加工】全年均可捕捞，除去内脏，洗净，鲜用。

【用法用量】内服：煮食，100~200 g。

# 鲤　*Cyprinus carpio* Linnaeus

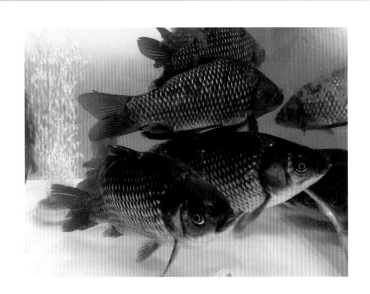

【别　　　名】赤鲤鱼（《尔雅》），鲤拐子、鲤子（《中国经济动物志》）。

【形 态 特 征】体纺锤形，侧扁，腹部圆。头宽阔。吻钝。口端位，呈马蹄形。口须2对。眼小，位于头纵轴的上方。咽齿3行，外行呈臼齿形。鳞大，侧线鳞33～39。鳃耙18～21。背鳍基部较长，外缘内凹，起点位于腹鳍起点稍前上方，至吻端的距离较至尾基部之距离为近，最后1根硬刺粗大，后缘具锯齿。胸鳍末端圆，不达腹鳍基部。腹鳍末端不达肛门。臀鳍短小，最后1根硬刺较大而坚实，后缘有锯齿，鳍末端可达尾鳍基部。尾鳍分叉较深，上下叶对称。肛门靠近臀鳍。脊椎骨37～39。鳔分2室，前室大而长，后室末端尖。肠长为体长的2倍左右。体色常随环境的变化而有较大的变异。活鱼通常金黄色，背部色深呈纯黑色，腹部色浅呈淡白色。背鳍、尾鳍基部微黑，胸鳍、腹鳍橘黄色，臀鳍、尾鳍下叶橘红色。

【分布与生境】梵净山地区资源分布的代表区域：太平河、金厂河、闵孝河等地。栖息于江河、湖泊、水库、池沼的松软底层和水草丛处。

【中　药　名】鲤鱼（肉）。

【功 效 主 治】健脾和胃，利水下气，通乳，安胎。主治胃痛，泄泻，小便不利，黄疸，胎动不安，产后乳汁少等。

【采 收 加 工】全年均可捕捞，除去鳃、鳞和内脏，鲜用。

【用 法 用 量】内服：蒸汤或煮食，100～240 g。外用：适量，烧灰，醋调敷。

【用 药 经 验】①胃痛，胸前胀痛，消化不良：鲤鱼250 g，胡椒1.5 g，生姜3片，鸡内金9 g，荸荠63 g，共蒸汤服。②产后腹痛：鲤鱼烧灰，酒调服之。

## 鲢 *Hypophalmichthys molitrix* (Cuvier et Valenciennes)

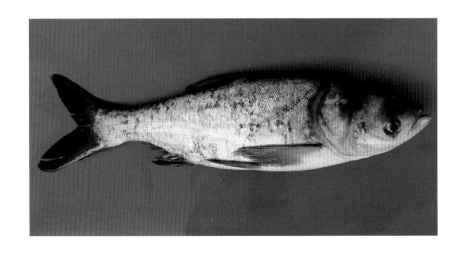

【别　　　名】白脚鲢、鲢子、白鲢、洋胖子、白叶（《中国动物药志》）。

【形 态 特 征】体侧扁而稍高，腹部狭窄，腹棱自胸鳍直达肛门。头大，约为体长的1/4。吻短，钝圆，口宽。眼小，位于头侧中轴之下。咽头齿1行，草履状而扁平。鳃耙特化，愈合成1个半月形海绵状过滤器。体被小圆鳞。侧线鳞108～120，广弧形下弯。背鳍3～7，无硬刺，较短，其起点距吻短与尾鳍基约相等。臀鳍3～12（13），中等长，起点在背鳍基部后下方。胸鳍7～8，下侧位，可伸达或略超过腹鳍基部。腹鳍1～7（8），起点距胸鳍比距臀鳍为近，长不达肛门。尾鳍深叉状。腹腔大，腹膜黑色。鳔2室，前室长而膨大，后室末端小而呈锥形。体背侧面暗灰色，下侧银白色，各鳍淡灰色。

【分布与生境】梵净山地区资源分布的代表区域：太平河、金厂河、闵孝河、官坝等地。栖息于江河、湖泊上层水域中。

【中　药　名】鲢鱼（肉）。

【功 效 主 治】温中益气，渗湿利水。主治久病体虚，水肿等。

【采 收 加 工】常年均可捕捞，捕后去鳞及内脏，洗净，鲜用。

【用 法 用 量】内服：煮食，100～250 g。

# 鳅 科

## 泥 鳅 *Misgurnus anguillicaudatus* (Cantor)

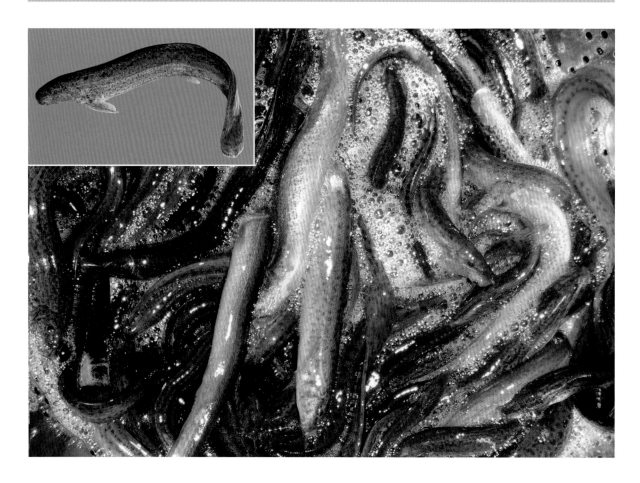

【别　　　名】和鳅（《泉州本草》），鳅鱼（《本草拾遗》），委蛇（《达生篇》），粉鳅
（《药性切用》），鳛（《尔雅》）。

【形 态 特 征】体细长，约10 cm，前段略呈圆筒形，后部侧扁，腹部圆。头尖。口小，下位，呈
马蹄形，吻突出，唇软而发达，具有细皱纹和小突起。眼小，无眼下刺。须5对。
体鳞极细小，圆形，埋于皮下。侧线鳞116～170。背鳍2～7，臀鳍2～5（～6）。
体表黏液丰富。体背部及两侧灰黑色，全体有许多小的黑斑点，头部和各鳍上亦有
许多黑色斑点，背鳍和尾鳍膜上的斑点排列成行，尾柄基部有1块明显的黑斑。其
他各鳍灰白色。

【分布与生境】梵净山地区资源分布的代表区域：田家坝、黎家坝、郭家沟、烂泥坳等地。栖息于

湖泊、池塘、沟渠或水田中，喜居于静水底层。

【中　药　名】泥鳅（全体）。

【功效主治】补益脾肾，利水，解毒。主治脾虚泻痢，热病口渴，小儿盗汗，水肿，小便不利等。

【采收加工】常年均可捕捞，除去内脏，洗净，鲜用或晒干。

【用法用量】内服：煮食，100~250 g；或烧存性，入丸、散，每次6~10 g。外用：适量，烧存性，研末调敷，或生品捣敷。

【用药经验】①久疮不愈合：泥鳅醋制为末，掺患处。②痔疮下坠：泥鳅250 g，配少量桔梗、地榆、槐角、柯子、粟壳，炖汤服。③营养不良性水肿：泥鳅90 g，大蒜头2个，猛火炖吃、不加盐，连续吃几次。

## 胡鲇科

# 胡子鲇 *Clarias fuscus* (Lacepede)

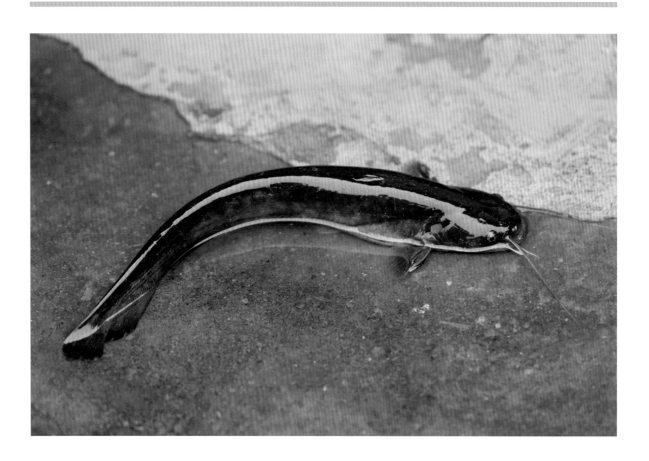

【别　　　名】角鱼、土虱、暗钉子、须子鲇、塘角鱼（《中国动物志》）。

【形 态 特 征】体细长，长约14cm，前部平扁，后部侧扁。头扁而宽，顶被有皮膜，颅骨后部突出，形成三角形，末端圆。口阔，下位，吻宽短，突出。眼小，有活动的眼睑。鼻孔每侧2个，前鼻孔为1条短管，近吻端。上颌突出。唇厚，口角唇褶发达，唇沟明显。牙细小，密列，两颌和犁骨均具绒毛状牙群。触须4对，鼻须1对，较短，伸达鳃孔后方；上颌须1对和颏须2对，较长，均伸达胸鳍基部或后方。鳃耙细长。背鳍58～62，无硬刺，基部甚长，末端几与尾鳍相连。胸鳍7～8，圆形，有1根硬刺，其内外侧均具锯齿。腹鳍6，伸达臀鳍起点。臀鳍39～43，起点紧接肛门，基部甚长，末端与背鳍末端相对。尾鳍圆扇形。体光滑无鳞，有侧线。体棕黑色，各鳍灰黑色。

【分布与生境】梵净山地区资源分布的代表区域：田家坝、黎家坝、郭家沟、烂泥坳等地。栖息于河川、池塘、水草茂盛的沟渠、稻田和沼泽中的黑暗洞穴内。

【中　药　名】塘虱鱼（肉）。

【功 效 主 治】补血，滋肾，调中助阳。主治腰膝酸软，久疬体虚，小儿疳积，衄血，黄疸等。

【采 收 加 工】全年均可捕捞，捕捉后放在内盛清水的池中，每日换水1次，用时从腮孔取出内脏。

【用 法 用 量】内服：蒸熟食，50～100 g。

# 合鳃鱼科

# 黄 鳝 *Monopterus albus* (Zuiew)

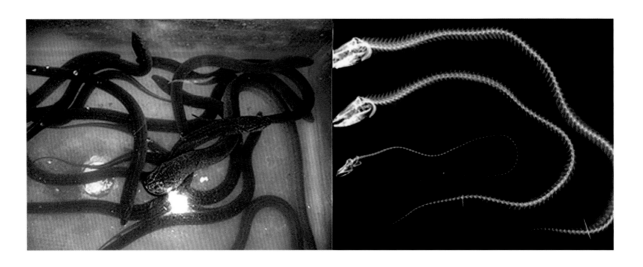

【别　　名】鮀（《山海经》），黄鮀（《异苑》），鮀鱼（《千金食治》）。

【形态特征】体细长，呈蛇形，体前圆后部侧扁，尾尖细。头长而圆。口大，端位，上颌稍突出，唇颇发达。上下颌及口盖骨上都有细齿。眼小，为一薄皮所覆盖。左右鳃孔于腹面合而为一，呈"V"字形。鳃膜连于鳃颊。体表一般有润滑液体，无鳞。无胸鳍和腹鳍；背鳍和臀鳍退化仅留皮褶，无软刺，都与尾鳍相联合。生活时体呈黄褐色、微黄色或橙黄色，有深灰色斑点，也有少许呈白色。

【分布与生境】梵净山地区资源分布的代表区域：田家坝、黎家坝、郭家沟、烂泥坳等地。栖息于河流、湖泊、沟渠或稻田中。

【中　药　名】鳝鱼（肉）。

【功效主治】益气血，补肝肾，强筋骨，祛风湿。主治虚劳，疳积，阳痿，腰痛，风寒湿痹，产后恶露不净，痔漏等。

【采收加工】采用钓捕、网捕、笼捕、干塘等方法捕捉，除去内脏，鲜用或晒干。

【用法用量】内服：煮食，100~250g；或捣肉为丸；或研末。外用：适量，剖片敷贴。

【用药经验】①虚劳咳嗽：鳝鱼250g，冬虫夏草3g，煮汤食用。②小儿疳积：鳝鱼3条，香薷10g，炖服。

# 隐鳃鲵科

# 大 鲵 *Megalobatrachus davidianus* (Blanchard)

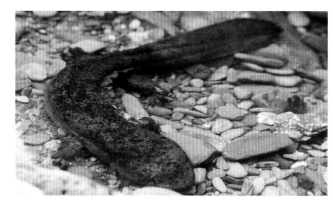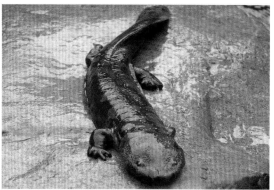

【别　　名】娃鲵鱼（《尔雅》），脚鱼、海狗鱼（《广西药用动物》），啼鱼（《常见药用动物》）。

【形 态 特 征】体型大而扁平，大者全长可达180 cm，常见60～70 cm。头部极扁平而宽阔。躯干粗壮而扁；尾后端侧扁，尾梢钝圆。头长略大于头宽。吻长，吻端钝圆。外鼻孔小，近吻端，鼻间距为眼间距的1/3或1/2。无眼睑，位于头背侧，眼间距宽。口裂大，在眼后角的后方，上唇褶不突出，下唇褶在口后缘清晰。上、下颌有细齿；犁骨齿左右相连成弧状，与上颌平行，舌扁圆，粘连着口腔底。四肢短而肥壮，贴体相向时，指、趾端相距甚远。尾长为全长的1/3，尾背鳍褶高而厚。皮肤一般较光滑，头部的背腹面有疣粒。体侧的后缘也有腹褶，达外侧的指、趾端，后肢的更为发达。体侧有肋沟12～15条。生活时为棕褐色，背面有深色大黑斑，腹面色较浅，指、趾端棕黄色。

【分布与生境】梵净山地区资源分布的代表区域：湾河、马槽河、盘溪河等地。栖息于山区水流湍急而清澈的溪流中，一般多匿居在山隙间。

【中 药 名】大鲵（全体）。

【功 效 主 治】补虚健脑，截疟。主治病后体虚，神经衰弱，贫血，疟疾。

【采 收 加 工】每年5～6月繁殖季节以后捕捉，除去内脏，取肉，鲜用。

【用 法 用 量】内服：炖肉，60～250 g。

【用 药 经 验】贫血，痢疾，身发冷：大鲵肉250 g，切成块，加少量油盐，炖熟吃。

# 蟾蜍科

## 中华蟾蜍 *Bufo gargarizans* Cantor

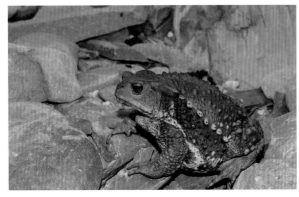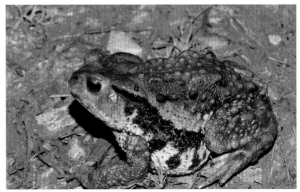

【别　　名】癞蛤蟆（《本草纲目》），癞格宝（《贵州民间方药集》），癞巴子（《吉林中药手册》），蚧蛤蟆（《山东中草药手册》）。

【形态特征】体长一般在10 cm以上，体粗壮，头宽大于头长。吻端圆，吻棱较显著。鼻孔近吻端，眼间距大于鼻间。鼓膜明显，无犁骨齿，上下颌均无齿。前肢长而粗壮，指、趾略扁，指关节下瘤多成对，掌突2，外侧者大。后肢粗壮而短，左右跟部不相遇，趾侧有缘膜，内跖变形长而大，外跖突小而圆。皮肤极粗糙，头顶部较光滑，两侧有大而长的耳后腺，其余部分布满大小不等的圆形瘰疣，排列较规则的为头后的瘰疣，斜行排列几乎与耳后腺平行。沿体侧的瘰疣排列较规则，胫部的瘰疣更大，腹面皮肤不光滑，有小疣。颜色变异较大，生殖季节雄性背面多为黑绿色，体侧有浅色的斑纹；雌性背面色较浅，瘰疣乳黄色，有时自眼后沿体侧有斜行的黑色纵纹，腹面乳黄色，有棕色或黑色细花纹。雄性个体较小，内侧三指有黑色婚垫，无声囊。

【分布与生境】梵净山地区资源分布的代表区域：黑湾河、坝梅寺、亚盘林、苦竹坝、核桃坪。栖息于泥土中、石下或草间。

【中　药　名】蟾蜍（全体），蟾皮（皮），蟾酥（耳后腺和皮肤干燥分泌物），蟾头（头），蟾舌（舌），蟾蜍肝（肝脏），蟾蜍胆（胆囊）。

【功效主治】■蟾蜍　解毒散结，消积利水，杀虫消毒。主治痈疽，疔疮，瘰疬，臌胀，水肿，小儿疳积，破伤风，慢性咳嗽。

■蟾皮　清热解毒，利水消胀。主治痈疽肿毒，瘰疬，湿疹，疳积腹胀。

■蟾酥　止痛，解毒，开窍醒神。主治痈疽疔疮，咽喉肿痛，中暑神昏，痧胀腹痛吐泻。

■蟾头　清疳散积。主治小儿疳积。

■蟾舌　解毒拔疔。主治疔疮。

■蟾蜍肝　解毒散结，拔疔消肿。主治痈疽，疔毒，疮肿，蛇咬伤，麻疹。

■蟾蜍胆　镇咳去痰，解毒散结。主治气管炎，小儿失音，早期淋巴结结核，鼻疔。

【采收加工】■蟾蜍　夏、秋季捕捉，先采去蟾酥，然后将蟾蜍杀死，直接晒干。

■蟾皮　夏、秋季捕捉，先采去蟾酥，然后除去内脏，将体腔撑开晒干。

■蟾酥　夏、秋季捕捉，将蟾蜍用水洗净体表，晾干。用金属夹从耳后腺及身体上的大小疣粒取酥。取完后要用80～100目钢丝筛或60～80目尼龙丝筛过滤，也可加入15%洁净水或乙醇稀释液后再过滤，经脱水或脱乙醇后，再放入60℃烘箱内烘干，干燥后的成品置密封缸保存。

■蟾头　夏、秋季捕捉，剁头，用细绳拴起阴干。

■蟾舌　夏、秋季捕捉，剁头取舌，洗净，鲜用。

■蟾蜍肝　夏、秋季捕捉，剖腹取肝，洗净，鲜用或冷藏。

■蟾蜍胆　夏、秋季捕捉，剖腹取胆，洗净，鲜用。

【用法用量】■蟾蜍　内服：煎汤，1只；或入丸、散，1～3 g。外用：适量，烧存性研末调敷；或活蟾蜍捣敷。

■蟾皮　内服：煎汤，3～9 g；或研末。外用：适量，鲜用敷贴；或干品研末调敷。

■蟾酥　内服：入丸、散，每次0.015～0.03 g。外用：适量，研末调敷；或掺膏药内贴。

■蟾头　内服：适量，入丸、散。

■蟾舌　外用：适量，研烂摊贴患处。

■蟾蜍肝　内服：煎汤，1～2个。外用：适量，捣烂敷。

■蟾蜍胆　内服：开水冲服，3～6个。外用：适量，捣烂搽；或鲜取汁滴。

【用药经验】①痈肿疔疖：蟾蜍研细粉，醋调敷患处。②早期瘰疬：将蟾蜍腹切开1 cm创口，不去内脏，放入少许红糖。将患指伸入其腹内，经2 h后，可另换1只蟾蜍，共用10只左右可愈。③丘疹性荨麻疹：活蟾蜍3～4只，去内脏，洗净后，放在药罐内煮烂，用布滤去渣，流汤外用。皮疹多的部位每日用药汤淋洗1次，如皮疹数目少的用棉花蘸汤外搽，每日3～4次，连用3～4 d全部消退。④水肿腹水：蟾蜍粉1 g，日服1次，连服2～10 d。体虚者酌减，服时注意血压变化。

# 黑眶蟾蜍 *Bufo melanostictus* Schneider

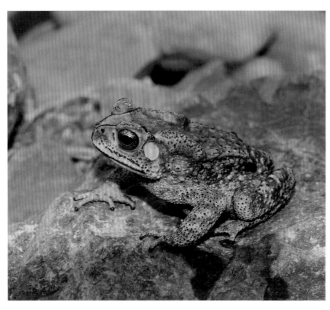 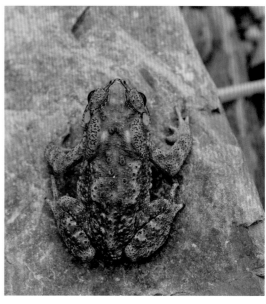

【别　　名】癞蛤蟆（《本草纲目》），癞格宝（《贵州民间方药集》），癞巴子（《吉林中药手册》），蚧蛤蟆（《山东中草药手册》）。

【形态特征】体长7～10 cm，雄性略小。头高，头宽大于头长。吻端圆，吻棱明显，鼻孔近吻端，眼间距大于鼻间距，鼓膜大，上下颌均无齿。头部沿吻棱、眼眶上缘、鼓膜前缘及上下颌缘有十分明显的黑色骨质棱或黑色线。头顶部下凹，皮肤与头骨紧密相连。前肢细长；指、趾略扁，末端色黑；指关节下瘤多成对，外掌突大，内侧者略小，均为棕色；后肢短，左右跟部不相遇。趾侧有缘膜，相连成半蹼；内跖突略大于外跖突。皮肤极粗糙，除头顶部无疣外，其余布满大小不等的圆形疣粒，疣粒上有黑点或刺；头两侧为长圆形的耳腺；近脊中线由头后至臀部有2纵行排列较为规则的大疣粒。生活时体色变异较大，一般为黄棕色略具棕红色斑纹。雄性第1、2指基部内侧有黑色婚垫，有单咽下内声囊。

【分布与生境】梵净山地区资源分布的代表区域：黑湾河、马槽河、盘溪河等地。栖息于潮湿草丛。

【中　药　名】蟾蜍（全体），蟾皮（皮），蟾酥（耳后腺和皮肤干燥分泌物），蟾头（头），蟾舌（舌），蟾蜍肝（肝脏），蟾蜍胆（胆囊）。

【功效主治】■蟾蜍　解毒散结，消积利水，杀虫消毒。主治痈疽，疔疮，发黄，瘰疬，臌胀，水肿，小儿疳积，破伤风，慢性咳嗽。

　　　　　　■蟾皮　清热解毒，利水消胀。主治痈疽肿毒，瘰疬，湿疹，疳积腹胀。

　　　　　　■蟾酥　止痛，解毒，开窍醒神。主治痈疽疔疮，咽喉肿痛，中暑神昏，痧胀腹痛吐泻。

　　　　　　■蟾头　清疳散积。主治小儿疳积。

　　　　　　■蟾舌　解毒拔疔。主治疔疮。

　　　　　　■蟾蜍肝　解毒散结，拔疔消肿。主治痈疽，疔毒，疮肿，蛇咬伤，麻疹。

　　　　　　■蟾蜍胆　镇咳去痰，解毒散结。主治气管炎，小儿失音，早期淋巴结结核，鼻疔。

【采收加工】■蟾蜍　夏、秋季捕捉，先采去蟾酥，然后将蟾蜍杀死，直接晒干。

　　　　　　■蟾皮　夏、秋季捕捉，先采去蟾酥，然后除去内脏，将体腔撑开晒干。

　　　　　　■蟾酥　夏、秋季捕捉，将捕捉的蟾蜍用水洗净体表，晾干。用金属夹从耳后腺及身体上的大小疣粒取酥。取完后要用80~100目钢丝筛或60~80目尼龙丝筛过滤，也可加入15%洁净水或乙醇稀释液后再过滤，经脱水或脱乙醇后，再放入60℃烘箱内烘干，干燥后的成品置密封缸保存。

　　　　　　■蟾头　夏、秋季捕捉，剁头，用细绳拴起阴干。

　　　　　　■蟾舌　夏、秋季捕捉，剁头取舌，洗净，鲜用。

　　　　　　■蟾蜍肝　夏、秋季捕捉，剖腹取肝，洗净，鲜用或冷藏。

　　　　　　■蟾蜍胆　夏、秋季捕捉，剖腹取胆，洗净，鲜用。

【用法用量】■蟾蜍　内服：煎汤，1只；或入丸、散，1~3 g。外用：适量，烧存性研末调敷；或活蟾蜍捣敷。

　　　　　　■蟾皮　内服：煎汤，3~9 g；或研末。外用：适量，鲜用敷贴；或干品研末调敷。

　　　　　　■蟾酥　内服：入丸、散，每次0.015~0.03 g。外用：适量，研末调敷；或掺膏药内贴。

　　　　　　■蟾头　内服：适量，入丸、散。

　　　　　　■蟾舌　外用：适量，研烂摊贴患处。

　　　　　　■蟾蜍肝　内服：煎汤，1~2个。外用：适量，捣烂敷。

　　　　　　■蟾蜍胆　内服：开水冲服，3~6个。外用：适量，捣烂搽；或鲜取汁滴。

【用药经验】疔毒：蟾酥少量，研细粉，以茶油调，取药液涂疔毒。

# 雨蛙科

## 无斑雨蛙 *Hyla arborea immaculata* Boettger

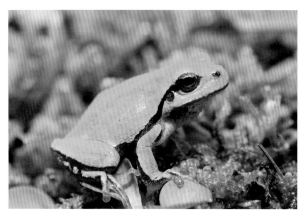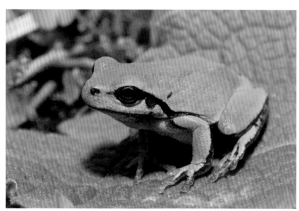

【别　　　名】梆梆狗（《中国动物药志》）。

【形 态 特 征】体长3～4 cm。头宽略大于头长，吻圆而高，眼间距大于鼻间距，吻棱明显，吻端平直向下，颊部略向外侧倾斜；鼻孔近吻端；鼓膜圆，舌较圆厚，后端微有缺刻；犁骨齿两小团。指扁，基部有极不明显的蹼迹，掌部小，疣粒多。后肢短，胫部关节前达肩部。足比胫长，指端与趾端同，趾间无蹼。背部及覆面为白色，体侧及前后腋上都有黑色斑点，颞褶明显隆起，在眼、鼓膜和体侧处无棕色线纹。雄性第1指上，婚垫乳白色。

【分布与生境】梵净山地区资源分布的代表区域：三十闹、月亮坝、烂泥坳、大水溪等地。栖息于稻田秧苗及麦秆上或田埂边、灌木林间和潮湿地上。

【中　药　名】雨蛙（全体）。

【功 效 主 治】祛湿止痛，解毒杀虫。主治湿癣，风湿痹痛等。

【采 收 加 工】夏、秋季捕捉，鲜用或焙干。

【用 法 用 量】外用：将雨蛙的腹部紧贴患处，连蛙一起包扎，每日换3次。

【用 药 经 验】①湿癣：取腹部带赤色的生蛙，将其腹部紧贴患处，连蛙包扎，每日3次。②大烟中毒：将活雨蛙缚于心口部位，待雨蛙死后，即可解毒；或将蛙捣绒，贴于心口位置。

# 华西雨蛙川西亚种 *Hyla gongshanensis* Li et Yang

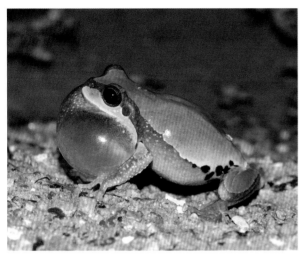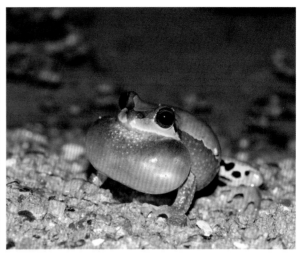

【形 态 特 征】雄蛙体长3.4 cm左右，雌蛙3.9 cm左右。头宽大于头长。吻高而圆，吻棱明显，吻端和颊部平直向下。鼻孔近吻端。鼓膜圆。舌较圆厚，后端微有缺刻。犁骨齿两小团。指端有吸盘和边缘沟，第3指吸盘略小于鼓膜；指侧具缘膜，第1指短小，第2、3指间蹼达近端关节下瘤，第3、4指间1/3蹼；掌部小疣多。后肢前伸贴体时胫跗关节前达眼后角或略超过，左右跟部显然重叠，足长略短于胫长；趾端与指端同，第4趾吸盘较第3指的略小，趾间超过半蹼，第2、3趾内侧缺刻深；内跖突卵圆形，有的较发达，无外跖突。

【分布与生境】梵净山地区资源分布的代表区域：黑湾河、马槽河、盘溪河、金厂河、牛尾河等地。栖息于静水域或水稻田附近的草丛间或树枝叶上。

【中 药 名】雨蛙（全体）。

【功 效 主 治】活血止痛，生肌止血。主治跌打损伤，骨伤，外伤出血等。

【采 收 加 工】夏、秋季捕捉，鲜用或焙干。

【用 法 用 量】内服：研末冲服，5～10 g。外用：适量，研末配散剂调敷。

# 蛙 科

## 泽陆蛙 *Fejervarya multistriata* (Hallowell)

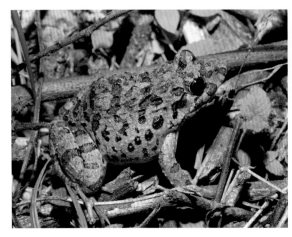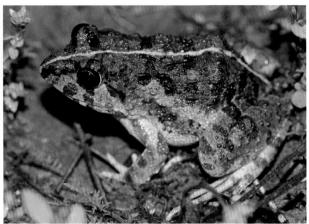

【形态特征】雄蛙体长40 mm左右，雌蛙体长46 mm左右。头长略大于或等于头宽；吻部尖，末端钝圆，突出于下唇，吻棱不显，颊部显然向外倾斜；鼻孔位于吻眼之间；眼间距很窄，小于鼻间距，为上眼睑的1/2；鼓膜圆，约为眼径的3/5；犁骨齿两团，小而突出；舌宽厚，卵圆形，后端缺刻深。

【分布与生境】梵净山地区资源分布的代表区域：三十闹、月亮坝、烂泥坳、大水溪。常栖息于稻田、沼泽、水沟、菜园、旱地及草丛中。

【中 药 名】泽陆蛙（全体）。

【功效主治】清热解毒，健脾消积。主治痈肿，疔疖，口疮，乳痈，瘰疬，小儿疳积，热痢等。

【用法用量】内服：煮食，1~2只；或入丸、散。外用：适量，捣敷或研末。

## 棘胸蛙 *Paa spinosa* David

【别 名】山蛙、石板蛙、山鸡（《广西药用动物》）。

【形态特征】头宽而扁，吻端圆，鼓膜不明显，雄性前肢特别粗壮，指端圆，略膨大，关节下搁

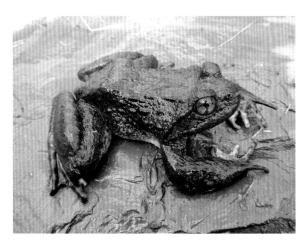
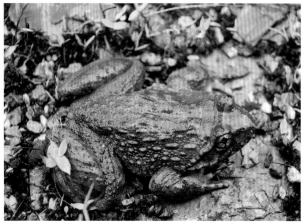

及掌突均发达。后肢肥硕，趾端肿大或显著之圆球状，趾全璞。皮肤粗糙，雄性背部有断续成行排列的狭长疣，胸部满布分散的大黑疣。咽下有内声囊。雌性背上有分散的圆疣，疣上有小黑刺，腹面光滑。

【分布与生境】梵净山地区资源分布的代表区域：红石溪、丁家坪等。栖息于近山溪的岩边。

【中　药　名】棘胸蛙（全体）。

【功效主治】滋补强壮。主治小儿疳积，羸瘦，病后虚弱等。

【采收加工】夏、秋季捕捉，去皮和内脏，洗净，鲜用。

【用法用量】内服：蒸熟食，50～100 g。

【用药经验】小儿劳瘦，疳积：棘胸蛙肉100 g，加少量油盐，蒸熟吃，每日2次，连续吃几日。

# 黑斑侧褶蛙　*Pelophylax nigromaculatus* (Hallowell)

【别　　　名】田鸡、青鸡、坐鱼、蛤鱼（《本草纲目》）。

【形态特征】雄蛙体长约6 cm，雌蛙7 cm左右。头长大于头宽。吻部略尖，吻端钝圆，突出于下唇；吻棱不明显，颊部向外倾斜。鼻孔在吻眼中间，鼻间距等于眼睑宽，眼大而突出，

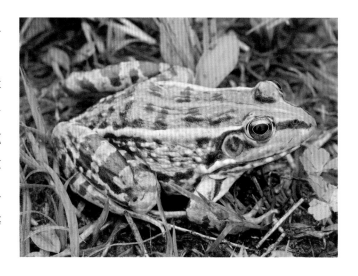

眼间距窄，小于鼻间距及上眼睑宽。鼓膜大而明显，近圆形，为眼径的2/3～4/5。犁骨齿两小团，突出在内鼻孔之间。舌宽厚，后端缺刻深。前肢短，前臂及手长小于体长之半。指末端钝尖；指侧缘膜不明显；关节下瘤小而明显。后肢较短而肥硕，前伸贴体时胫跗关节达鼓膜和眼之间，左右跟部不相遇；胫长小于体长之半；趾末端钝尖。

【分布与生境】梵净山地区资源分布的代表区域：黑湾河、盘溪河等地。栖息于稻田埂边、灌木林间和潮湿地上。

【中　药　名】青蛙（全体），青蛙胆（胆）。

【功效主治】■青蛙　利水消肿，解毒止嗽。主治水肿，臌胀，咳嗽，喘息，麻疹，痔疮等。

■青蛙胆　清热解毒，止咳。主治咽喉肿痛，糜烂，麻疹合并肺炎，肺热咳嗽等。

【采收加工】■青蛙　春、夏、秋季均可捕捉，去皮及内脏，鲜用或炙干备用。

■青蛙胆　捕蛙剖腹取胆，鲜用。

【用法用量】■青蛙　内服：煎汤煮食或研末为丸、散，1～7个。外用：捣烂或研末调敷。

■青蛙胆　内服：吞服，1～2个。外用：1～2个，外涂。

# 树蛙科

## 斑腿泛树蛙 *Polypedates leucomystax* (Gravenhorst)

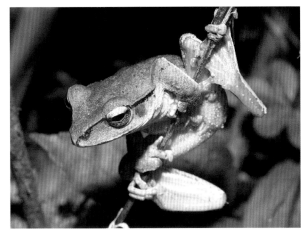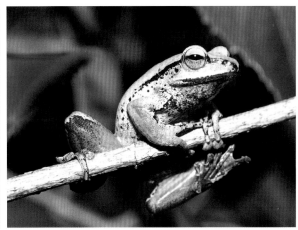

【别　　　名】斑腿树蛙、树蛙、三角上树蛙（《中国动物药志》）。

【形 态 特 征】体扁而窄长，雄蛙体长4.5 cm，雌蛙体长约6 cm。头长宽几相等或长大于宽；吻长，吻端钝尖或钝圆，突出于下唇，呈倾斜状；吻棱明显，颊面内陷；鼻孔近吻端，鼻间距小于眼间距，上眼睑宽为眼间距的2/3；鼓膜明显，为眼径的1/2～2/3；犁骨齿强；舌后端缺刻深。前肢细长，前臂及手长超过体长之半；指长顺序为3、4、2、1；指端均有吸盘其腹面有边缘沟，第1指吸盘小，第3指吸盘小于鼓膜；指间无蹼，指侧均有缘膜，第4指缘膜延至掌部。

【分布与生境】梵净山地区资源分布的代表区域：黑湾河、马槽河、盘溪河、金厂河、牛尾河等地。栖息于海拔80～1600 m的山区。

【中　药　名】射尿拐（全体）。

【功 效 主 治】化瘀止血，止痛，续筋接骨。主治外伤出血，跌打损伤，骨折，小儿疳积等。

【采 收 加 工】夏、秋季捕捉，剥去外皮，除去内脏，洗净，晒干或烘干，研粉。

【用 法 用 量】外用：适量，研末撒或捣敷。

# 姬蛙科

## 饰纹姬蛙 *Microhyla ornata* (Dumril et Bibron)

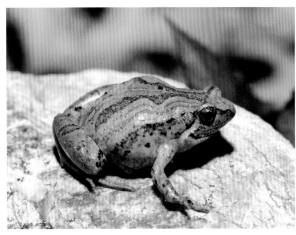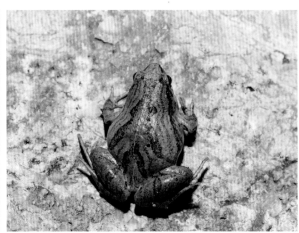

【形 态 特 征】体型小，雄蛙体长约2 cm，雌蛙约2.3 cm。头小、体宽，头部长宽几相等；吻端尖圆，突出于下唇，吻棱不显；鼻孔近吻端，鼻间距小于眼间距而大于上眼睑之宽；鼓膜不显；无犁骨齿；舌长椭圆形，后端无缺刻。前肢细弱，前臂及手长小于体长之半；指长顺序3、4、2、1，第1指短小；指末端圆，无吸盘也无纵沟；关节下瘤明显；内掌突较外掌突大。后肢较粗短，前伸贴体时胫跗关节达肩部或肩前方，左右跟部重叠；胫长略小于体长之半，足比胫略长；趾端与指端同，第5趾短于第3趾。

【分布与生境】梵净山地区资源分布的代表区域：黑湾河、马槽河、盘溪河、金厂河、牛尾河等地。栖息于小溪、小河边、林下、路旁。

【中 药 名】饰纹姬蛙（全体）。

【功 效 主 治】祛风通络，活血化瘀。主治风湿痹痛，腰扭伤，跌打损伤，骨折等。

【采 收 加 工】5～7月捕捉，去内脏，洗净，待蛙体上的水分干后泡入50°以上的白酒内，每千克配蛙200 g，还可加入少量当归，浸泡2～3个月。

【用 法 用 量】内服：浸酒，20～30 mL，每日2次。外用：适量，加酒捣敷。

# 平胸龟科

## 平胸龟 *Platysternon megacephalum* Gray

【别　　名】大头龟、鹰嘴龟（《中国动物药志》）。

【形 态 特 征】头部大，不能缩入甲内。头背覆以完整的角质盾片。吻短，上、下颚钩曲呈强喙状，颚缘不具细齿。背甲长卵圆形，前缘中部微凹，后缘圆，微缺。具中央嵴棱，其前后稍隆起。颈盾宽短，略呈倒梯形；椎盾

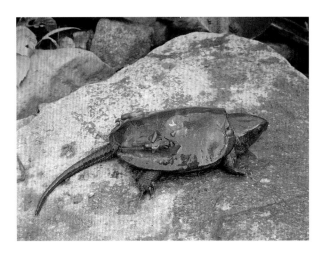

5枚，均宽大于长，第5枚最宽；肋盾4对，一般亦宽大于长，有的第1、4枚肋盾宽与长相等。缘盾11对，两侧者小，自第8、9对起向后逐渐加宽。腹甲小于背甲，近长方形。后肢股部后缘与尾基部两侧下方各具数个较大的锥形角质突起。前肢及后肢除外侧指、趾以外，均具锐利的长爪，指、趾间具蹼。

【分布与生境】梵净山地区资源分布的代表区域：太平河流域。栖息于山间清澈的溪流中，亦见于沼泽地水潭中。

【中 药 名】鹰嘴龟（全体）。

【功 效 主 治】滋阴潜阳，宁心补肾。主治阴虚阳亢，血虚肾虚，眩晕心烦，失眠多梦，遗精腰酸，久泻久痢等。

【采 收 加 工】6～9月捕捉，杀死，去甲及内脏，洗净，鲜用或烘干。

【用 法 用 量】内服：煮熟服用，250 g。

【用 药 经 验】肺结核：平胸龟1只，去甲及内脏，切块，炖熟服，每日1只，连服数日。

# 鳖 科

## 中华鳖 *Trionyx sinensis* (Wiegmann)

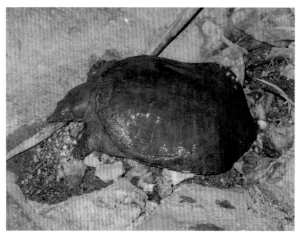
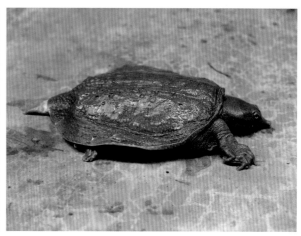

【别　　　名】团鱼（《宝庆本草折衷》），神守（《本草纲目》），甲鱼（《随息居饮食谱》），圆鱼（《中国药用动物志》），鳖（《易·说卦》）。

【形态特征】体呈椭圆形或近卵圆形，成体全长30～40 cm。头尖，吻长，形成吻突，呈短管状；鼻孔位于吻突前端，无齿，眼小；瞳孔圆形，鼓膜不明显，颈部可长达70 mm以上，颈基部无颗粒状疣，头、颈可完全缩入甲内。背腹甲均无角质板而被有革质软皮，边缘具柔软的较厚结缔组织，俗称裙边。背面皮肤有突起小疣，成纵行棱起，背部中央稍凸起，椎板8对，肋板8对，无臀板、边缘无缘板相连。背部骨片没有完全骨质化，肋骨与肋板愈合，其末端突出于肋板外侧。四肢较扁平，前肢5指；内侧3指有外露的爪；外侧2指的爪全被皮肤包裹而不外露，后肢趾爪生长情况亦同，指、趾间具蹼而发达。雄性体较扁而尾较长，末端露出于裙边；雌性尾粗短、不露出裙边。头颈部上面橄榄绿色，下面黄色，下颌至喉部有黄色斑纹，两眼前后有黑纹，眼后头顶部有10余个黑点。体背橄榄绿色或黑棕色，具黑斑，腹部肉黄色，两侧裙边处有绿色大斑纹，近尾部有两团豌豆大的绿色斑纹。前肢上面橄榄绿色，下面淡黄色；后肢上面色较浅。尾部正中为橄榄绿色，余皆为淡黄色。

【分布与生境】梵净山地区资源分布的代表区域：太平河流域。栖息于江河、湖泊、水库、池塘、池沼、山涧溪流及草丛等僻静处。

【中 药 名】鳖甲（背甲）。

【功 效 主 治】滋阴潜阳，退热除蒸，软坚散结。主治阴虚发热，骨蒸劳热，阴虚阳亢，虚风内动，手足瘈疭，经闭，癥瘕。

【采 收 加 工】除冬季外均可捕捉，割取背甲，去净残肉，晒干。亦可将鳖体置于沸水中煮1～2 h，烫至背甲上的皮能剥落时取出，剥下背甲，去净肉，洗净，晒干。

【用 法 用 量】内服：煎汤，10～30 g；或熬膏；或入丸、散。外用：适量，烧存性，研末掺或调敷。

# 壁虎科

## 多疣壁虎 *Gekko japonicus* (Dumeril et Bibron)

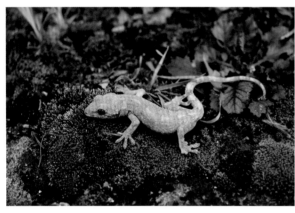 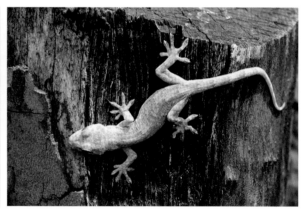

【别　　　名】天龙（《饮片新参》），爬壁虎（《四川中药志》）。

【形态特征】全长约10 mm。身体平扁，头大，略呈三角形；吻长，约为眼径的2倍；无活动性眼睑，瞳孔椭圆形，眼球外覆有透明薄膜；鼓膜明显；上、下颌长有细齿；舌形宽厚，顶端凹入，富有黏性。四肢短，各具5趾，末端膨大，指间张有微蹼，除拇趾外，均有钩爪，趾底具单行褶襞皮瓣。尾尖长，约占体长的2/3，基部圆筒状，往后则呈平扁形而逐渐尖细。

【分布与生境】梵净山地区资源分布的代表区域：蓝家寨、坝溪、红石溪、天马寺。栖于树洞、石下或房屋的缝隙中。

【中　药　名】壁虎（全体）。

【功效主治】祛风活络，散结止痛，镇静解痉。主治风湿关节痛，神经痛，瘰疬，中风，半身不遂等。

【采收加工】夏、秋季捕捉，捕后将完整壁虎除去内脏，擦净，用竹片撑开，使其全体扁平顺直，晒干或烘干。

【用法用量】内服：煎汤，2～5 g；或研末，每次1～2 g；亦可浸酒或入丸、散。

# 石龙子科

## 中国石龙子 *Eumeces chinensis* (Gray)

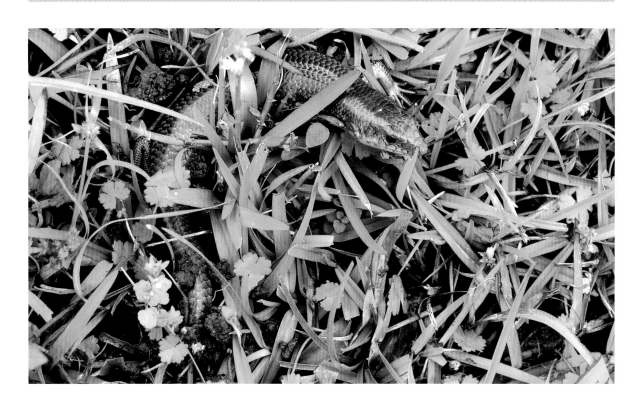

【别　　名】山龙子（《名医别录》），蜥易（《方言》），蜥蜴（《神农本草经》），五寸棍（《陆川本草》），猪婆蛇（《本草纲目》）。

【形态特征】全长约20 cm，周身被有覆瓦状排列的细鳞。鳞片质薄而光滑，列为24～26行。吻端圆凸。鼻孔1对，眼分列于头部两侧。舌短，稍分叉。体背黄铜色，有金属光泽。一般有3条纵走的淡灰色线，鳞片周围淡灰色，因而略现网状斑纹。四肢发达，具5指、趾，有钩爪。尾细长，末端尖锐。

【分布与生境】梵净山地区资源分布的代表区域：快场、马槽河、天庆寺。栖息于山区草坡乱石堆里或树林下的落叶杂草中。

【中　药　名】石龙子（去除内脏的全体）。

【功效主治】解毒，散结，行水。主治肺痈，风湿，小便不利，疮毒等。

【采收加工】夏、秋季捕捉，处死，去内脏，置通风处干燥。

【用法用量】内服：烧存性研末，1.5～3 g；或入丸、散。外用：适量，熬膏涂；或研末调敷。

【用药经验】①小儿癫：石龙子1枚，烧灰，末，以酒服之。②久年不愈的臁疮，九子烂疡及一切无名肿毒：石龙子、壁虎、千脚虫、滚山珠、蜈蚣等，熬膏外用；或泡桐油外搽。

# 蓝尾石龙子 *Eumeces elegans* Boulenger

【形态特征】体长约68 cm，尾长约11 cm。吻长与眼耳间距相等，吻端凸圆。耳孔卵圆形，比眼径小，耳孔前缘有2～3枚锥状鳞。上鼻鳞1对，左右相触，介于吻鳞与额鼻鳞之间；左右前额鳞不相遇；额鳞的纵径长于额顶鳞与顶间鳞之和；左右顶鳞为顶间鳞所隔；无

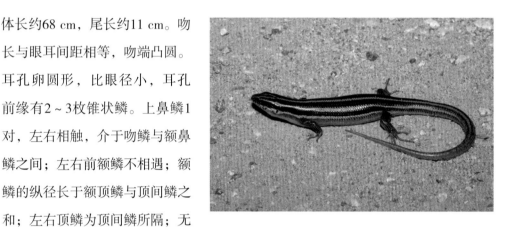

后鼻鳞。眼上鳞4，颊鳞2，上唇鳞7；颈鳞1对；后颏鳞单枚。鳞片均光滑，周身鳞列26行；肛前鳞2，肛侧各有1枚棱鳞。终生保留尾部蓝色。

【分布与生境】梵净山地区资源分布的代表区域：亚盘岭、苏家坡、红石溪。栖息于山间、路旁、杂草间。

【中药名】石龙子（全体）。

【功效主治】解毒，散结，行水。主治恶疮瘰疬，臁疮，乳癌，肺痈，小便不利，石淋，风湿，皮肤瘙痒等。

【用法用量】内服：烧存性，1.5～3 g；或入丸、散。外用：适量，熬膏涂；或研末调敷。

# 游蛇科

## 赤链蛇 *Dinodon rufozoatum* (Cantor)

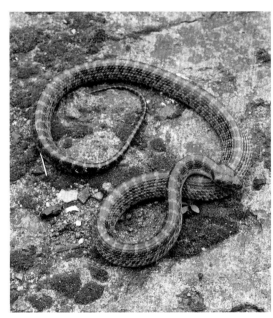
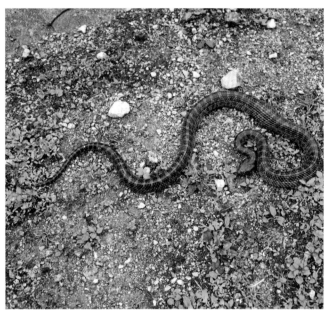

【别　　　名】赤楝蛇、桑根蛇（《本草纲目》），火赤链（《脊椎植物分类学》）。

【形 态 特 征】全长75～135 cm，体粗壮，头部短而扁平，与颈部显然有别，吻端圆钝，吻鳞仰起微露于头背。鼻间鳞和前额鳞略成五角；额鳞单枚，短而阔，前缘平展，后方敛缩，眼前鳞1枚，眼后鳞2枚；颅顶鳞最长大，长度约为额鳞和前额鳞之和；前额鳞2枚，后额鳞3枚，上唇鳞8枚，下唇鳞10～11枚；额下鳞2对，前对明显较后对为长；背鳞平滑，但中间数行后背部偶有弱棱。

【分布与生境】梵净山地区资源分布的代表区域：官坝、三十闹、快场、月亮坝。栖息于田野、竹林及水域附近。

【中 药 名】赤链蛇（全体）。

【功 效 主 治】祛风止痛，解毒敛疮。主治风湿关节痛，肢体麻木，瘰疬，溃疡，疥癣等。

【采 收 加 工】捕后，杀死，烧存性，研末用。

【用 法 用 量】内服：浸酒，20～40 mL。外用：适量，研末撒。

# 王锦蛇 *Elaphe carinata* (Gunther)

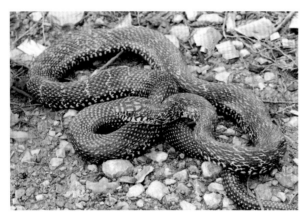 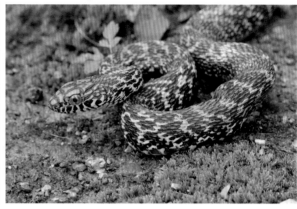

【别　　　名】棱鳞锦蛇、棱锦蛇、锦蛇、王蛇、油菜花（《中国动物药志》）。

【形 态 特 征】体粗壮，全长200 cm左右。上唇鳞8枚，3-2-3式，颊鳞1枚，眶前鳞1~3枚，眶后颊2（3）枚；颞鳞2（3，1）+3（2，4）枚；背鳞23（21，24，25）-23（21）-19（17，18，20）行，除最外侧1~2行光滑外均起强棱；腹鳞203~224枚；肛鳞2；尾下鳞60~120对。背面黑色，混杂黄色花斑，似菜花；头背棕黄色，鳞缘和鳞沟黑色，形成"王"字形黑斑；腹面黄色，腹鳞后缘有黑斑。幼体背面灰橄榄色，鳞缘微黑，枕后有1条短黑纵纹，腹面肉色。成幼体的体色、斑纹很不相同。

【分布与生境】梵净山地区资源分布的代表区域：快场、老月坡、坝溪。栖息于山地灌丛、田野沟边、山溪旁、草丛中。

【中　药　名】蛇蜕（蜕下的表皮膜）。

【功 效 主 治】祛风，定惊，解毒，退翳。主治小儿惊风，抽搐痉挛，翳障，喉痹，疔肿，皮肤瘙痒。

【采 收 加 工】春末夏初或冬初采集，除去泥沙，干燥。

【用 法 用 量】内服：煎汤，2~3 g；或研末吞服，0.3~0.6 g。

# 黑眉锦蛇 *Elaphe taeniura* Cope

【别　　　名】黄喉蛇（《本草纲目》），黄颔蛇（《中国动物药志》）。

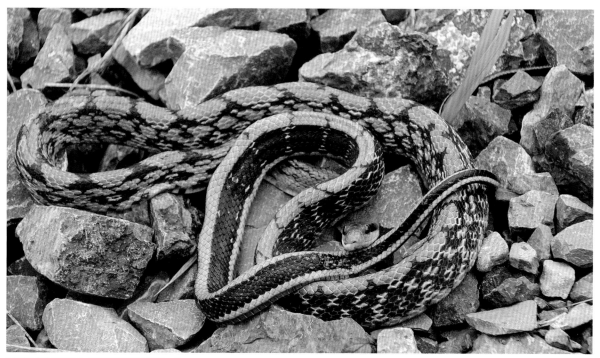

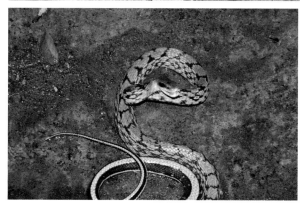 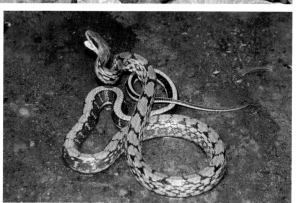

【形态特征】全长可达200 cm左右。头体背黄绿色或棕灰色，体背前中段具黑色梯状或蝶状纹，至后段逐渐不显；从体中段开始，两侧有明显的4条黑色纵带达尾端；腹面灰黄色或浅灰色，两侧黑色；上下唇鳞及下颌淡黄色，眼后具1条明显的眉状黑纹延至颈部，故名黑眉锦蛇。

【分布与生境】梵净山地区资源分布的代表区域：盘溪、白枝坪、平所、大院址。栖息于高山、平原、园地及房屋附近。

【中 药 名】黄颔蛇（全体），蛇蜕（蜕下的表皮膜）。

【功效主治】■黄颔蛇 祛风，杀虫，解毒，退翳。主治疬风，恶疮，疥癣，漏疮，目翳。

　　　　　　■蛇蜕 祛风，定惊，解毒，退翳。主治小儿惊风，抽搐痉挛，翳障，喉痹，疔肿，皮肤瘙痒。

【采收加工】■黄颔蛇 春至秋季捕捉，剖腹，除去内脏，盘起，干燥。

■蛇蜕　春末夏初或冬初收集，除去泥沙，干燥。

【用法用量】■黄颔蛇　内服：焙研，5～9 g；或浸酒，20～40 mL。外用：适量，浸洗或调涂。

　　　　　　■蛇蜕　内服：煎汤，2～3 g；或研末吞服，0.3～0.6 g。

# 华游蛇 *Sinonatrix percarinata* (Bourenger)

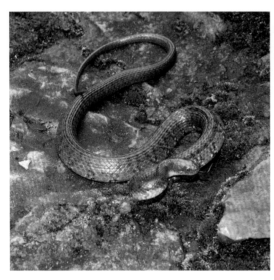 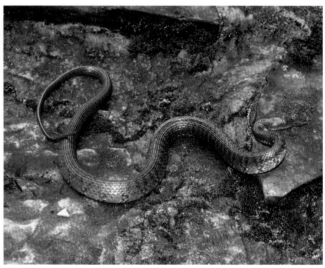

【形态特征】上唇鳞9枚，3-2-4式，少数8或10枚；颊鳞1枚；眼前鳞1（2）枚，眼后鳞4（3，5）枚；颞鳞3（1，2，4）+3（2，4）枚；背鳞起棱，19-19-17行；腹鳞雄性135～151枚，雌性134～153枚；尾下鳞雄性68～85对，雌性60～75对。体长大的雄性达700（514+186）mm，雌性达890（690+200）mm。背面灰橄榄色，两侧有黑色的横斑，随着个体成长，黑色横斑逐渐不显，呈现石板灰色；头下方及腹部黄白色，从体中部开始出现黑色斑点，幼小体部明显可见交互排列的黑横斑。

【分布与生境】梵净山地区资源分布的代表区域：金顶、白云寺、锯齿山。栖息于山林溪涧及附近地带。

【中　药　名】蛇蜕（蜕下的表皮膜）。

【功效主治】祛风，定惊，解毒，退翳。主治小儿惊风，抽搐痉挛，翳障，喉痹，疔肿，皮肤瘙痒。

【采收加工】春末夏初或冬初采集，除去泥沙，干燥。

【用法用量】内服：煎汤，2～3 g；或研末吞服，0.3～0.6 g。

# 虎斑颈槽蛇 *Rhabdophis tigrinus* (Bore)

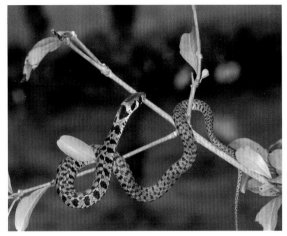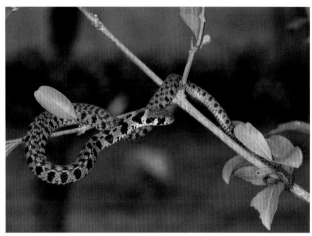

【形态特征】全长48～124 cm。头较长，略扁，与颈部区别明显；眼睛较大，瞳孔圆形，颈槽明显；最后2个上颌齿大面弯曲。上唇鳞7枚，2-2-3式，少数为8枚，2（3）-3（2）-3式；颊鳞1枚；眼前鳞2枚，眼后鳞3（4）枚；颞鳞1+2枚，少数2+2或1+1枚；背鳞全部起棱或仅最外行平滑，19-19-17（15）行；腹鳞146～172枚；尾下鳞42～75对；肛鳞2枚。

【分布与生境】梵净山地区资源分布的代表区域：岩高坪、鱼坳、天庆寺、核桃坪、瓦溪河。栖于山区、丘陵及近水域地带。

【中 药 名】蛇蜕（蜕下的表皮膜）。

【功效主治】祛风，定惊，解毒，退翳。主治小儿惊风，抽搐痉挛，翳障，喉痹，疗肿，皮肤瘙痒。

【采收加工】春末夏初或冬初采集，除去泥沙，干燥。

【用法用量】内服：煎汤，2～3 g；或研末吞服，0.3～0.6 g。

# 乌梢蛇 *Zaocys dhumnades* (Cantor)

【别 名】乌蛇、乌风蛇、黑乌梢（《中国动物药志》）。

【形态特征】全长可达200 cm以上。背部绿褐色，或棕黑色；次成体黑色侧纵纹纵贯全身，成年个体黑纵纹在体前段明显；前段背鳞鳞缘黑色，形成网状斑纹。前段腹鳞多呈黄色

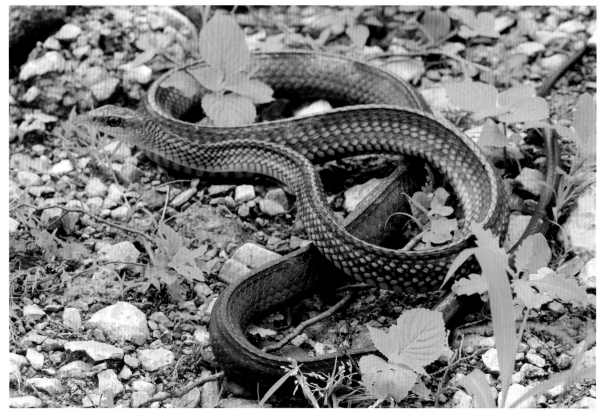

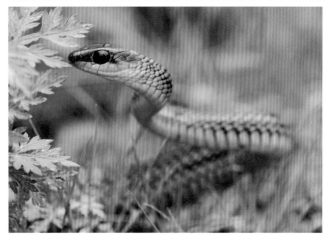

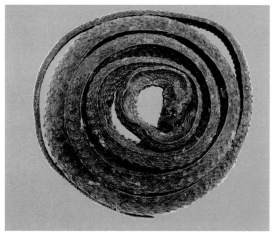

或土黄色，后段由浅灰黑色变为浅棕黑色。幼体之背部多呈灰绿色，有4条黑纹纵贯躯尾。头颈区分显著；瞳孔圆形；鼻孔开口于前后二鼻鳞间；吻鳞自头背可见，宽大于高；鼻间鳞为前额鳞长的2/3；前额鳞短于额鳞，额鳞长几乎等于它至吻端的距离。

【分布与生境】梵净山地区资源分布的代表区域：石棉厂、铜矿场、刘家湾、天庆寺、护国寺、罗家湾。栖息于丘陵地带及田野草丛或水边。

【中 药 名】乌梢蛇（除去内脏的全体），蛇蜕（蜕下的表皮膜），蛇胆（胆囊）。

【功效主治】■乌梢蛇　祛风，通络，止痉。主治风湿顽痹，麻木拘挛，中风口眼歪斜，半身不遂，抽搐痉挛，破伤风，麻风，疥癣。

■蛇蜕　祛风，定惊，解毒，退翳。主治小儿惊风，抽搐痉挛，翳障，喉痹，疔肿，皮肤瘙痒。

■蛇胆　清热解毒，化痰镇痉。主治小儿肺炎，百日咳，咳嗽痰喘，痰热惊厥。

【采收加工】■乌梢蛇　夏、秋季捕捉，剖开蛇腹或先剥去蛇皮留头尾，除去内脏，盘成圆盘状，干燥。

■蛇蜕　春末夏初或冬初采集，除去泥沙，干燥。

■蛇胆　剖开蛇腹取出胆囊，通风处晾干。

【用法用量】■乌梢蛇　内服：煎汤，6~12 g；或酒浸；或焙干，研末为丸、散。外用：烧灰调敷。

■蛇蜕　内服：煎汤，2~3 g；或研末吞服，0.3~0.6 g。

■蛇胆　内服：1~2个，入丸、散剂或兑酒服。

## 眼镜蛇科

# 银环蛇 *Bungarus multicinctus* Blyth

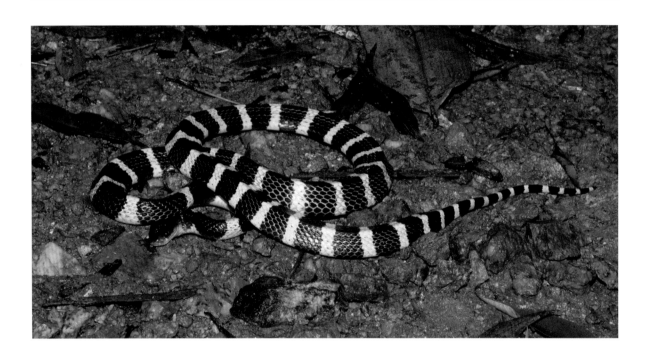

【别　　名】四十八节（湖南），过基甲（广东），寸白蛇（浙江），雨伞蛇（台湾）。

【形 态 特 征】全长约140 cm。头部椭圆形，稍大于颈，有前沟牙。眼小。鼻鳞2枚，鼻孔椭圆形，位于两鳞之间；颊鳞缺；上唇鳞7枚，2-2-3式；下唇鳞7枚，个别6或8枚，3～4枚切前颌片；眼前鳞1枚，眼后鳞2枚，颞鳞1（2）+2枚；背鳞光滑，通身15行，少数颈部为16、17行，背鳞扩大呈六角形，背脊为不明显棱起；尾下鳞都是单行。体背面黑色，有许多白色横带。腹部白色，略有灰黑色的小斑点。

【分布与生境】梵净山地区资源分布的代表区域：德望、坝溪、快场。栖息于丘陵地带多水处。

【中　药　名】金钱白花蛇（幼蛇除去内脏的全体）。

【功 效 主 治】祛风，通络，止痉。主治风湿顽痹，麻木拘挛，中风口眼㖞斜，半身不遂，抽搐痉挛，破伤风，麻风，疥癣。

【采 收 加 工】夏、秋季捕捉，剖腹除去内脏，擦净血迹，用乙醇浸泡处理后，以头为中心，盘成圆形，用竹片固定，干燥。

【用 法 用 量】内服：煎汤，3～4.5 g；或研末吞服，1～1.5 g；或浸酒3～9 g。

【用药经验】①类风湿关节炎：金钱白花蛇1条，牙皂（炮）12 g，荆芥炭、当归、生川乌、生草乌、甘草各9 g，上药用白酒1500 mL浸泡1星期，每晚睡前服10 mL，直至服完为1疗程。②食管癌，胃癌，肝瘤：金钱白花蛇3条，全蝎90 g，蜈蚣30条，蟾酥1.5 g，天南星27 g，斑蝥30个，共研细末，炼蜜成丸，似梧桐子大，日服2次，分30次服完。

# 眼镜蛇 *Naja naja* (Linnaeus)

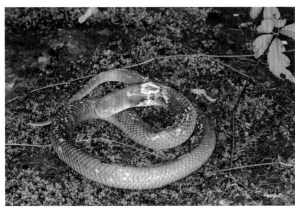 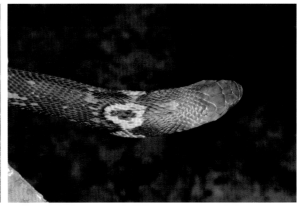

【别　　　名】膨颈蛇（《系统动物学》），蝙蝠蛇、五毒蛇（《脊椎动物分类学》），吹风蛇、饭铲头（《广西中药志》）。

【形 态 特 征】全长约120 cm。头不甚大。颈部间的肋骨能运动，使颈部骤然膨大。吻鳞的宽比高长1/2。鼻间鳞与眼前鳞不相接。颊鳞缺如。上唇鳞7片，第3、4片入眼；下唇鳞8片。鼻鳞分为前后2片，鼻孔介于其间。眼前鳞1片，眼后鳞2～3片。体鳞光滑，斜行；颈部鳞列为24～27行，体中部为19～21行，肛前为13～15行。腹鳞164～178，肛鳞2分，尾下鳞41～51对。全体颜色和花纹有很多变异。典型的在颈的背面有白色或淡黄色眼镜状斑纹；体背的颜色有棕褐、黑褐、灰黑以至深黑色等；背及尾部具有狭窄的白色或淡黄色环纹15～16个。腹面呈灰白或灰黑色，其中或杂有微小的黑点。

【分布与生境】梵净山地区资源分布的代表区域：黑湾河、官坝。栖息于村庄附近。

【中 药 名】眼镜蛇（除去内脏的全体），眼镜蛇毒（毒腺分泌的毒液）。

【功 效 主 治】■眼镜蛇　祛风通络止痛。主治风湿麻痹，中风瘫痪，脊髓灰质炎后遗症。

　　　　　　　■眼镜蛇毒　镇痛。主治各种疼痛，脊髓灰质炎后遗症，椎体外神经麻痹。

【采收加工】■眼镜蛇 夏、秋季捕捉，杀死后，剖除内脏，鲜用或盘成圆形，文火烘干。

■眼镜蛇毒 取毒时，一手握住蛇的颈部，防止蛇扭动，另一手把取毒器皿（小玻璃杯、小瓷碟或瓷匙）放入毒蛇口内，当咬住取毒工具时，可见毒液从牙滴出，待停止排毒后取出工具。采得的毒液，用蒸发皿盛装，放真空干燥器中，用硅胶、氯化钙或五氧化二磷等颗粒状的干燥剂干燥。干燥剂上覆纱布1层，密闭后，抽真空干燥，实时注意蛇毒的干燥情况，防止外溢。如此反复数次，当毒液变干，停止抽气，在原装置内静置24 h，待其充分干燥。

【用法用量】■眼镜蛇 内服：煎汤，3～8 g；或浸酒饮。

■眼镜蛇毒 制成注射液，肌内注射。

【用药经验】①风湿病：眼镜蛇鲜肉炖服，每次250 g。②风湿关节痛：饮眼镜蛇鲜血液，每日用一条蛇的血液冲酒服，连服半个月。若服后发热，可隔天服或停服。

# 蝰　科

## 尖吻蝮 *Deinagkistrodon acutus* (Gunther)

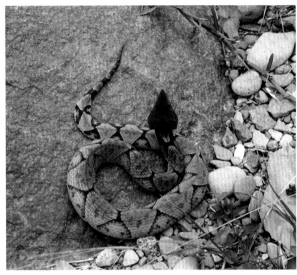
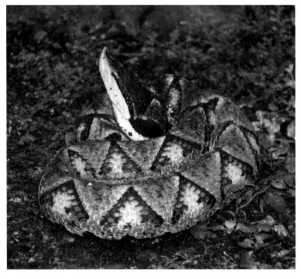

【别　　　名】蕲蛇（《本草纲目》），五步蛇（浙江），翻身花（湖南），犁头蛇（贵州），聋
　　　　　　婆蛇（广西）。

【形 态 特 征】体长120～150 cm，大者可达200 cm以上。头大，呈三角状，与颈部可明显区别，
　　　　　　有管牙。吻鳞和鼻间鳞向上前方突起，鼻孔与眼之间有1个椭圆形颊窝——热测
　　　　　　位器；背鳞具强棱，21（23）-21（23）-17（19）行；腹鳞157～171枚；尾下鳞
　　　　　　52～60枚，多成对，末端鳞片角质化，形成1个尖出硬物，称"佛指甲"。体色变
　　　　　　化较大，背面黑褐色、黑灰色、棕褐色、土褐色、土黄色、棕绿色或棕红色。

【分布与生境】梵净山地区资源分布的代表区域：密麻树、陈家沟、铜矿场、瓦溪河、乱石河。栖
　　　　　　息于300～800 m的山谷溪涧岩石下。

【中 药 名】蕲蛇（除去内脏的全体）。

【功 效 主 治】祛风，通络，止痉。主治风湿顽痹，麻木拘挛，中风口眼歪斜，半身不遂，抽搐痉
　　　　　　挛，破伤风，麻风，疥癣等。

【采 收 加 工】夏、秋季捕捉，除去内脏洗净，用竹片撑开腹部，盘成圆形，用文火烘干或晒干。

【用 法 用 量】内服：煎汤，3～9 g；或研末吞服，每次1～1.5 g，每日2～3次。

# 福建竹叶青蛇 *Viridovipera stejnegeri* (Schmidt)

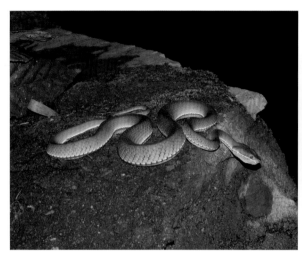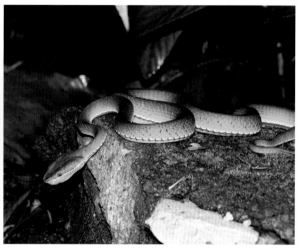

【别　　名】焦尾巴、青竹蛇、刁竹青、红眼睛蛇（《中国动物药志》）。

【形 态 特 征】体型中等，成体雄性约70 cm，雌性约80 cm，尾长占全长的1/5左右。头三角形，吻棱明显；鼻鳞与第一枚上唇鳞之间有完整的鳞沟；鼻间鳞较小，与头背其他鳞片差别不大。通身绿色，体侧有白色或红白各半的纵线纹，眼睛红色，尾背及尾端焦红色。

【分布与生境】梵净山地区资源分布的代表区域：黑湾河、陈家沟、马槽河。多栖息于山谷溪涧岩石下。

【中　药　名】竹叶青（全体）。

【功 效 主 治】祛风止痛。主治风湿痹痛，肢体麻木，神经痛。

【用 法 用 量】内服：煎汤，3～9 g；或入浸剂。

## 鸊鷉科

# 小鸊鷉 *Podiceps ruficollis* (Pallas)

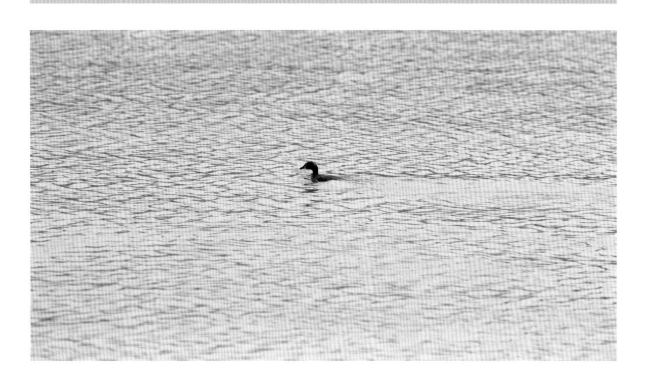

【别　　　名】小乌鸡（《辽宁动物志·鸟类》），油鸭（《本草纲目》），水葫芦（《中国动物志·鸟类》），鴄（《食疗本草》），王八鸭子（《中国经济动物志·鸟类》）。

【形 态 特 征】体型较小，全长约26 cm，体重约200 g。翅短小，尾羽松散而短小，虹膜黄色，嘴黑色而具白端，跗跖和趾均石板灰色。成鸟夏羽上体黑褐色，喉、耳羽和颈侧栗红色，飞羽灰褐色，初级飞羽尖端灰黑，次级飞羽尖端白色，下体淡褐色；冬羽色淡，额淡灰褐色，头顶和后颈黑褐色，并有栗色和白色横斑，腰的两侧淡黄棕色，上体余部灰褐色，颏、喉等均白色，颊、耳羽及颈侧淡黄褐色，并有白色斑纹。

【分布与生境】梵净山地区资源分布的代表区域：快场、亚盘岭。栖息于水草丛生的湖泊、池沼和水库坝塘处。

【中　药　名】鸊鷉（肉），鸊鷉脂（脂肪）。

【功 效 主 治】■鸊鷉　补中益气，收敛止痢。主治虚损劳极，身倦肢乏，纳少便溏，痔疮，脱肛，遗尿等。

　　　　　　　　■鸬鹚脂　清热解毒，祛风通络。主治痈肿，风湿痹痛。

【采 收 加 工】■鸬鹚　四季均可捕捉，除去内脏，鲜用或烘干。

　　　　　　　　■鸬鹚脂　秋、冬季捕捉，去除内脏、羽毛等，晾干，置于锅内煮熟，待冷，即可。

【用 法 用 量】■鸬鹚　内服：适量，煮食。

　　　　　　　　■鸬鹚脂：内服：1匙。外用：适量。

# 鹭 科

## 牛背鹭 *Bubulcus ibis* (Linnaeus)

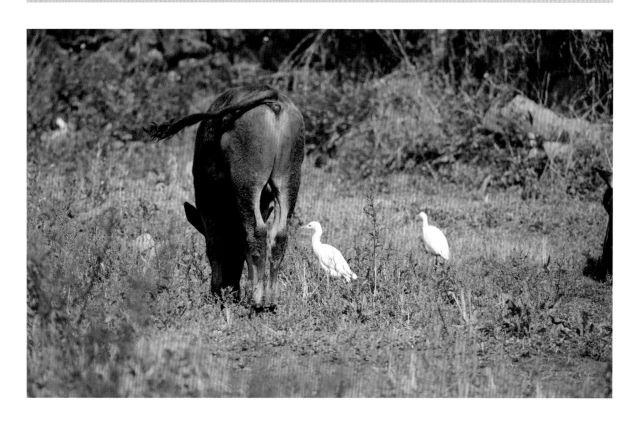

【别　　名】黄头鹭、红头鹭、畜鹭、红头官、放牛郎（《中国经济动物志·鸟类》）。

【形 态 特 征】体型较小，全长约51 cm。颈粗短，虹膜金黄色，眼及眼先裸露部分黄色，嘴黄色，脚褐色，爪黑色。成鸟冬羽全白色，夏羽头、颈、上胸及背部中央的蓑羽呈淡黄色至橙黄色，其余均为白色。幼鸟羽毛白色。

【分布与生境】梵净山地区资源分布的代表区域：亚木沟、黎家坝、艾家坝、月亮坝、金厂。栖息于水库边缘的沼泽滩及周围的稻田、耕地、荒地、草地等处。

【中 药 名】牛背鹭（肉）。

【功 效 主 治】益气补虚，托毒消肿。主治体虚羸瘦，痈肿疮毒。

【采 收 加 工】四季均可捕捉，杀死后除去皮毛及内脏，取肉鲜用。

【用 法 用 量】内服：煎汤，鲜肉100～200 g；或焙干研末。

# 池 鹭 *Ardeola bacchus* (Bonaparte)

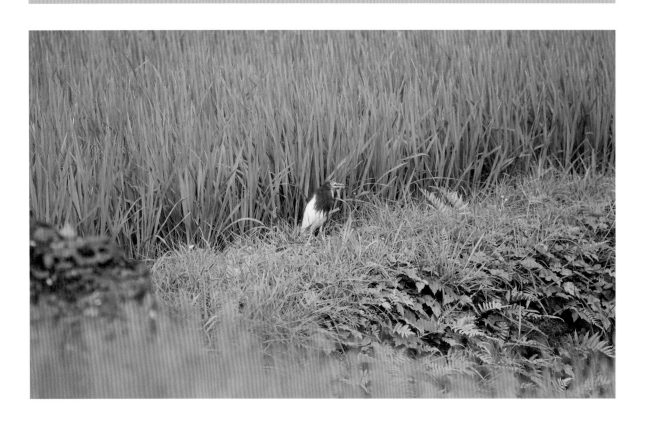

【别　　　名】沙鹭、花洼子（《辞典》），鸩鹊（《本草》）。

【形 态 特 征】体型中等，长约45 cm。虹膜金黄色，眼先裸露部分黄绿色，嘴黄但端部黑，脚浅黄
　　　　　　　　色。雄鸟夏羽喉白色，头顶、羽冠及颈侧均为栗色，背羽近黑色并延伸呈蓑羽状，
　　　　　　　　胸部紫栗色，腰、腹、翅、尾均白色。冬羽无冠羽和蓑羽，头顶、颈侧及胸部有黑
　　　　　　　　褐色纵条纹，背羽棕褐色。雌、雄鸟近似，但雌鸟头、颈及前胸的栗色稍浅。

【分布与生境】梵净山地区资源分布的代表区域：寨沙、快场、黎家坝、冷家坝。栖息于池塘、河
　　　　　　　　流边缘的浅滩、沼泽、树林、灌木、苇塘、草丛中。

【中　药　名】池鹭（肉）。

【功 效 主 治】清热解毒。主治鱼虾中毒，痔疮痈肿。

【采 收 加 工】春秋捕捉，捕后去掉羽毛及内脏，取肉鲜用或焙干研细备用。

【用 法 用 量】内服：煮食，100～200 g。

# 鸭　科

# 鸳　鸯　*Aix galericulata* (Linnaeus)

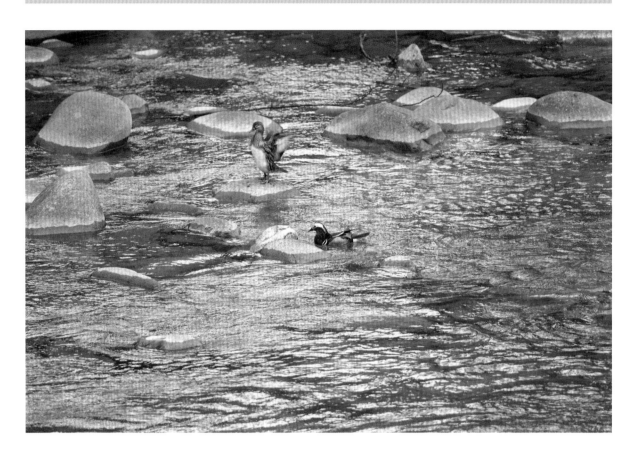

【别　　　名】匹鸟、官鸭、邓木鸟（《中国动物药志》）。

【形 态 特 征】全长约45 cm，虹膜深褐色，嘴暗红色，脚及爪黄褐色。雌雄异色，雄鸟羽色鲜艳华丽。眼后有1条宽而明显的白色眉纹，延长至羽冠，额和头顶中央翠绿色并带金属光泽，枕部赤铜色，与后颈的暗绿色及暗紫色长羽组成羽冠。

【分布与生境】梵净山地区资源分布的代表区域：盘溪河、瓦溪河、徐家沟、张家坝。栖息于山间溪流。

【中 药 名】鸳鸯肉（肉）。

【功 效 主 治】清热解毒，止血，杀虫。主治痔漏，疥癣，齿痛。

【采 收 加 工】四季捕捉，去毛及内脏，鲜用或焙干用。

【用 法 用 量】内服：煮熟食；或酒炙食。外用：煮熟切片敷贴或酒炙后用。

# 雉鸡科

## 红腹锦鸡 *Chrysolophus pictus* (Linnaeus)

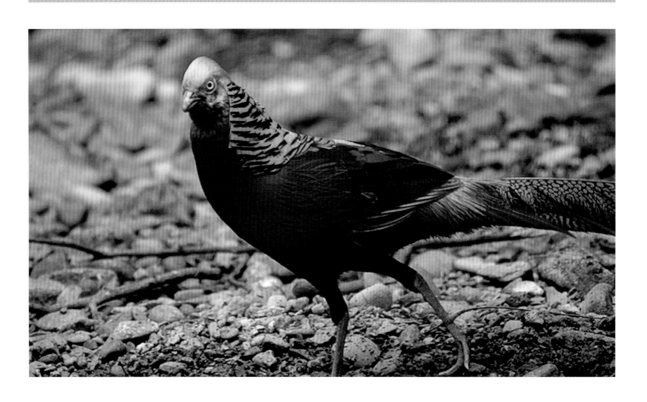

【别　　名】金鸡、锦鸡、采鸡、赤鷩（《中国动物药志》）。

【形态特征】全长约100 cm，虹膜、肉垂、眼周裸出部分均淡黄色，嘴、脚黄色。雄鸟头顶具金黄色发状冠羽，后颈披亮橙黄色且具蓝黑色羽缘翎领，上背金翠绿，羽缘绒黑，下背至较短的尾上覆羽深金黄色，尾桂皮黄色，满布黑色斑；肩羽暗红色，内侧飞羽和覆羽深蓝色，其余飞羽暗褐色具黄斑；喉近黄色，下体余部深红色。雌鸟上体棕黄色而具黑褐色斑纹，颏、喉白色沾黄，下体棕黄色具黑色横斑，腹纯棕黄色。

【分布与生境】梵净山地区资源分布的代表区域：回香坪、刘家湾、云场坪、青冈坪、细沙河。栖息于多岩的山坡及山地。

【中　药　名】鷩雉（肉）。

【功效主治】温中补虚，益肝和血。主治气血不足，体弱无力。

【采收加工】冬季捕捉，杀死，去羽毛及内脏，取鲜肉用。

【用法用量】内服：适量，煎煮食。

# 蹄蝠科

# 大马蹄蝠 *Hipposideros armiger* (Hodgson)

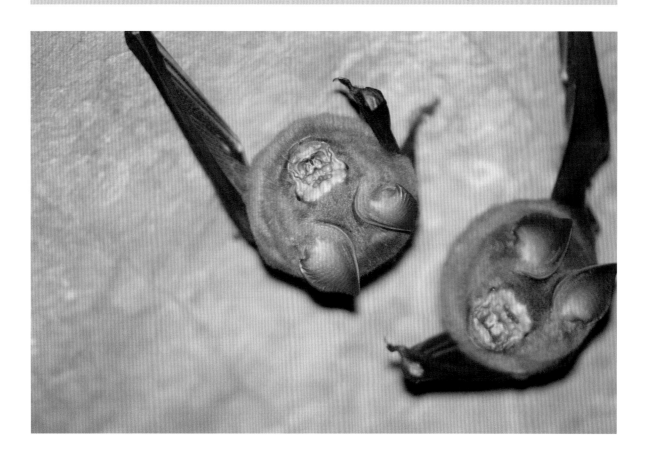

【别　　　名】夜燕（《本草纲目》），盐老鼠（《中国药用动物志》）。

【形 态 特 征】体重41～65 g，体长9.2～10.5 cm，前臂长8.9～9.7 cm。有复杂的鼻叶掩盖鼻吻。鼻叶由4部分组成，最下方为大而宽的马蹄形叶（前叶）；前叶两外侧各有4个副小叶；前叶之后为横棍形的鞍状叶；鞍状叶之后为顶叶，顶叶显著地窄于前叶且分裂成4个小块。耳大，三角形，耳尖尖削，无耳屏。有1片不太突出的前外叶，其与外耳壳之间连接处无凹陷。背部毛灰褐色，毛尖深棕色，腹部毛深棕色。

【分布与生境】梵净山地区资源分布的代表区域：黎家坝、牛角洞、黑湾河、金盏坪。栖于洞穴或废旧的坑道内。

【中　药　名】蝙蝠（干燥全体），夜明砂（粪便）。

【功 效 主 治】■蝙蝠　止咳平喘，利水通淋，平肝明目，解毒。主治咳嗽，喘息，淋证，带下目昏，目翳，瘰疬等。

■夜明砂　清肝明目，散瘀消积。主治青盲，雀目，目赤肿痛，白睛溢血，内外翳障，小儿疳积，瘰疬等。

【采收加工】■蝙蝠　捕杀后，去净毛、爪、内脏，风干或晒干。

■夜明砂　全年可采收，以夏季为宜，到岩洞中铲取，拣去杂质，晒干。

【用法用量】■蝙蝠　内服：入丸、散，1~3 g；或蒸熟吃。外用：适量，研末撒，或调敷。

■夜明砂　内服：3~10 g，布包煎汤；或研末，每次1~3 g。外用：适量，研末调涂。

【用药经验】小儿疳积：蝙蝠1~2只，去毛和内脏，和瘦猪肉一起剁碎，少量油盐，蒸熟吃。

# 猬　科

## 中国鼩猬　*Neotetracus sinensis* Trouessart

【别　　　名】猬皮（《神农本草经》），
仙人衣（《山东中药》）。

【形态特征】体形肥短，长16～27 cm，
重400～900 g。头宽而吻
尖、眼小，耳短，其长度
不超过周围的刺长。体背
面及两侧密生尖刺，刺粗
而硬，四肢短小，爪较发
达，尾短。脸部色较深为
褐色。全身的尖刺颜色变

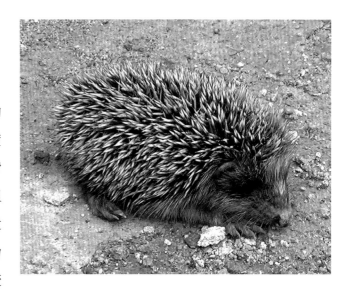

异较大，基部白色或土黄色，中间棕色或黑褐色，尖端为白色。腹面及四肢有细而
硬的白毛。四足浅褐色，尾上也覆有白毛。

【分布与生境】梵净山地区资源分布的代表区域：岩高坪、刘家湾、牛风包、麻溪坳。栖息于山地
或平地的灌木丛中。

【中　药　名】刺猬皮（皮）。

【功效主治】散瘀止痛，收敛止血，涩精缩尿。主治胃脘疼痛，反胃吐食，便血，痔漏，脱肛，
遗精遗尿。

【采收加工】春、秋季捕捉，杀死剥皮，刺毛向内，除去油脂等，将皮撑开悬放在通风处，阴干。

【用法用量】内服：煎汤，3～10 g；研末，1.5～3 g；或入丸剂。外用：适量，研末调敷。

【用药经验】①鼻中息肉：猬皮炙末，绵裹塞之3日。②五色痢并血痢：刺猬皮烧灰，为末，每
服5 g，温酒调下。

## 鼹鼠科

# 缺齿鼹 *Mogera robusta* Nehring

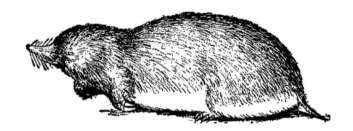

【形态特征】体形呈长圆筒形,体长17~22 cm,体重约200 g。尾短且细,相当于后足长。吻部甚尖并向前突出。颈短。眼小类似米粒大。耳壳退化。前肢粗短、掌心向外翻折。后肢细弱,爪较小。体背毛棕褐;腹毛略短,呈灰棕色,腹面中央至股间有棕黄色纹;足毛稀疏,浅灰棕色;尾端毛粗硬,颜色与背毛相近。

【分布与生境】梵净山地区资源分布的代表区域:烂茶顶、胜利坳、刘家纸厂。栖息于森林、草原地带。

【中 药 名】鼹鼠(去除内脏的全体)。

【功效主治】解毒,杀虫。主治痈疽疔毒,痔漏,淋病,蛔虫病。

【采收加工】全年均可捕捉,剖腹,除去内脏,鲜用或置瓦上焙干。

【用法用量】内服:烧存性,研末,2~4 g;或煮食。外用:适量,烧存性,研末,调涂。

# 猴　科

## 猕　猴　*Macaca mulatta* (Zimmerman)

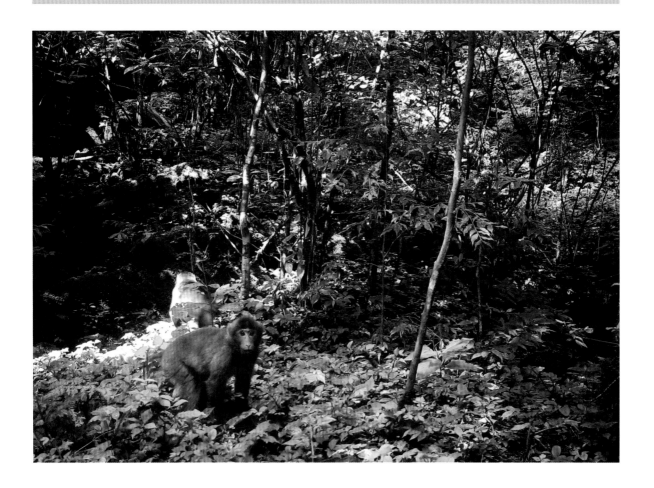

【别　　　名】狙（《庄子》），广西猴（《中国经济动物志·兽类》），王孙（《柳河东集》），黄猴（《中国药用动物志》），猢狲（《太平圣惠方》）。

【形 态 特 征】体长43～60 cm，尾长15～32 cm；雄性体重7～10 kg，雌性5～6 kg。个体稍小，颜面瘦削，头顶无"漩毛"，肩部短而尾较长，约为体长的一半。颊部有颊囊，具5趾（指），有扁平的指甲，臀胝发达，呈红色，雄性更红。体色为棕灰色或棕黄色，色泽因地区、年龄不同而有异。背部后半部毛呈橙黄色而有光泽；腹面淡灰色，后肢上部亦有橙色的光泽。

【分布与生境】梵净山地区资源分布的代表区域：黑湾河、大罗河。栖息于石山、树林、裸岩等处。

【中　药　名】猕猴骨（骨），猴胆（胆），猴血（血），猕猴肉（肉），猴枣（胃结石）。

【功效主治】■猕猴骨　祛风湿，通经络。主治风寒湿痹，四肢麻木，关节疼痛。

　　　　　　■猴胆　清热解毒，明目退翳。主治咽喉红肿，青盲，夜盲等。

　　　　　　■猴血　消疳化积。主治疳积，消化不良等。

　　　　　　■猕猴肉　祛风除湿，补肾健脾。主治风湿骨痛，神经衰弱，阳痿遗精，小儿疳积，便血。

　　　　　　■猴枣　清热镇惊，豁痰定喘，解毒消肿。主治痰热喘咳，咽痛喉痹，惊痫，小儿急惊，瘰疬痰核等。

【采收加工】■猕猴骨　四季均可捕捉，除去皮毛及内脏，剔得骨骼，通风处晾干。

　　　　　　■猴胆　四季均可捕捉，捕杀后，剖腹，取出胆囊，洗净，晾干。

　　　　　　■猴血　四季均可捕捉，捕杀时取血，鲜用。

　　　　　　■猕猴肉　四季均可捕捉，除去皮毛及内脏，剔除骨骼，取肉，鲜用或烘干。

　　　　　　■猴枣　四季均可捕捉，捕杀后，剖腹，取出胃中的结石，于通风处晾干。

【用法用量】■猕猴骨　内服：煎汤，5~10 g；或浸酒，入丸、散。

　　　　　　■猴胆　内服：煎汤，3~5 g。

　　　　　　■猴血　内服：鲜饮20~30 mL；或研磨，3~5 g。

　　　　　　■猕猴肉　内服：蒸食，100~200 g；或烘烤成肉干。

　　　　　　■猴枣　内服：研末，0.3~1 g，不入煎剂。外用：适量，醋磨涂。

【用药经验】风湿关节痛：猕猴骨500 g（打碎），独活、巴戟天、桂枝、白芍、威灵仙、牛膝各15 g，用白酒2500 mL，浸泡1个月，每日饮2次，每次20 mL。

# 藏酋猴 *Macaca thibetana* F. Cuvier

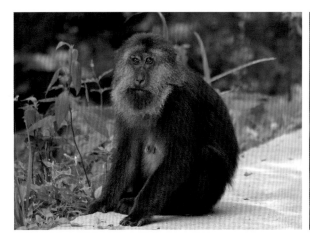
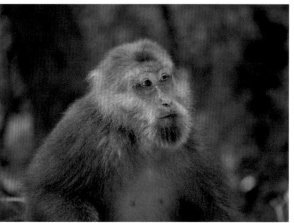

【别　　　名】红面猴、断尾猴、四川猴（《中国经济动物志·兽类》），青猴、黑猴（《中国药用动物志》）。

【形 态 特 征】体型较大，体长48~65 cm，四肢等长；尾极短，长约4.8 cm；雄性体重约7 kg，雌性约5 kg。颜面部红色，成年时鲜红，至老年则为紫色或肉色，而幼年不呈红色。头顶毛较长，由正中间向两边拨开。体色深暗，背部多为暗褐黑色或暗橄榄棕褐色，腹面稍浅于背部，亦为暗棕黄色。

【分布与生境】梵净山地区资源分布的代表区域：黑湾河、团龙、清水江、冷家坝、岩高坪。栖息于常绿阔叶林、落叶阔叶林及中山针阔混交林。

【中　药　名】猴骨（骨），猴胆（胆），猴血（血），猴肉（肉），猴枣（胃结石）。

【功 效 主 治】■猴骨　祛风除湿，镇惊截疟。主治风寒湿痹，四肢麻木，小儿惊痫及疟疾发热等。

■猴胆　清热解毒，明目退翳。主治咽喉红肿，青盲，夜盲等。

■猴血　消疳化积。主治疳积，消化不良等。

■猴肉　补肾壮阳，祛风除湿，收敛固精。主治肾虚阳痿，遗精，遗尿，神经衰弱，风湿痹痛等。

■猴枣　清热镇惊，豁痰定喘，解毒消肿。主治痰热喘咳，咽痛喉痹，惊痫，小儿急惊，瘰疬痰核等。

【采 收 加 工】■猴骨　四季均可捕捉，除去皮毛（四肢不去皮毛）及内脏，剔得骨骼，鲜用或晾干。

■猴胆　四季均可捕捉，捕杀后，剖腹，取出胆囊，洗净，晾干。

■猴血　四季均可捕捉，捕杀时取血，鲜用。

■猴肉　四季均可捕捉，除去皮毛及内脏，剔除骨骼，取肉，鲜用或烘干。

■猴枣　四季均可捕捉，捕杀后，剖腹，取出肠胃中的结石，于通风处晾干。

【用 法 用 量】■猴骨　内服：煎汤，5~15 g；或浸酒，或入丸、散。

■猴胆　内服：煎汤，3~5 g。

■猴血　内服：鲜饮20~30 mL；或研磨，3~5 g。

■猴肉　内服：蒸食，100~200 g；或烘烤成肉干。

■猴枣　内服：研末，0.3~1 g，不入煎剂。外用：适量，醋磨涂。

【用 药 经 验】风湿关节痛：猴骨500 g（打碎），独活、巴戟天、桂枝、白芍、威灵仙、牛膝各15 g。用白酒2500 mL，浸泡1个月，每日饮2次，每次20 mL。

# 黔金丝猴 *Rhinopithecus roxellanae brelichi* Thomas

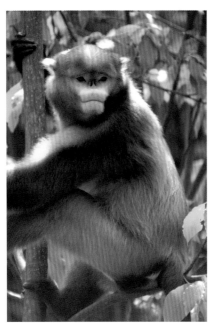
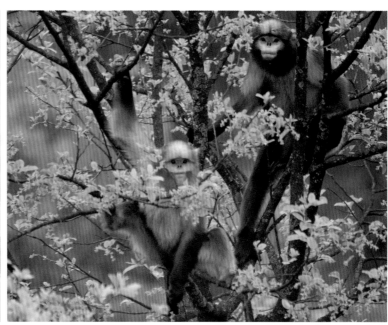

【形态特征】个体较大，成年雄性头体长可达69 cm，尾长84.6 cm，体重15 kg。头圆耳小，吻部方圆肿胀，鼻部凹陷，鼻孔上仰，四肢粗壮，后肢较前肢长，腹部鼓胀。成年雄性个体，额部毛金黄色，毛尖黑褐色；头顶毛基灰色，毛尖黑色；耳缘毛黄白色；颈背部茶褐色杂有黑色，颈下方皮两肩之间有一块由白色和黄白色构成的白斑，毛长可达16 cm；背部、腰及臀部浅灰褐色，有金属光泽，尾基部深灰色，尾黑色，尾尖白色。亚成体，额、颈、上胸部、前后肢内侧毛金黄色，成年雌性这些部位的毛色较浅，为淡黄色和灰白色，两性有明显的差别。幼年个体，通体浅灰色直至褐灰色。额部浅白色，头顶灰色，四肢内侧乳灰白色，两肩之间有灰白色斑块，尾深灰色，尾尖黄白色，有极少个体，通体为黄白色。

【分布与生境】梵净山地区资源分布的代表区域：黑湾河、团龙、清水江、冷家坝、岩高坪等地。栖息于梵净山中，生存范围狭窄，结群沿水平方向活动。

【中 药 名】猴骨（骨），猴胆（胆），猴血（血），猴肉（肉），猴枣（胆囊及肠道间的结石）。

【功效主治】■ 猴骨　祛风除湿，镇惊截疟。主治风寒湿痹，四肢麻木，小儿惊痫，疟疾发热等。

　　　　　　■ 猴胆　清热解毒，明目退翳。主治咽喉红肿，青盲，夜盲等。

■ 猴血　消疳化积。主治疳积，消化不良等。

■ 猴肉　补肾壮阳，祛风除湿，收敛固精。主治肾虚阳痿，遗精，遗尿，神经衰弱，风湿痹痛等。

■ 猴枣　清热镇惊，豁痰定喘，解毒消肿。主治痰热喘咳，咽痛喉痹，惊痫，小儿急惊，瘰疬痰核等。

【采收加工】■ 猴骨　四季均可捕捉，除去皮毛及内脏，剔得骨骼，鲜用或晾干。

■ 猴胆　四季均可捕捉，捕杀后，剖腹，取出胆囊，洗净，晾干。

■ 猴血　四季均可捕捉，捕杀时取血，鲜用。

■ 猴肉　四季均可捕捉，除去皮毛及内脏，剔除骨骼，取肉，鲜用或烘干。

■ 猴枣　四季均可捕捉，捕杀后，剖腹，取出胆囊及肠胃中的结石，于通风处晾干。

【用法用量】■ 猴骨　内服：煎汤，5~15 g；或浸酒，或入丸、散。

■ 猴胆　内服：煎汤，3~5 g。

■ 猴血　内服：鲜饮20~30 mL；或研磨，3~5 g。

■ 猴肉　内服：蒸食，100~200 g；或烘烤成肉干。

■ 猴枣　内服：研末，0.3~1 g，不入煎剂。外用：适量，醋磨涂。

## 鲮鲤科

# 穿山甲 *Manis pentadactyla* Linnaeus

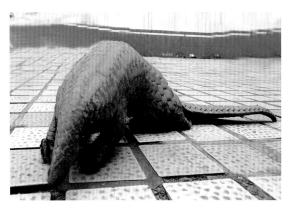
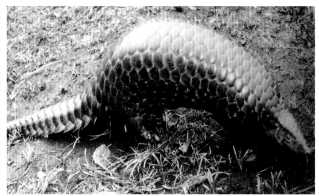

【别　　名】鲮鲤甲（《名医别录》），鲮鲤角（《本草衍义》），麒麟片（《广西中药志》），川山甲（《三因方》）。

【形 态 特 征】除腹面外，从头至尾披覆瓦状角质鳞，嵌接成行，片间有刚毛。头细、眼小、舌长、无牙齿。四肢粗短，前足趾爪强壮，便于挖土打洞。平时走路掌背着地，受惊蜷成球状。尾长而扁阔，披鳞，肌筋发达，攀附蜷曲有力。颜脸、颌颊、耳眼、胸腹直至尾基及四肢内侧无鳞有稀毛。鳞甲颜色有棕褐色和黑褐色2种类型，以棕褐色的多见。

【分布与生境】梵净山地区资源分布的代表区域：月亮坝、老爷坡、六股坪。生活于丘陵山地的森林、灌丛。

【中　药　名】穿山甲（鳞片）。

【功 效 主 治】活血散结，通经下乳，消痈溃坚。主治血瘀经闭，风湿痹痛，乳汁不下等。

【采 收 加 工】全年均可捕捉，捕后杀死，剥取甲皮，放入沸水中烫，待鳞片自行脱落，捞出，洗净，晒干。

【用 法 用 量】内服：煎汤，3～9 g；或入散剂。外用：适量，研末撒或调敷。

【用 药 经 验】①火眼赤痛：穿山甲1片为末，铺白纸上，卷作绳，烧烟熏之。②毒蛇咬伤：穿山甲、广木香各7.5 g，研细末，热酒调下。

# 兔　科

# 蒙古兔 *Lepus tolai* Pallas

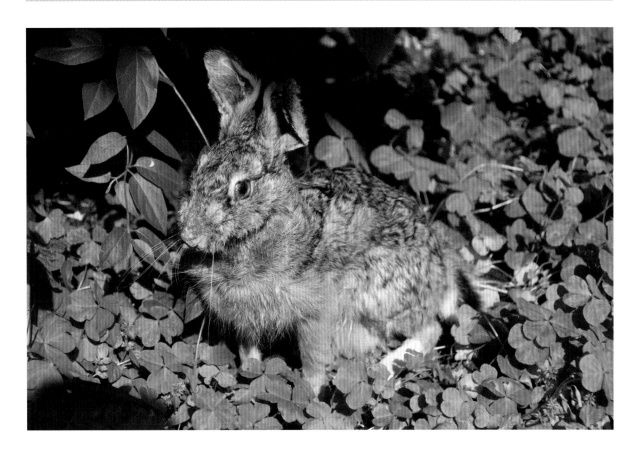

【形 态 特 征】体长约40 cm，体重2.5 kg左右。耳长8.5～9 cm，耳短于后足长。尾较长。口鼻部毛为
棕褐色，额部与体背同色，耳前面沙黄褐色，外缘为淡色的长毛，内侧尖端棕褐色，
其余为淡棕黄色。腹毛纯白色，直至毛基。前足背黄褐色，腹面淡黄色，后足背污白
微染以棕色，腹面淡棕褐色。尾背面具一较宽的黑色条纹，尾背的两侧及下面均为白
色。毛色上的差异，与它们栖息的环境有关。草兔前肢较短，后肢长而有力。

【分布与生境】梵净山地区资源分布的代表区域：三十闹、金厂、青冈坪、护国寺。栖息于草原、
半荒漠或荒漠地区。

【中　药　名】望月砂（粪便）。

【功 效 主 治】明目去翳，解毒杀虫。主治目翳，痔疮，疳积。

【采 收 加 工】全年均可收集，拣去杂质，置锅内，微炒，筛去灰屑即得。

【用法用量】内服：煎汤，5~10 g；或入丸、散。外用：适量，烧灰调敷。

【用药经验】痔疮：望月砂6 g，乳香1.5 g，共研细末，空腹服，为1次量，日服2次。②目翳：望月砂研面，每次1.5 g，日服3次。

# 家 兔 *Oryctolagus cuniculus domesticus* (Gmelin)

【形态特征】由于人类在培养过程中的人为选择，不同品种家兔在外形上形成了一定的差异。大型的家兔如公羊兔，体重可达8 kg。而体型较小的荷兰侏儒兔，成年时的体重还不到1 kg。家兔前肢短，肘部向后弯曲，前爪有5趾。后肢长而强壮，膝部向前弯曲，后爪4趾，第一趾退化，善于奔跑和跳跃。家兔后腿肌肉发达，通常是用跳跃而不是奔跑的方式快速前进，其跳跃速度为每秒15~20 m。

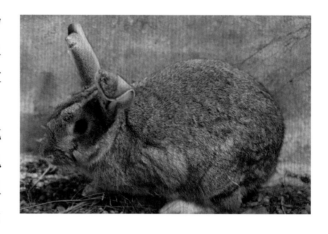

【分布与生境】梵净山周边社区有饲养。

【中药名】兔肉（肉），兔皮毛（皮毛），兔血（血），兔骨（骨），兔头骨（头骨），兔脑（脑），兔肝（肝），望月砂（粪便）。

【功效主治】■兔肉 补中益气，凉血解毒。主治胃热消渴，呕吐，羸瘦，肠热便秘，肠风便血，湿热痹，丹毒。

■兔皮毛 活血通利，敛疮止带。主治痔疮不敛，烫伤，产后胞衣不下，小便不利，带下。

■兔血 凉血，活血。主治小儿痘疹，产后胞衣不下，心腹气痛。

■兔骨 清热解渴，平肝祛风。主治消渴，头昏眩晕，疥疮，霍乱吐利。

■兔头骨 平肝清热，解毒疗疮。主治头痛眩晕，癫疾，产后恶露不下，消渴，痈疽恶疮。

■兔脑 润肤疗疮。主治冻疮，烫伤，皮肤皲裂。

■兔肝 养肝明目，清热退翳。主治肝虚眩晕，目暗昏糊，目翳，目痛。

■望月砂 去翳明目，解毒杀虫。主治目暗生翳，疳积，痔漏。

【采收加工】■兔肉 将兔杀死，取肉洗净，鲜用。

■兔皮毛 将兔杀死，取皮毛，晒干。

■兔血 冬季捕捉活兔，取血，随用随取。

■兔骨 将兔杀死，取骨，洗净，晒干或晾干。

■兔头骨 将兔杀死，取头骨，鲜用或晾干。

■兔脑 四季可采，将兔杀死后，取出兔脑，随用随取。

■兔肝 捕杀活兔，取出肝脏，随用随取。

■望月砂 9～10月间扫取兔粪，拣净杂质、泥沙，晒干。

【用法用量】■兔肉 内服：煮汤或煮食，50～150 g。

■兔皮毛 内服：烧灰，3～9 g。外用：适量，烧灰涂敷。

■兔血 内服：多入丸剂。

■兔骨 内服：煎汤，6～15 g；或浸酒。外用：适量，醋磨涂敷。

■兔头骨 内服：煎汤，3～6 g；或烧灰入丸、散。外用：适量，烧灰研末敷。

■兔脑 内服：适量，入丸剂。外用：适量，捣敷。

■兔肝 内服：煮食，30～60 g；或和药研丸。

■望月砂 内服：煎汤，5～10 g；或入丸、散。外用：适量，烧灰调敷。

# 松鼠科

## 红背鼯鼠 *Petaurista petaurista* (Pallas)

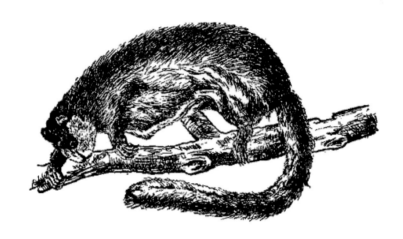

【别　　名】大鼯鼠（《中国药用动物志》），飞虎（《中国经济动物志》）。

【形态特征】体形与灰头小鼯鼠相似，但头部无灰色而与体背色调一致。体大，长39～52 cm，重1.6～2.5 kg，体色鲜红。耳基周围无细长簇毛。尾呈圆筒形，长38～63 cm，明显超过体长，其毛长而蓬松。上体色调前后一致，呈棕红色、栗褐色、棕黄色、茶褐色或茶黄色，有时头部和体背中央杂有暗黑色。头面部和颈部绝无灰色。眼眶环及其上缘的前后方黑褐色。耳后斑、翼膜上下缘、足背为橙红色或棕褐色。颏斑黑褐色。下体棕黄色或橙黄色。尾色与背色相同，但四川和贵州的标本常杂有黑色，尾末端全变成黑色。

【分布与生境】梵净山地区资源分布的代表区域：鱼坳、长坂坡、余钱沟。栖息于常绿阔叶林、热带雨林和季雨林中。

【中　药　名】鼯鼠（全体）。

【功效主治】催产，止痛。主治难产，产后腰痛，关节痛，头风痛。

【采收加工】春、秋季捕捉，捕后杀死，剥去皮毛，除去内脏，取肉骨，鲜用。

【用法用量】内服：泡酒服，15～30 g。

# 倭花鼠 *Tamiops maritimus* Bonhote

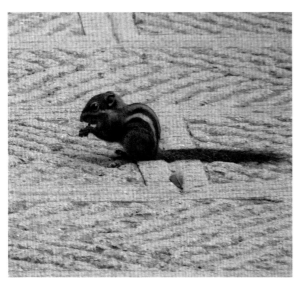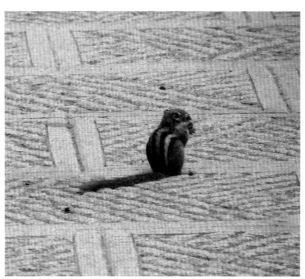

【形态特征】体形酷似花鼠但略小，体长11.5～15.8 cm。体背距3条黑色纵纹，尾长8.5～13 cm，略短于体长。尾端毛较长，尾的末端逐渐尖细。前足掌部裸露，掌垫2枚，指垫3枚；后足跖部裸露。跖垫2枚，外侧者略大，趾垫5枚。前足4指，后足5趾，爪呈钩状。耳长0.9～1.6 cm，耳廓边缘为浅黄色，上有黑白色的短丛毛，耳壳明显，耳壳前面略黄，背面毛基为黑褐色，上端为灰褐色。腹部灰白色。眶间前部宽而较平坦，眶上突位于眶间部的较后部位，眶间宽1.1～1.3 cm。雌性具乳头3对，腹部1对，鼠鼷部2对。

【分布与生境】梵净山地区资源分布的代表区域：牛头山、回香坪、九龙池。多栖息于林区及灌丛，居民点附近亦可见。

【中　药　名】松鼠（全体）。

【功效主治】理气调经，杀虫消积。主治妇女月经不调，痛经，肺结核，胸膜炎，疳积，痔漏。

【采收加工】全年均可猎捕，捕后杀死，除去内脏，阴干。

【用法用量】内服：焙焦研末，5～10 g。外用：适量，焙焦研末，撒布。

## 豪猪科

# 马来亚豪猪 *Hystrix brachyuran* Linnaeus

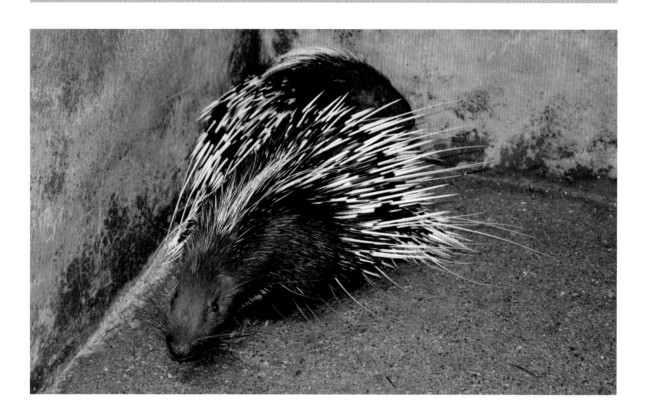

【形态特征】体形粗壮，体长50~75 cm，体重10~18 kg。尾短，短于11 cm；体侧和胸部有扁平的棘刺。身体后1/4和尾上的刺是圆棘刺。鼻骨宽长，长于颅全长的30%。鼻骨后部比前颌骨后缘长15 cm；眶前窝和颞窝大小几乎相等。上臼齿构造与帚尾豪猪明显不同。体粗大，是一种大型啮齿动物。全身棕褐色，被长硬的空心棘刺。耳裸出，具少量白色短毛，额部到颈部中央有一条白色纵纹。

【分布与生境】梵净山地区资源分布的代表区域：岩高坪、官坝、刘家纸、大水溪、木耳坪。栖息于草丛、稀树的灌丛林或原始阔叶林中。

【中 药 名】豪猪肉（肉），豪猪肚（胃），豪猪刺（棘刺）。

【功效主治】■豪猪肉 润肠通便。主治大便不畅。

■豪猪肚 清热利湿，行气止痛。主治水病臌胀，黄疸，胃脘不适。

■豪猪刺 行气止痛，解毒消肿。主治心气痛，乳蛾，疮肿，皮肤过敏。

【采 收 加 工】■豪猪肉　全年均可捕杀，取其肉，洗净，鲜用或晾干。

　　　　　　　■豪猪肚　全年均可捕杀，取其胃，洗净，鲜用或晾干。

　　　　　　　■豪猪刺　捕杀后，拔取皮上的棘刺。

【用 法 用 量】■豪猪肉　内服：煎汤或煮食，20～60 g。

　　　　　　　■豪猪肚　内服：煮食，20～50 g。

　　　　　　　■豪猪刺　内服：烧存性研成粉末，6～10 g。外用：烧炭研成粉末撒或吹喉，适量。

【用 药 经 验】水病臌胀：取豪猪肚焙干，捣如散，空腹酒服，每次10 g左右。

# 竹鼠科

## 中华竹鼠 *Rhizomys sinensis* Gray

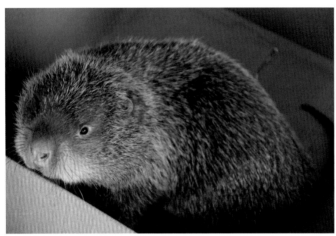
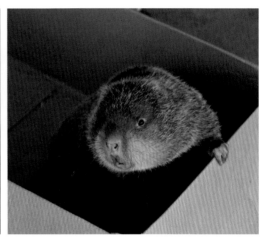

【别　　　名】灰竹鼠、鼬、竹鼬、竹狔、篱鼠（《中国动物药志》）。

【形 态 特 征】头体长21～38 cm，尾长5～10 cm，体重0.5～0.8 kg。体形粗壮，呈圆筒形。头部钝圆，吻大、眼小，耳隐于毛被内，听觉灵敏。四肢短小，但粗壮而具爪。全身长有细软的长毛，成体身背部及两侧为棕灰色，并带有光泽。毛基深灰色，无白色针毛。腹部毛较稀少，略淡于背色。尾部短小，上下均有稀疏的毛。

【分布与生境】梵净山地区资源分布的代表区域：盘溪、马槽河、丁家坪、马槽河、黑桃坪、红石溪。栖息于山坡竹林的洞穴中。

【中　药　名】竹鼬子油（脂肪），竹鼬肉（肉）。

【功 效 主 治】■竹鼬子油　解毒排脓，生肌止痛。主治水火烫伤，各种疮毒，冻伤。

　　　　　　　■竹鼬肉　益气养阴，解毒。主治劳瘵，消渴。

【采 收 加 工】■竹鼬子油　全年均可捕捉，以秋末、冬初为宜，杀死，取脂肪炼油。

　　　　　　　■竹鼬肉　全年均可捕捉，以秋末、冬初为宜，杀死，剥去外皮，去除骨骼、内脏，取肉。

【用 法 用 量】■竹鼬子油　外用：适量，涂抹患处。

　　　　　　　■竹鼬肉　内服：煮汤，食之。

【用 药 经 验】烫火伤：竹鼬油适量，涂敷患处，日换3次。

# 鼠 科

## 褐家鼠
*Rattus norvigicus socer* (Miller)

【别　　名】大家鼠、沟鼠、白尾吊、挪威鼠（《中国动物图谱》）。

【形态特征】是一种体型较大的家鼠，头体长20~26 cm，尾长19~25 cm，体重230~500 g，体粗大。耳短而厚，前折时不能遮眼。尾短，明显短于体长。前足具4指，后足5趾，均具爪。后足较

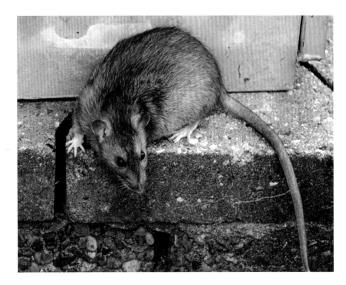

大，长35~40 mm。雌性鼠乳数12枚。毛被粗糙。上体呈棕褐色或灰褐色，其间夹有许多黑色长毛，尤以背中部为多。绒毛毛基暗灰色，毛端呈棕黄色或灰褐色。下体呈苍灰色，毛基灰褐色，毛端苍白色，有的个体毛端可为灰黄色。前后足的足背苍白色。尾异色，尾上黑褐色，尾下灰白色。尾部鳞片所组成的环节明显，环鳞基部生有短毛。

【分布与生境】梵净山地区资源分布的代表区域：大河边、下坪所、坝溪、团龙。栖息于住房和各类建筑物中。

【中 药 名】鼠肉（肉），鼠肝（肝脏），鼠皮（皮），鼠脂（脂肪油），鼠胆（胆），鼠肾（睾丸）。

【功效主治】■鼠肉　解毒，补益，止血。主治虚劳羸瘦，小儿疳积，臌胀，痈疮肿毒，冻疮等。

■鼠肝　化瘀，解毒疗伤。主治肌肤破损，耳流脓。

■鼠皮　解毒敛疮。主治痈疖疡久不收，附骨疽。

■鼠脂　解毒疗疮，祛风透疹。主治疮毒，风疹，烫火伤。

■鼠胆　清肝利胆，明目聪耳。主治青盲，雀目，耳聋。

■鼠肾　镇惊安神，疏肝理气。主治小儿惊风，狐疝。

【采收加工】■鼠肉　全年均可捕捉，剥皮，除去内脏，鲜用或风干。

　　　　　　■鼠肝　全年均可捕捉，捕后去皮，剖腹取肝，鲜用。

　　　　　　■鼠皮　全年均可捕捉，捕后剥皮，鲜用或烘干烧灰。

　　　　　　■鼠脂　全年均可捕捉，捕后去皮，剖腹取脂。

　　　　　　■鼠胆　全年可捕捉，捕后剥皮，剖腹取胆，鲜用。

　　　　　　■鼠肾　全年均可捕捉，捕后剥皮，取睾丸，鲜用或烘干。

【用法用量】■鼠肉　内服：适量，煮食；或烧灰、焙干研末。

　　　　　　■鼠肝　外用：适量，捣烂涂。

　　　　　　■鼠皮　外用：1张，烧灰涂敷；或生剥贴敷。

　　　　　　■鼠脂　内服：适量，煎汤；或煨肉。外用：适量，涂敷；或滴耳。

　　　　　　■鼠胆　外用：适量，点眼或滴耳。

　　　　　　■鼠肾　内服：煎汤，1对；或磨酒。

【用药经验】①溃痈不合：鼠肉1枚，烧末敷之。②冻疮及折破疮：取鼠肉1枚，用油1 L，煎煮使烂，绞去滓，重煎成膏，涂搽患处。

# 犬 科

# 狗
*Canis familiaris* Linnaeus

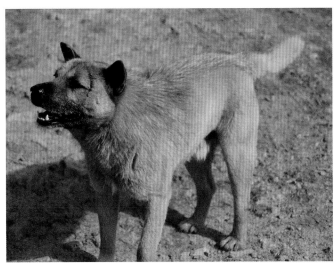 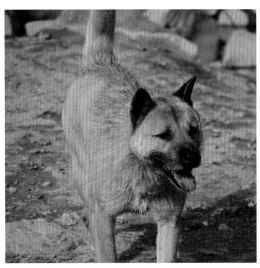

【别　　　名】犬、黄耳、地羊、家犬（《中国动物药志》）。

【形 态 特 征】体型大小、毛色等因品种不同而异于一般的狗，体格匀称。鼻吻部较长，口深裂，齿锋利，眼呈卵圆形，两耳或坚或垂。口鼻两侧有坚硬的触须。四肢矫健，前肢5趾，后肢4趾。具爪，但爪不能伸缩。尾呈环形或镰刀形。

【分布与生境】梵净山周边社区均有饲养。

【中 药 名】狗肾（肾脏），狗蹄（蹄），狗乳汁（乳汁），狗肝（肝脏），狗心（心脏），狗脑（脑髓），狗齿（牙齿），狗骨（骨骼），狗毛（被毛）。

【功 效 主 治】■狗肾　补肾温阳。主治肾虚身冷。

　　　　　　　■狗蹄　补虚通乳。主治妇女产后乳少。

　　　　　　　■狗乳汁　明目，生发。主治青盲，脱发。

　　　　　　　■狗肝　降逆气，止泻痢，祛风止痉。主治脚气攻心，下痢腹痛，心风发狂，狂犬咬伤。

　　　　　　　■狗心　安神，祛风，止血，解毒。主治气郁不舒，风痹等。

　　　　　　　■狗脑　祛风止痛，解毒敛疮。主治风湿痹痛，鼻中息肉，狂犬咬伤。

　　　　　　　■狗齿　镇痉，祛风，解毒。主治癫痫，风痹，痘疹。

    ■ 狗骨　补肾，祛风止痛，止血止痢，敛疮生肌。主治风湿关节痛，腰腿无力，四肢麻木，崩漏带下，久痢不止，外伤出血，痈肿疮瘘，冻疮。

    ■ 狗毛　截疟，敛疮。主治疟疾，烧烫伤，疮疡久不收敛。

【采收加工】■ 狗肾　宰杀后，剥皮，剖腹，取其肾脏，鲜用。

    ■ 狗蹄　宰杀后，将四蹄剁下，晒干。

    ■ 狗乳汁　雌狗在哺乳期间，将乳汁挤出，鲜用。

    ■ 狗肝　宰杀后，剥皮，剖腹，取其肝脏，鲜用。

    ■ 狗心　宰杀后，剥皮，剖开胸腔，取其心脏，鲜用。

    ■ 狗脑　宰杀后，剥皮，将头骨剖开，取出脑髓，鲜用。

    ■ 狗齿　宰杀后，敲下牙齿，洗净，晾干。

    ■ 狗骨　宰杀后，剖开，剔去骨骼上的筋骨，通风处晾干，不可暴晒。

    ■ 狗毛　宰杀后，将狗毛刮下，洗净，晾干。

【用法用量】■ 狗肾　内服，煮食，1～2枚。

    ■ 狗蹄　内服：煮食，适量。

    ■ 狗乳汁　内服：酒冲，适量。外用，适量，涂敷。

    ■ 狗肝　内服：煮食，适量。外用：适量，捣涂。

    ■ 狗心　内服：煮食，适量。外用：适量，捣敷。

    ■ 狗脑　内服：煎汤，半具至1具。外用：适量，捣敷。

    ■ 狗齿　内服：磨汁或烧存性研末。外用：适量，烧存性研末调敷。

    ■ 狗骨　浸酒或烧存性研末，每次1.5～3 g。外用：适量，煅黄研末调敷。

    ■ 狗毛　内服：烧存性研末，3 g。外用：适量，烧存性研末调敷。

# 貉

*Nyctereutes procyonoides* Gray

【别　　名】金毛獾（《医林纂要》），狸（《中国经济动物志》）。

【形态特征】中等体型，外形似狐，但较肥胖，体长50～65 cm，尾长25 cm左右，体重4～6 kg；吻尖，耳短圆，面颊生有长毛；四肢和尾较短，尾毛长而蓬松；体背和体侧毛均为浅黄褐色或棕黄色，背毛尖端黑色，吻部棕灰色，两颊和眼周的毛为黑褐色，从正面看为"八"字形黑褐斑纹，腹毛浅棕色，四肢浅黑色，尾末端近黑色。貉的毛色因地区和季节不同而有差异。

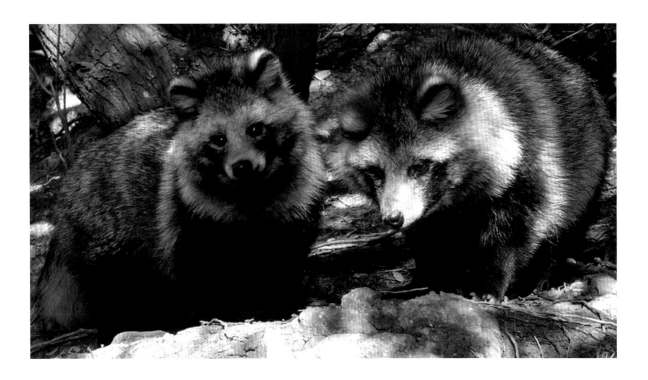

【分布与生境】梵净山地区资源分布的代表区域：官坝、兰家寨、芹菜坡。栖息于丘陵或部分
　　　　　　　山地。

【中　药　名】貉肉（肉）。

【功效主治】滋补强壮，健脾消疳。主治虚劳，疳积。

【采收加工】全年均可猎捕，取肉，水洗，鲜用。

【用法用量】内服：适量，煮食。

# 赤　狐 *Vulpes vulpes hoole* Swinhoe

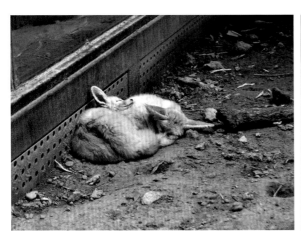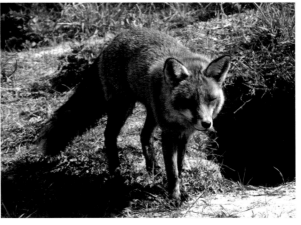

【形态特征】体形纤长，肢短；体长50～80 cm，体重3.6～7 kg。吻尖而长，耳高而尖，直立，尾较长，略超过体长之半。尾形粗大，覆毛长而蓬松，躯体覆有长的针毛，冬毛具丰盛的底绒。足掌长有浓密短毛。毛被因地理变异很大，南方地区所产毛被薄而短，北方所产毛长而丰密。通体背面毛色棕黄色或趋棕红色，或呈棕白色，毛尖灰白色，变异甚多，北方干旱地区所产富白色毛尖，故色调浅淡。

【分布与生境】梵净山地区资源分布的代表区域：茶园、枫香坪、密麻树。栖息于森林边缘、草原或丘陵等地。

【中　药　名】狐心（心脏），狐头（头），狐四足（四足），狐肉（肌肉），狐胆（胆）。

【功效主治】■狐心　补虚安神，利尿消肿。主治癫狂，水肿，腹水。

■狐头　补虚祛风，散结解毒。主治头晕，瘰疬。

■狐四足　止血疗痔。主治痔漏下血。

■狐肉　补虚暖中，镇静安神，祛风，解毒。主治虚劳羸瘦，寒积腹痛，惊痫，痛风，水肿，疥疮，小儿卵肿。

■狐胆　开窍，镇惊，清热健胃。主治昏厥，癫痫，心痛，疟疾，纳呆。

【采收加工】■狐心　捕杀后，剖开胸腔取其心脏，阴干。

■狐头　捕杀后，剥去皮，取其头部，晾干。

■狐四足　捕杀后，剁下四足，阴干。

■狐肉　捕杀后，剥皮取肉，鲜用或晾干。

■狐胆　捕杀后，剖腹，取出胆囊，阴干。

【用法用量】■狐心　内服：1个，煮食或煨食。

■狐头　内服：适量，浸酒。外用：适量，烧存性研末调敷。

■狐四足　内服：入丸、散，适量。

■狐肉　内服：煮食或煎汤，120～240 g。

■狐胆　内服：干燥研末，1.5～3 g；或入丸剂。

# 熊　科

## 黑　熊 *Ursus thibetanus* Cuvier

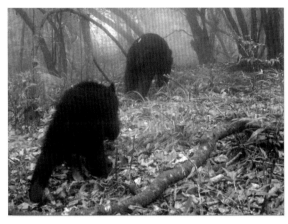 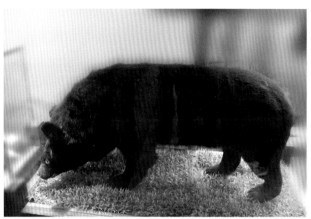

【别　　　名】熊（《诗经》），猪熊（《尔雅翼》），狗熊（《广东新语》），黑瞎子、狗驼子（《中药大辞典》）。

【形 态 特 征】体型较大，长1.5～1.7 m，体重约150 kg。头部宽圆。吻部短而尖；鼻端裸露，眼小；耳较长且被有长毛，伸出头顶两侧。颈部短粗，两侧毛特别长。胸部有一倒"人"字形白斑。尾很短。毛较一致，漆黑色，有光泽。四肢粗健，前后足均具5趾，前足腕垫宽大与掌垫相连，后足跖垫亦宽大且肥厚，前宽后窄，内侧中部无毛间隔。具爪。除其鼻面部棕色、下颌白色、倒"人"字形白斑外，全身均为黑色并带有光泽。

【分布与生境】梵净山地区资源分布的代表区域：石棉厂、青龙洞、密麻树、凤凰山、白云寺。栖息于阔叶林和针阔混交林中。

【中　药　名】熊胆（胆囊），熊脂（脂肪油），熊脑（脑髓），熊筋（筋腱），熊骨（骨骼），熊肉（肉），熊掌（足掌）。

【功 效 主 治】■熊胆　清热，明目，杀虫。主治目赤翳膜，黄疸，热病惊痫，小儿惊风，恶疮痈肿等。

　　　　　　　■熊脂　补虚损，润肌肤，消积，杀虫。主治虚损羸瘦，风痹不仁筋脉挛急，积聚，面疮，白秃。

■熊脑　补虚祛风。主治眩晕，耳鸣耳聋，白秃风屑。

■熊筋　祛风，强筋骨。主治风湿痹痛，筋骨痿弱。

■熊骨　祛风，除湿，定惊。主治风湿骨节肿痛，小儿惊风。

■熊肉　补虚损，强筋骨。主治脚气病，风痹，手足不随，筋脉挛急。

■熊掌　健脾胃，补气血，祛风湿。主治脾胃虚弱，诸虚劳损，风寒湿痹。

【采收加工】■熊胆　胆囊取出后，将胆囊管口扎紧，剥去胆囊外附着的油脂，用木板夹扁，置通风处阴干，或置石灰缸中干燥。人工活取熊胆汁，通过手术造成熊胆囊瘘管，定期接取胆汁，并将胆汁制成熊胆粉以供药用。

■熊脂　秋末冬初猎取，取出脂肪，熬炼去滓即得。

■熊脑　取脑鲜用或晒干，焙焦研末用。

■熊筋　全年均可猎捕，取四肢，抽出足筋，阴干。

■熊骨　捕得熊后，剥去皮肉，留下四脚爪上的皮毛和爪，再剔净残存筋肉，阴干。

■熊肉　全年均可猎捕，取鲜肉用。

■熊掌　捕杀后，将足掌剁下，糊以泥土，挂起晾干，或用微火烘干，干燥后，去净泥土，保存。

【用法用量】■熊胆　内服：入丸、散，0.2~0.5 g。外用：适量，研末调敷或点眼。

■熊脂　内服：与花椒熬炼后开水冲服，10~20 g。外用：适量，涂搽。

■熊脑　内服：煮汤，15~30 g。外用：适量，涂搽。

■熊筋　内服：煮食，30~60 g；或浸酒。

■熊骨　内服：煎汤，15~30 g；或浸酒。外用：适量，煎水洗。

■熊肉　内服：适量，煮食。

■熊掌　内服：煮食，30~60 g。

# 鼬 科

## 猪 獾 *Arctonyx collaris* F. G. Cuvier

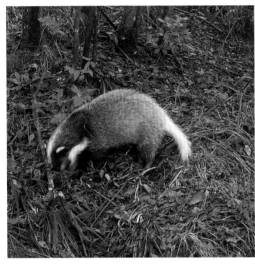
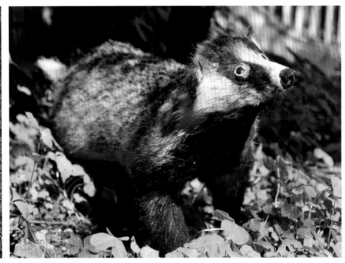

【别　　　名】猪獾、獾、獾狙、沙獾、地猪（《中国动物药志》）。

【形 态 特 征】体长62～74 cm，尾长9～22 cm，体重9～13 kg。鼻吻狭长而圆，吻端与猪鼻酷似。鼻垫与上唇间裸露无毛。眼小。耳短圆。四肢短粗有力，脚底趾间具毛，但掌垫明显裸露，趾垫5个。后脚掌裸露部位不达脚跟处。爪长而弯曲，前脚爪强大锐利。尾较长，基部粗壮，向末端逐渐变细。喉部白色。通体黑褐色，体背两侧及臀部杂有灰白色。尾较长而呈白色。全身黑棕色杂以白色。头部自鼻尖到颈部有一白色纵纹，两颊从口角到头后各有一白色短纹。耳缘白色，四肢棕黑色，尾白色或黄白色。

【分布与生境】梵净山地区资源分布的代表区域：老爷坡、黎耳坪、金盏坪、岩高坪。栖息于山地阔叶林、林缘、灌丛、草坡、农田、荒地等。

【中　药　名】貒肉（肉），貒骨（骨骼），獾油（脂肪油）。

【功 效 主 治】■貒肉　补脾胃，利水道。主治虚劳羸瘦，水肿，久痢，小儿疳积。

　　　　　　　　■貒骨　祛风止痛，止痒，止咳。主治风湿筋骨疼痛，皮肤瘙痒，咳嗽等。

　　　　　　　　■獾油　清热解毒，止痛，除湿。主治脚气病，牛皮癣，痔疮，烫伤等。

【采 收 加 工】■貒肉　冬季捕捉，去皮毛及内脏。

　　　　　　　　■貒骨　冬季捕捉，捕后处死，剥皮，剔净肌肉，取四肢骨骼，晾干。

■貛油　取脂肪入锅熬炼成淡黄色脂肪油，滤去渣，装瓶备用。

【用 法 用 量】■貛肉　内服：适量，煮食。

　　　　　　　■貛骨　内服：15~25 g，研末；或浸酒。

　　　　　　　■貛油　外用：适量，外涂。

【用 药 经 验】①虚劳，水胀，疳积：貛肉150 g，煮食。②风湿筋骨疼痛：貛骨500 g，浸酒1000 mL，
1周后饮用，每次20 mL，每日2次。③臁疮，顽癣，白秃：大枫子、木鳖子、牛
耳、大黄、木槿皮、花椒，共为末，调貛油，外涂患处。

# 水　獭　*Lutra lutra chinensis* Gray

【别　　　　名】獭、水狗、獭猫（《中国动物药
志》）。

【形 态 特 征】身体呈流线型，体长49~84 cm，
体重2.5~9 kg。头部宽而略扁，
吻短，下颏中央有数根短而硬的
须。眼略突出，耳短小而圆，鼻
孔、耳道有防水灌入的瓣膜。尾
细长，由基部至末端逐渐变细。
四肢短，趾间具蹼。体毛较长而
细密，呈棕黑色或咖啡色，具丝
绢光泽；底绒丰厚柔软。体背灰
褐色，胸腹颜色灰褐，喉部、颈
下灰白色，毛色还呈季节性变
化，夏季稍带红棕色。

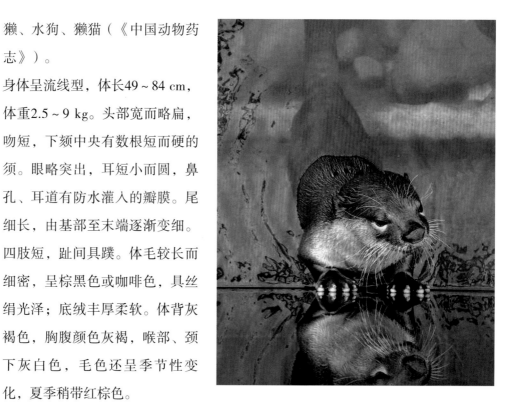

【分布与生境】梵净山地区资源分布的代表区域：金盏坪、盘溪河、肖家河、牛尾河。栖息于湖泊
或溪流的岸旁，巢穴筑于水边的树根、苇草或灌丛下。

【中　药　名】獭肝（肝脏）。

【功 效 主 治】益肺，补肝肾，明目，止血。主治虚劳赢瘦，肺虚咳嗽，肺结核，潮热盗汗。

【采 收 加 工】全年均可捕捉，捕杀后，剖腹，取出肝脏，洗净，通风处阴干。

【用法用量】内服：煎汤，3～6 g；或入丸、散。

【用药经验】①肝气痛：獭肝6 g，沉香0.6 g，开水冲服。②夜盲，角膜翳：干燥的獭肝研细末，
　　　　　　　每服3～6 g，日服2次。

# 狗 獾 *Meles leucurus* (Hodgson)

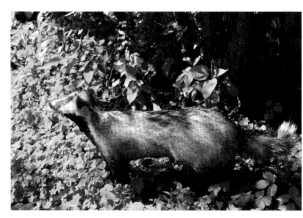
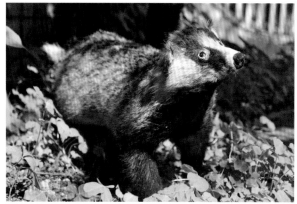

【别　　　名】獾、天狗、狟子（《中国动物药志》）。

【形态特征】体形肥胖，体重3.5～9 kg，体长45～55 cm。吻端尖，头形长。鼻垫与唇之间有一
　　　　　　狭窄的毛区。耳壳明显，端部尖。尾踏均为头体长的1/3。四肢短，前、后足底裸
　　　　　　露，前趾爪长而锐利；后趾爪明显短，爪呈暗玉石色。基部色稍深。上体自头部开
　　　　　　始直至臀部呈均匀的褐（或为黑）白相间的色泽，因背毛基部白色，中间一段褐黑
　　　　　　色，毛尖又是白色。脸面部具3条白色或污白色纵纹，为2道褐色纵纹所间隔，而脸
　　　　　　颊一侧的白纹往后一直延伸至肩侧、体侧。耳缘除中间一小段为黑色外，全为纯白
　　　　　　色。耳内黑色。

【分布与生境】梵净山地区资源分布的代表区域：乱石河、余钱沟、平所、密麻树。栖息于山麓、
　　　　　　灌丛、荒野及溪边。

【中　药　名】獾肉（肉），獾油（脂肪油）。

【功效主治】■獾肉　补中益气，祛风除湿，杀虫。主治小儿疳瘦，风湿性关节炎，腰腿痛，蛔
　　　　　　虫病。

　　　　　　■獾油　补中益气，润肤生肌，解毒消肿。主治中气不足，子宫脱垂，胃溃疡，烧
　　　　　　烫伤等。

【采收加工】■獾肉　冬季捕捉，捕杀后，剥皮，剖腹除去内脏，剔骨取肉。

■獾油　冬季捕捉，宰杀后，剥皮，取其皮下肠网膜上的脂肪，炼油。

【用法用量】■獾肉　内服：适量，煮食。

　　　　　　■獾油　内服：溶化入汤剂，5～15 g。外用：适量，涂擦。

# 鼬 獾 *Melogale moschata* Gray

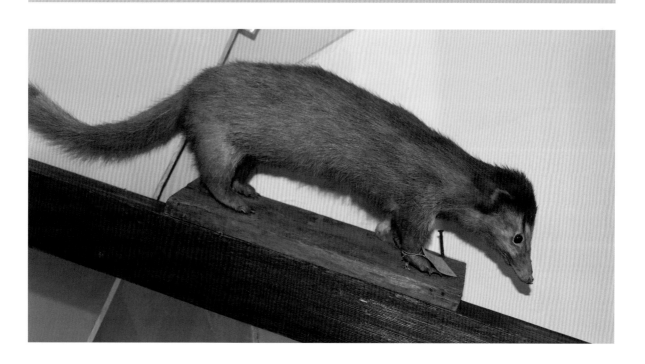

【别　　　名】猸子、山獾、山獭、白蝢、白鼻狸（《中国动物药志》）。

【形态特征】体粗而短，四肢短，身长约40 cm，尾长约20 cm。尾毛短，长约是头同身的1/2。前额、眼后、颊和颈侧有不规则形状的白色斑纹，自头顶向后至脊背中央有1条连续不断的白色纵纹。鼻垫与上唇间被毛。背脊深棕色至灰棕色。脚短，有利爪。肛门有2个腺体。

【分布与生境】梵净山地区资源分布的代表区域：官坝、蓝家寨、瓦溪河、桃树岭。栖息于树林草丛、土丘、石缝、土穴中。

【中　药　名】獾肉（肉），獾油（脂肪油）。

【功效主治】■獾肉　补中益气，祛风除湿，杀虫。主治小儿疳瘦，风湿性关节炎，腰腿痛，蛔虫病。

　　　　　　■獾油　补中益气，润肤生肌，解毒消肿。主治中气不足，子宫脱垂，胃溃疡，烧烫伤等。

【采收加工】■獾肉　冬季捕捉，捕杀后，剥皮，剖腹除去内脏，剔骨取肉。

　　　　　　■獾油　冬季捕捉，宰杀后，剥皮，取其皮下肠网膜上的脂肪，炼油。

【用 法 用 量】■獾肉　内服：适量，煮食。

　　　　　　■獾油　内服：溶化入汤剂，5～15 g。外用：适量，涂擦。

【用 药 经 验】水火烫伤，红肿起泡：大黄、生石膏、生地榆各30 g，獾油480 g。獾油炸药料，去
　　　　　　净滓，装瓶，用时敷患处。

# 黄　鼬　*Mustela sibirica* Pallas

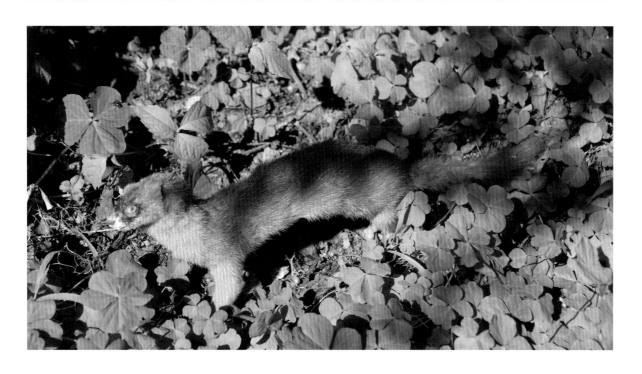

【别　　　名】黄鼠狼、鼪鼠、地猴（《本草纲目》）。

【形 态 特 征】体长25～40 cm，尾长13～18 cm，体重1 kg左右，雌体比雄体较小。体形细长，四
　　　　　　肢短，尾中等长，较为蓬松。肛门部有臭腺1对，遇敌时能放出臭气以自卫。全身
　　　　　　毛棕黄色或橙黄色，腹面毛色较淡，尤以腋下及鼠蹊部为甚，几呈淡黄灰色。鼻端
　　　　　　周围、口角和额部为白色而掺杂棕黄色毛，眼周和两眼间为褐棕色。尾和四肢与背
　　　　　　色同，冬季掌面被灰褐色毛。

【分布与生境】梵净山地区资源分布的代表区域：茴香坪、漆树坪、跑马场、火烧岩、大水溪。栖
　　　　　　息于河谷、土坡、沼泽及灌丛中。

【中　药　名】鼬鼠肉（肉）。

【功 效 主 治】解毒，杀虫，通淋。主治疥疮，疮溃不愈合，遗尿，尿频，淋病等。

【采 收 加 工】四季均可捕捉，杀死，剥去皮毛，除去内脏，取肉，鲜用或烧存性。

【用 法 用 量】内服：烧存性研末，1.5～3 g。外用：适量，煎油涂或烧灰研末撒。

【用 药 经 验】①淋巴结结核：黄鼬肉，煮食；骨骼，瓦上焙干研末，黄酒冲服。②血小板减少性
　　　　　　　　紫癜：黄鼬粉，冲服，每日3次。

# 灵猫科

## 大灵猫 *Viverra zibetha ashtoni* Swinhoe

【别　　名】类（《山海经》），文狸（《楚辞》），灵狸（《异物志》），九节狸（《中国动物药志》），灵猫（《本草拾遗》）。

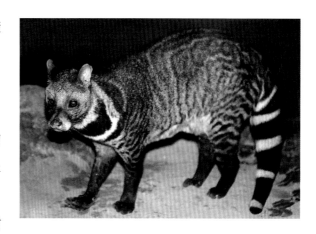

【形态特征】体形细长，额部相对较宽，吻部略尖。体长65～95 cm，最长可达100 cm，尾长38～59 cm，体重3.4～9 kg。体毛主要为灰黄褐色，头、额、唇呈灰白色，体侧分布着黑色斑点，背部的中央有1条竖立起来的黑色鬣毛，呈纵纹形直达尾巴的基部，两侧自背的中部起各有1条白色细纹。颈侧至前肩各有3条黑色横纹，其间夹有2条白色横纹，均呈波浪状。胸部和腹部为浅灰色。四肢较短，呈黑褐色。

【分布与生境】梵净山地区资源分布的代表区域：上牛塘、牛尾河、白云寺、石棉厂。栖息于丘陵山地、树林或灌木丛。

【中　药　名】灵猫香（香腺囊中的分泌物）。

【功效主治】行气，活血，安神，止痛。主治心腹猝痛，梦寐不安，疝痛等。

【采收加工】全年均可捕捉，现多为人工饲养取香，可采用刮香、挤香、割囊取香三种方法取灵猫香。

【用法用量】内服：入丸、散，每次0.3～1 g。外用：适量，研末调敷。

## 小灵猫 *Viverricula indica* Desmarest

【别　　名】七间狸、笔猫、麝猫、斑灵猫、包公狸（《中国药用动物志》）。

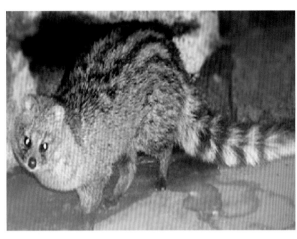
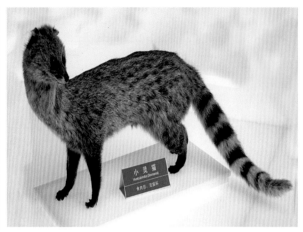

【形态特征】外形与大灵猫相似，体重1.6～4 kg，体长46～61 cm，比家猫略大，吻部尖，额部狭窄，四肢细短，会阴部有囊状香腺，雄性的较大。肛门腺体比大灵猫发达，可喷射臭液御敌。全身以棕黄色为主，唇白色，眼下、耳后棕黑色，背部有5条连续或间断的黑褐色纵纹，具不规则斑点，腹部棕灰色。四脚乌黑，故又称"乌脚狸"。尾部有6～9个深褐色或黑色的环纹。

【分布与生境】梵净山地区资源分布的代表区域：郭家沟、天马寺、茶园、天马寺。栖息于山区村寨、农田附近的丘陵林缘或灌木丛。

【中　药　名】灵猫香（香腺囊中的分泌物）。

【功效主治】行气，活血，安神，止痛。主治心腹猝痛，梦寐不安，疝痛等。

【采收加工】全年均可捕捉，现多为人工饲养取香，可采用刮香、挤香、割囊取香三种方法取灵猫香。

【用法用量】内服：入丸、散，每次0.3～1 g。外用：适量，研末调敷。

# 猫　科

# 豹　猫 *Felis bengalensis* Kerr

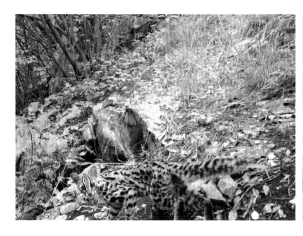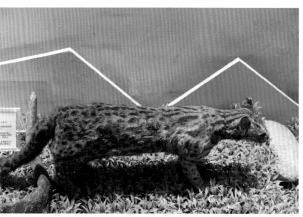

【别　　名】狸（《诗经》），野猫（《太平圣惠方》），抓山鸡（《广西药用动物》），石虎（《中国动物药志》）。

【形 态 特 征】体型与家猫相仿。体长40～65 cm，体重2～3kg。头圆耳小。尾粗长，长度为20～40 cm。体背为浅黄色或灰黄色。从头至肩、背部有明显的4条棕黑色纵纹，中间有2条直至尾基部。肩及体侧都有棕黑色的斑点，腰和臀部的斑点较小，四肢下侧也有小黑斑；尾较粗，有黑色斑点和半环，尾尖端棕色或黑色。生活于北方的个体较南方大，毛色较浅。

【分布与生境】梵净山地区资源分布的代表区域：余坳、木耳坪、半坡台、高峰、月亮坝、黑湾河、牛风包。栖息于山地林区、郊野灌丛和林缘村寨附近。

【中　药　名】狸肉（肉），狸骨（骨骼），狸阴茎（阴茎）。

【功 效 主 治】■狸肉　益气养血，祛风止血，解毒散结。主治气血虚弱，皮肤游风，肠风下血，脱肛，痔漏，瘰疬。

　　　　　　　■狸骨　祛风湿，开郁结，解毒杀虫。主治风湿腹痛，心腹刺痛，噎膈，疳积，瘰疬，肠风下血，痔漏，恶疮。

　　　　　　　■狸阴茎　活血止痛。主治妇女闭经，男子阴颓。

【采 收 加 工】■狸肉　四季均可猎捕，捕获后，杀死，取肉，鲜用或晒干。

　　　　　　■ 狸骨　　四季均可猎捕，宰杀后，剥皮，剖腹，剔出骨骼，阴干。

　　　　　　■ 狸阴茎　　四季均可猎捕，捕捉雄兽后，杀死，割取阴茎晾干或烘干。

【用法用量】■ 狸肉　　内服：煮食，适量；或煅存性研末冲，每次6 g，每日12 g；或入丸、散。

　　　　　　■ 狸骨　　内服：研末冲，每次15 ~ 30 g；或入丸、散；或浸酒。外用：适量，烧灰敷。

　　　　　　■ 狸阴茎　　内服：烧灰研末，适量。

【用药经验】风湿关节痛：豹猫1只，取骨，焙到焦黄色时打碎，加当归30 g，黄芪60 g，石南藤120 g，独活30 g。用50° 以上的米酒浸泡（酒浸过药为度）。浸泡1个月后饮用，每次饮服30 g左右。

# 家　猫　*Felis ocreata domestica* Brisson

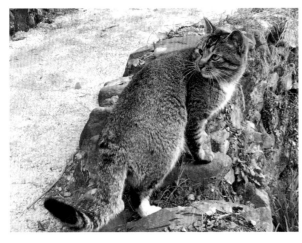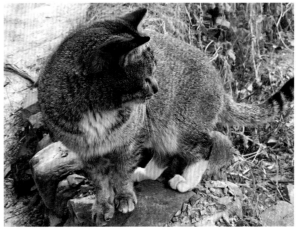

【别　　　名】猫狸（《肘后备急方》），家狸（《新修本草》），乌圆（《格谷要论》）。

【形态特征】体长约50 cm，重2 ~ 3 kg。头圆吻短。上唇中央2裂，口周列生20 ~ 30根刚毛。眼较圆，耳竖直。瞳孔于阳光下缩成线状，黑暗中扩大成圆形。趾端具锐利而弯曲的爪，爪能伸缩。尾短于体长。全身被软毛，色泽不一，有白色、黑色、黄色、灰色或双色、三色相杂。

【分布与生境】梵净山周边社区均有饲养。

【中　药　名】猫肉（新鲜肉），猫皮毛（干燥皮毛），猫骨（骨骼），猫油（脂肪油），猫肝（肝脏），猫胞衣（胎盘）。

【功效主治】■ 猫肉　　补虚劳，祛风湿，解毒散结。主治虚劳体瘦，风湿痹痛，瘰疬恶疮，溃疡，烧烫伤。

■ 猫皮毛 消肿解毒，生肌敛疮。主治瘰疬，疮疡。

■ 猫骨 解毒，消肿，杀虫。主治瘰疬，水肿，虫积。

■ 猫油 解毒生肌。主治烧烫伤。

■ 猫肝 杀虫，补虚。主治劳瘵，咳喘。

■ 猫胞衣 和胃止呕。主治噎膈反胃，呕吐不食，胃脘疼痛。

【采收加工】■ 猫肉 随时杀猫取肉，鲜用

■ 猫皮毛 冬季捕捉，杀死后，剥取皮，晾干。

■ 猫骨 随时杀猫取头或头骨，晒干

■ 猫油 捕捉后，杀死，剥皮，剖腹，取出脂肪，置锅内小火炼制，取出油，冷却。

■ 猫肝 随时捕杀，剥皮，剖腹，取出肝脏，洗净，切块，鲜用或晒干，研末。

■ 猫胞衣 雌猫产仔时收集，洗净，烘干。

【用法用量】■ 猫肉 内服：煮汤，125 ~ 250 g；或浸酒。外用：适量，烧灰研末敷。

■ 猫皮毛 外用：适量，烧灰调敷。

■ 猫骨 内服：烧灰性，研末酒冲，每次6 ~ 9 g。外用：适量，烧灰研末调敷。

■ 猫油 外用：适量，涂擦。

■ 猫肝 内服：煮食，适量；或晒干研末酒调，每次9 ~ 12 g。

■ 猫胞衣 内服：煮食，适量；或焙干研末冲，每次6 ~ 9 g。

【用药经验】①风痹痛：猫肉250 g，骨碎补、秦艽、红毛五加皮、松节、独活各9 g。共浸于50度的白酒1000 mL中1个月以上。每次服15 g，每日2次。②火烫伤：猫油外涂。

# 云 豹 *Neofelis nebulosa* (Griffith)

【别　　名】乌云豹、龟纹豹（《中国动物图谱》），荷叶豹、艾豹、什豹（《中国药用动物志》）。

【形态特征】体重16 ~ 32 kg，体长1 m左右，比豹要小。体侧由数个狭长黑斑连接成云块状大斑，故名云豹。体毛灰黄色，额顶部和上唇部具小黑斑点，眼周具黑环。颈背有4条黑纹，中间2条止于肩部，外侧2条则继续向后延伸至尾部；胸、腹部及四肢内侧灰白色，具暗褐色条纹；尾长80 cm左右，末端有几个黑环。

【分布与生境】梵净山地区资源分布的代表区域：丁家坪、芹菜坡、团龙。栖息于常绿林中。

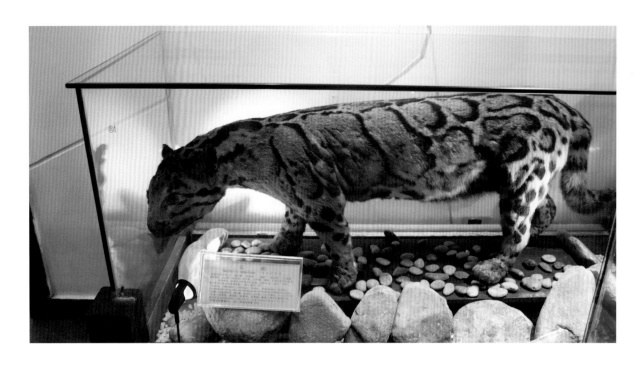

【中　药　名】豹骨（骨骼）。

【功效主治】祛风湿，强筋骨，镇惊安神。主治风寒湿痹，筋骨疼痛，四肢拘挛麻木，腰膝酸痛，小儿惊风抽搐等。

【采收加工】全年均可猎捕，捕杀后剥去皮肉，留下四脚上的皮毛，剔净筋肉，晒干或烘干。

【用法用量】内服：煎汤，9~15 g；或烧灰研末冲，每次3 g，每日9 g；或浸酒；或入丸、散。外用：适量，烧灰，淋汁，洗。

【用药经验】慢性风湿性关节炎，类风湿关节炎：豹骨、木瓜、牛膝各9 g，桂枝6 g，水煎服；或用白酒500 mL浸泡1个月，每日服2次，每次9 g。

# 马　科

## 马
*Equus caballus orientalis* Noack

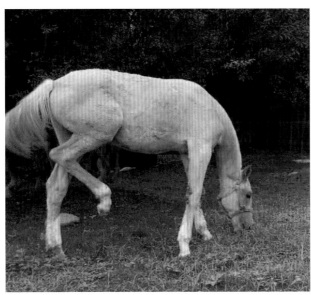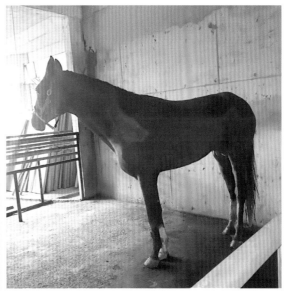

【形态特征】大型家畜之一。体高大，骨骼肌发达，高1.27～1.60 m，体重225～773 kg。雌雄差异很大。马头面部狭长，耳小而尖，直立。鼻宽，眼大。从头顶起沿颈背至肩胛，具有长毛即鬃毛。两耳间垂向额部的长毛称门鬃。身体余部皆被短而均匀的毛，尾部也有长的鬃毛。我国马的品种较多，有蒙古、河曲、伊犁、三河、黑河等种，因品种不同，身体大小、毛色也有差异，主要毛色有青毛、花毛、黑毛、栗毛等。

【分布与生境】梵净山周边社区均有饲养。

【中　药　名】马宝（胃肠道结石），马肉（肉），马肝（肝脏），马骨（骨骼），马皮（皮），马齿（牙齿），马乳（乳汁），驹胞衣（胎盘）。

【功效主治】■马宝　镇惊化痰，清热解毒。主治惊痫癫狂，痰热神昏，吐血衄血，痰热咳嗽，恶疮肿毒。

■马肉　强筋壮骨，除热。主治寒热痿痹，筋骨无力，疮毒。

■马肝　活血通经。主治闭经。

■马骨　醒神，解毒敛疮。主治嗜睡，头疮，耳疮，臁疮，阴疮等。

■马皮　杀虫止痒。主治秃疮，癣。

■ 马齿　镇惊息风，解毒止痛。主治小儿惊痫，疔疮痈疽，龋齿疼痛。

■ 马乳　养血润燥，清热止渴。主治血虚烦热，虚劳骨蒸，消渴，牙疳。

■ 驹胞衣　温肾益精，补血行血。主治月经不调，闭经，崩漏，带下，风湿痹痛。

【采收加工】■ 马宝　杀马时发现结石，用清水洗净，晒干即可。

■ 马肉　宰杀后剥去皮，除去内脏，取肉鲜用。

■ 马肝　宰杀后，剖腹取肝脏，冷藏。

■ 马骨　宰杀后剥去皮，除去内脏及肉，留下骨骼，晾干。

■ 马皮　宰杀后取皮，去毛，晾干。

■ 马齿　宰杀后敲取牙齿，洗净，晒干。

■ 马乳　收集哺乳雌马的乳汁，鲜用或冷藏。

■ 驹胞衣　雌马产驹时收集胎盘，鲜用或烘干。

【用法用量】■ 马宝　内服：研末，0.3 ~ 3 g。

■ 马肉　内服：煮食，适量。

■ 马肝　内服：炙干研末，酒调，每次3 g。

■ 马骨　内服：烧灰，入丸、散，每次1 ~ 2 g，每日3次。外用：适量，烧灰研末，调敷。

■ 马皮　外用：适量，烧灰调敷。

■ 马齿　内服：煅存性研末，1.5 ~ 3 g，或与水磨汁。外用：烧灰研末调敷。

■ 马乳　内服：煮沸，125 ~ 250 g。

■ 驹胞衣　内服：煅存性研末，每次9 g；或煮食。

# 猪 科

# 猪

*Sus scrofa domestica* Brisson

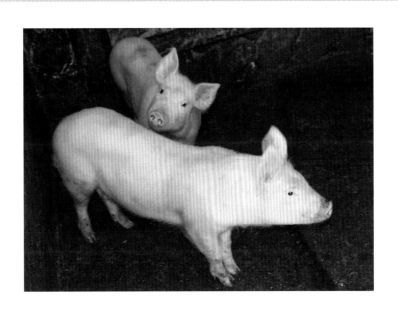

【别　　名】家猪。

【形态特征】为一种中型家畜。头大颈粗，吻部向前突出，眼小。躯体肥胖，肋骨拱圆，腹部膨大。耳形状变异大，有的小而直立，有的大而下垂，有的甚至遮盖整个脸面。后躯发达，背腰长而宽平，背线平直，有的凹背。四肢较短，生有4趾，位于中央的2趾大，侧趾小。尾短小，末端有毛丛。体有稀疏的硬粗毛，项背疏生鬃毛，毛色为纯黑、纯白或黑白混杂。

【分布与生境】梵净山周边社区均有饲养。

【中　药　名】猪胆（胆汁），猪骨（骨骼），猪肤（皮肤），猪胰（胰脏），猪蹄甲（蹄甲），猪肉（肉），猪脑（脑髓），猪毛（毛），猪血（血液），猪肝（肝脏），猪肾（肾脏），猪脾（脾脏），猪髓（脊髓或骨髓），猪肚（胃）。

【功效主治】■猪胆　清热解毒，润燥通便，镇咳平喘。主治热病烦渴，便秘，黄疸，百日咳，哮喘等。

■猪骨　解毒，杀虫止痢。主治消渴，肺结核，下痢，疮癣。

■猪肤　清热养阴，利咽，止血。主治少阴客热下痢，咽痛，吐血，衄血，月经不调，崩漏。

■ 猪胰　益肺止咳，健脾止痢，通乳，润燥。主治肺痿咳嗽，肺胀喘急，咯血，脾虚下痢，乳汁不通，手足皲裂等。

■ 猪蹄甲　化痰定喘，解毒生肌。主治咳嗽喘息，肠痈，痔漏，白秃疮，冻疮。

■ 猪肉　补肾滋阴，养血润燥，益气，消肿。主治肾虚羸瘦，血燥津枯，燥咳，消渴，便秘，虚肿。

■ 猪脑　补益脑髓，疏风，润泽生肌。主治头痛，眩晕，失眠，手足皲裂，痈肿，冻疮。

■ 猪毛　止血，敛疮。主治崩漏，烧烫伤。

■ 猪血　补血养心，息风镇惊，下气，止血。主治头风眩晕，癫痫惊风，中满腹胀，淋漏下血。

■ 猪肝　养肝明目，补气健脾。主治肝虚目昏，夜盲，脾胃虚弱，久痢脱肛等。

■ 猪肾　补肾益阳，利水。主治肾虚耳聋，遗精盗汗，腰痛，产后虚羸，身面浮肿。

■ 猪脾　健脾胃，消积滞。主治脾胃虚热，脾积痞块。

■ 猪髓　益髓滋阴，生肌。主治内蒸劳热，遗精带浊，消渴，疮疡。

■ 猪肚　补虚损，健脾胃。主治虚劳羸瘦，劳瘵咳嗽，脾虚食少，消渴便数，泄泻等。

【采收加工】■ 猪胆　宰杀后，剖腹取出胆囊，取胆汁鲜用或将胆囊挂起晾干。

■ 猪骨　宰杀后，除去毛及内脏，剔去肉，留取骨骼，洗净，晾干。

■ 猪肤　宰杀后，刮去猪毛，剥取皮肤，洗净，鲜用或冷藏。

■ 猪胰　宰杀后，剖腹，取出胰脏，洗净，鲜用或冷藏备用。

■ 猪蹄甲　宰杀后，刮去猪毛，剁下蹄甲，洗净，晾干。

■ 猪肉　宰杀后，刮除猪毛，剖腹，去骨脏，取肉鲜用或冷藏备用。

■ 猪脑　宰杀后，除去毛及内脏，剖开头颅，取出脑髓部分，鲜用或冷藏备用。

■ 猪毛　宰杀后，刮下猪毛，洗净，晾干。

■ 猪血　宰杀猪时，取流出的血液，鲜用。

■ 猪肝　宰杀后，剖腹取肝，鲜用或冷藏。

■ 猪肾　宰杀后，剖腹，取出肾脏，洗净，鲜用或冷藏。

■ 猪脾　宰杀后，刮去猪毛，剖腹，取出脾脏部分，洗净，鲜用或烘干。

■ 猪髓　宰杀后，剔出骨骼，取下髓部。

■ 猪肚　宰杀后，剖开腹部，取出胃，洗净，鲜用或冷藏。

【用法用量】■ 猪胆　内服：煎汤；或取汁，开水冲服。外用：适量，涂敷患处；或点眼；或灌肠。

■ 猪骨　内服：煎汤，60～180 g；或烧灰研末，每次6～9 g。外用：适量，烧灰调敷；或馏油涂。

■ 猪肤　内服：煎汤或煮食，50～100 g。

■ 猪胰　内服：煮食或煎汤，适量。外用：适量，捣涂。

■ 猪蹄甲　内服：烧灰研末，每次3～9 g；或入丸、散。外用：适量，研末调敷。

■ 猪肉　内服：煮食，30～60 g。外用：适量，贴敷。

■ 猪脑　内服：炖食或煎汤，适量；或作丸。外用：适量，涂敷。

■ 猪毛　内服：煅炭，研末，酒冲，3～9 g。外用：适量，煅炭，油调涂。

■ 猪血　内服：煮食，适量；或研末，每次3～9 g。外用：适量，生血涂敷，或研末撒。

■ 猪肝　内服：煮食或煎汤，60～150 g；或入丸、散。外用：适量，敷贴。

■ 猪肾　内服：煎汤或煮食，15～150 g。

■ 猪脾　内服：煮食，适量；或入散剂。

■ 猪髓　内服：煎汤，适量；或入丸剂。外用：适量，捣敷。

■ 猪肚　内服：煮食，适量；或入丸剂。

# 野 猪 *Sus scrofa* Linnaeus

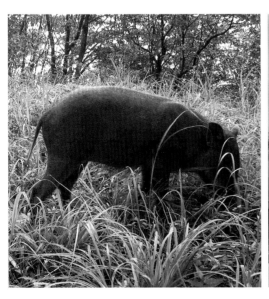
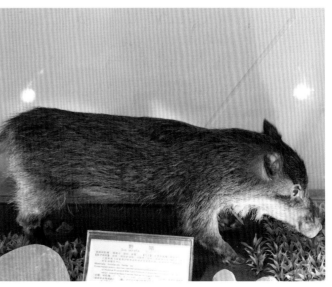

【别　　　名】山猪（《中国经济动物志》）。

【形 态 特 征】体长90～180 cm，肩高55～110 cm，体重50～200 kg，最大的雄猪可达250 kg，雄比雌大。外形与家猪相似，吻部十分突出，呈圆锥形。雄猪的犬齿特别发达，上、下颌犬齿皆向上翘，称为獠牙，露出唇外；雌猪獠牙不发达。四肢较短。尾细。躯体被有硬的针毛，背上鬃毛发达，长约14 cm，针毛与鬃毛的毛尖大都有分叉。体色一般为褐色或略带黑色，面颊和胸部杂有黑白色毛。幼猪躯体呈淡黄褐色，背部有6条淡黄色纵纹。

【分布与生境】梵净山地区资源分布的代表区域：龙门坳、芙蓉坝、桃树岭、铜矿厂等。栖息于灌木丛，较潮湿的草地，或阔叶及混交林中。

【中　药　名】野猪皮（皮），野猪肉（肉），野猪胆（胆或胆汁），野猪黄（胆囊中的结石），野猪外肾（睾丸），野猪蹄（蹄）。

【功 效 主 治】■野猪皮　清热解毒，托疮生肌。主治恶疮，疥癣。

■野猪肉　补虚益损，解毒。主治癫痫，虚弱羸瘦，便血，痔疮出血。

■野猪胆　清肺化痰，清热解毒。主治疮疡肿痛，瘰疬，痈疽，咳嗽哮喘，跌打损伤等。

■野猪黄　清热解毒，息风镇惊。主治癫痫，惊风，血痢。

■野猪外肾　止血，止带。主治血崩，肠风下血，血痢，带下。

■野猪蹄　祛风通痹，解毒托疮。主治风痹，痈疽，漏疮。

【采 收 加 工】■野猪皮　捕杀后，去毛，剥皮，晾干。

■野猪肉　捕杀后，剥皮，取肉，鲜用。

■野猪胆　常年均可捕捉，捕杀后，剥皮，剖腹，取出猪胆，鲜用或阴干。

■野猪黄　捕杀后，剥皮，剖腹，取出胆囊中的结石，晾干。

■野猪外肾　将雄性野猪捕杀后，取下睾丸，洗净，鲜用或切片晾干。

■野猪蹄　捕杀后，割取四蹄，去毛洗净，鲜用。

【用 法 用 量】■野猪皮　外用：烧存性，研末调敷。

■野猪肉　内服：煮食，100～150 g。

■野猪胆　内服：研末，白酒冲服，1～3 g。外用：适量，麻油调敷。

■野猪黄　内服：研末，0.15～0.3 g。外用：适量，研末敷。

■野猪外肾　内服：烧存性，研末，3～9 g。

■野猪蹄　内服：煮食或煨食，50～250 g。

【用 药 经 验】跌打损伤：野猪胆研末，每次服1.5～3 g，冲白酒服。

# 鹿　科

## 毛冠鹿 *Elaphads cephalophus* Milne-Edwards

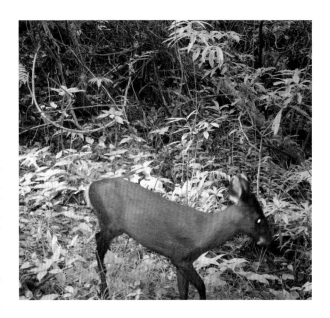

【别　　　名】青麂（祁门）。

【形 态 特 征】体形似小麂。体长1.4～1.7 m，
肩高0.6 m，体重15～28 kg。
上犬齿甚大，呈獠牙状，露出
口外；眼小，无额腺，但眶下
腺特别发达，耳阔圆被有厚
毛。泪窝大而深，比眼眶的直
径还要大；尾短，仅10 cm左
右。雄鹿具短而不分叉的角，
几隐于额部的长毛中，其短小
的角尖微向后弯；角基不向头
骨前面延伸成棱状脊，这是与麂类不同之处。尾相当长。被毛粗糙，一般为暗褐色
或青灰色，冬毛几近于黑色，夏毛赤褐色。雌鹿无角。

【分布与生境】梵净山地区资源分布的代表区域：牛风包、茶园、枫香坪、细沙河、黑桃坪、石柱
岩。栖息于竹丛、草丛、灌丛地带。

【中 药 名】毛冠鹿（茸）。

【功 效 主 治】壮元阳，补气血，益精髓，强筋骨。主治虚劳羸瘦，精神倦乏，眩晕耳聋，腰膝酸
软，阳痿，滑精，子宫虚冷，崩漏，带下等。

【用 法 用 量】内服：研末冲服，0.3～0.6 g；或入丸、散。

## 小　鹿 *Muntiacus reevesi* (Ogilby)

【别　　　名】黄麂、黄猄（《中药大辞典》），茅猄、麻猄（《中国药用动物志》）。

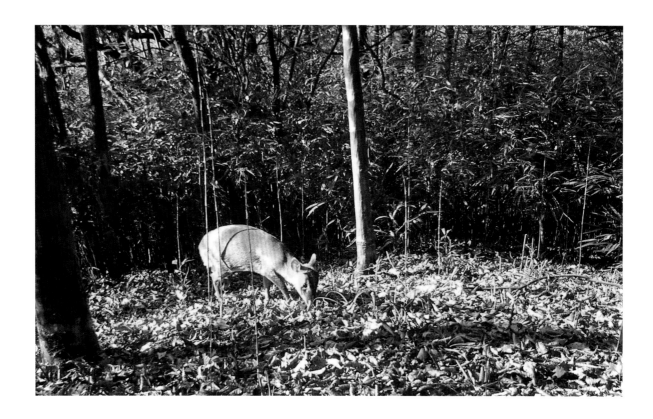

【形态特征】属麂类中最小一种，肩高约40 cm，体长70~80 cm，尾长12 cm，重约15 kg。脸较短而宽。雄麂具角、角叉短小，角尖向下弯曲。眶下腺长，呈弯月形裂缝。四肢细长，蹄狭长。颈背中央有1条黑线。体色一般为淡栗红色，混有灰褐色斑点。体背毛基、毛干浅灰色，近毛尖小部分深褐色，毛尖棕黄色，因而体背毛显麻褐色，故谓之"麻猄"。前颌骨不与鼻骨相联，亦为特征之一。

【分布与生境】梵净山地区资源分布的代表区域：牛凤包、茶园、枫香坪、细沙河、黑桃坪、石柱岩。栖息于小丘陵、小山的低谷或森林边缘的灌丛、杂草丛中。

【中　药　名】麂肉（肉）。

【功效主治】补气，祛风，暖胃。主治虚劳不足，腰腿酸痛，胃痛，痔疮。

【采收加工】四季均可捕捉，宰杀后，除去皮毛，取肉鲜用。

【用法用量】内服：煮食，100~200 g。

【用药经验】①脾胃虚弱及体虚：麂肉250 g，党参30 g，共煮熟，加姜、葱、盐调味食。②脾胃虚寒，不思饮食，腹部隐痛：麂肉500 g，切块，加生姜、桂皮、小茴香少许，盐适量，煮熟食用。

# 麝　科

## 林　麝 *Moschus berezovskii* Flerov

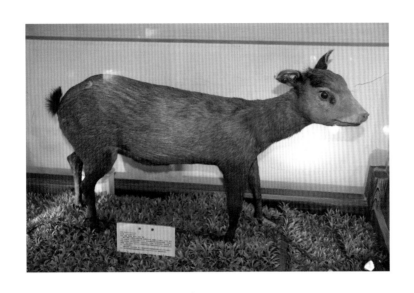

【形态特征】体长约70 cm，体重约7 kg。雌雄均无角；耳长直立，端部稍圆。雄麝上犬齿发达，向后下方弯曲，伸出唇外；腹部生殖器前有麝香囊，尾粗短，尾脂腺发达。四肢细长，后肢长于前肢。体毛粗硬色深，呈深橄榄褐色，并染以橘红色。耳缘、耳端多为黑色或棕褐色，耳内白色。下颌、喉部、颈下以至前胸间为界限分明的白色或橘黄色区。臀部毛色近黑色，成体不具斑点，幼体具斑点。后肢长度远超前肢，站立时后高前低。后腿发达，蹄尖坚实。

【分布与生境】梵净山地区资源分布的代表区域：锯齿山、凤凰山、白云寺、青龙洞。栖息于针叶林、阔叶林或针阔混交林中。

【中　药　名】麝香（成熟雄体香囊中的分泌物）。

【功效主治】开窍醒神，活血通经，消肿止痛。主治热病神昏，中风痰厥，气郁暴厥，中恶昏迷，经闭，癥瘕，胸痹心痛，心腹暴痛，跌打损伤，咽喉肿痛等。

【采收加工】野麝多在冬季至次春猎取，捕获后，割取香囊，阴干，习称“毛壳麝香”；剖开香囊，除去囊壳，习称“麝香仁”。家养麝直接从香囊中取出麝香仁，阴干或用干燥器密闭干燥。

【用法用量】内服：入丸、散，每次0.03～0.1 g。外用：适量。

# 牛　科

## 牛
*Bos taurus domesticus* Gmelin

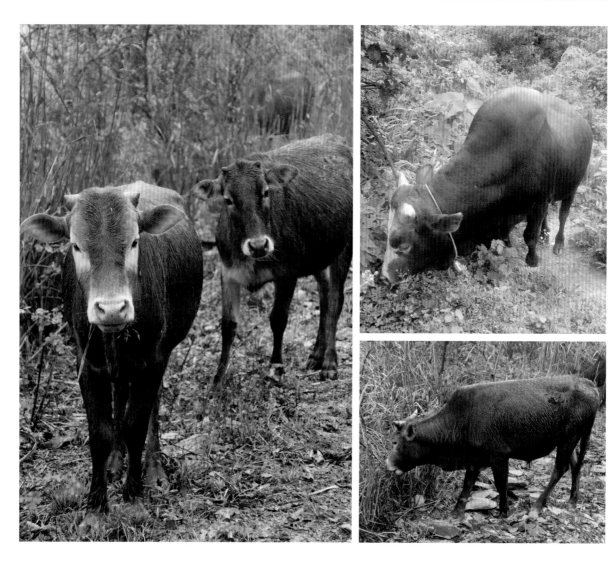

【别　　名】黄牛（《中国动物药志》）。

【形态特征】牛为大型家畜，体格高大壮实。头部宽阔，眼大，鼻孔粗大，嘴亦大。头顶部有角一对，左右分开。角的长短，大小随品种而异。四肢健壮，蹄趾坚硬，尾较长。牛的毛色，一般多为黄色，但由于品种不同，毛色也有很大的变异。公牛一般280～380 kg，母牛240～300 kg。体形轮廓很像乳用牛。角细长而尖锐，角形稍斜向前侧生长。毛色很不一致，有黄色、黑色、棕褐色、红褐色以及花斑等。

【分布与生境】梵净山周边社区均有饲养。

【中 药 名】牛黄（胆囊结石），牛胆（胆或胆汁），黄牛角（角），黄明胶（牛皮熬制的胶块）。

【功效主治】■牛黄 清心，豁痰，开窍，凉肝，息风，解毒。主治热病神昏，中风痰迷，惊痫抽搐，癫痫发狂，咽喉肿痛，口舌生疮，痈肿疔疮。

■牛胆 清肝明目，利胆通肠，解毒消肿。主治风热目疾，心腹热渴，黄疸，咳嗽痰多，小儿惊风，便秘，痈肿等。

■黄牛角 清热解毒，凉血化湿，利胆退黄。主治湿热病高热神昏，疮毒，吐血，急性黄疸性肝炎等。

■黄明胶 滋阴润燥，养血止血，活血消肿，解毒。主治虚劳肺痿，咳嗽咯血，吐衄，崩漏，下痢便血，跌打损伤，痈疽疮毒，烧烫伤。

【采收加工】■牛黄 宰牛时注意检查胆囊、胆管及肝管有无结石，如发现，立即取出，去净附着的薄膜，用灯心草或纱布包好，放阴凉处，半干时用线扎好，阴干。

■牛胆 从宰牛场收集，取得后挂起阴干或从胆管处剪开，将胆汁倾入容器内，密封冷藏，或加热使之干燥。

■黄牛角 全年均可采，取角壳水煮，除去内部骨质、角鳃，洗净，干燥。

■黄明胶 将干燥的牛皮，铡成小方块，置清水中浸洗，经常搅拌换水，至牛皮柔软时取出，入铜锅内，加约5倍量的清水，加热使徐徐沸腾，并随时添水，每24 h滤取清液，如此反复3次，将全部滤液用明矾沉淀，倾取清汁，再入铜锅内加热浓缩，至滴于滤纸上下不化为度，加入黄酒或冰糖等辅料收胶，倒入胶盘内，待冷，切成小块，晾干。

【用法用量】■牛黄 内服：0.15～0.35 g，多入丸、散用。外用：适量，研末敷患处。

■牛胆 内服：0.3～0.9 g；或入丸剂。外用：适量，取汁调涂或点眼。

■黄牛角 内服：5～15 g，入药宜先煎3 h以上。

■黄明胶 内服：水酒烊冲，3～9 g；或入丸、散。外用：适量，烊化涂。

# 水 牛

*Bubalus bubalis* Linnaeus

【形态特征】体形肥大，长达2.5 m以上。体格强壮结实。头大，额广，鼻阔，口大。上唇上部有

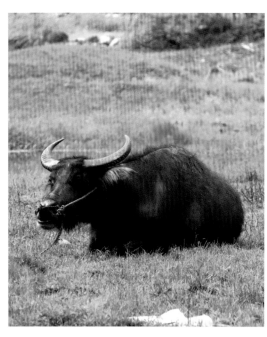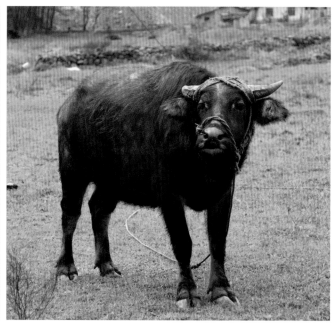

2个大鼻孔，其间皮肤硬而光滑，无毛。眼、耳部很大。头上有角1对，较长大而稍扁，呈弧形弯曲，上有许多结纹。颈短，腰腹隆凸。四肢较短，蹄子较大。皮厚无汗腺。毛粗而短，体前部较密，后背及胸腹各部稀疏。体色大多灰黑色，亦有黄褐色或白色。

【分布与生境】梵净山周边社区均有饲养。

【中 药 名】水牛角（角）。

【功效主治】清热凉血，解毒，定惊。主治温病高热，神昏谵语，发斑发疹，吐血衄血，惊风，癫狂。

【采收加工】取角后，水煮，除去角塞，干燥，镑片或锉成粗粉。

【用法用量】内服：煎汤，15～30 g，大剂量60～120 g，先煎3 h以上；或研末，每次3～9 g；水牛角浓缩粉，每次1.5～3 g。外用：适量，研末或调敷。

【用药经验】①血淋：水牛角适量，煅烧存性，用白酒吞服。②高热神昏：水牛角研末1～2 g，兑豨莶草汤服，日服3次。

# 山 羊 *Capra hircus* Linnaeus

【形态特征】体长1～1.2 cm，体重10～35 kg。头长，颈短，耳大，吻狭长。雌、雄额部均有角1

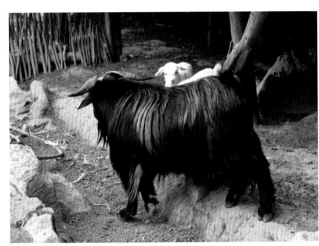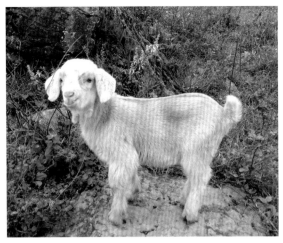

对，雄性者角大；角基部略呈三角形，尖端略向后弯，角质中空，表面有环纹或前面呈瘤状。雄者颌下有总状长须。四肢细，尾短，不甚下垂。全体被粗直短毛，毛色有白、黑、灰和黑白相杂等多种。

【分布与生境】梵净山周边社区均有饲养。

【中　药　名】羚羊角（角），羊肉（肉），羊血（血液），羊肝（肝），羊胆（胆汁）。

【功 效 主 治】■羚羊角　清热，镇惊，解毒。主治小儿惊痫，风热头痛，烦躁失眠，肿毒。

　　　　　　　■羊肉　温中健脾，补肾壮阳，益气养血。主治脾胃虚寒，食少反胃，泻痢，肾阳不足，气血亏虚，虚劳羸瘦，腰膝酸软，阳痿等。

　　　　　　　■羊血　补血，止血，散瘀解毒。主治妇女血虚中风，月经不调，崩漏，产后血晕，吐血，痔血等。

　　　　　　　■羊肝　养血，补肝，明目。主治血虚萎黄，羸瘦乏力，肝虚目暗，雀目，青盲，障翳。

　　　　　　　■羊胆　清热解毒，明目退翳，止咳。主治目赤肿痛，翳障，肺痨咳嗽，小儿热惊，咽喉肿痛等。

【采 收 加 工】■羚羊角　四季均可采收，锯角，干燥。

　　　　　　　■羊肉　全年均可捕捉，去皮剖腹，除去内脏，洗净，鲜用。

　　　　　　　■羊血　宰羊时取血，将鲜血置于平底器皿内晒干，切成小块，或将血灌入羊肠中用细绳扎成3～4 cm长的小节，晒干。

　　　　　　　■羊肝　宰羊时剖腹取肝，洗净，鲜用；或切片，晒干或烘干。

　　　　　　　■羊胆　宰羊时，剖腹，取胆囊，将胆管扎紧，悬通风处晾干；或取新鲜胆汁入药。

【用 法 用 量】■羚羊角　内服：煎汤，9～30 g；或烧存性研末。外用：适量，烧灰研末调敷。

■羊肉　内服：煮食或煎汤，125～250 g；或入丸剂。

■羊血　内服：鲜用，热饮或煮食，30～50 g；干血，烊冲，每次6～9 g，每日15～30 g。外用：适量，涂敷。

■羊肝　内服：煮食，30～60 g；或入丸、散。

■羊胆　内服：熬膏或干燥研末，0.3～0.6 g；或入丸、散。外用：适量，涂敷、点眼或灌肠。

# 中华鬣羚 *Capricornis milneedwardsii* David

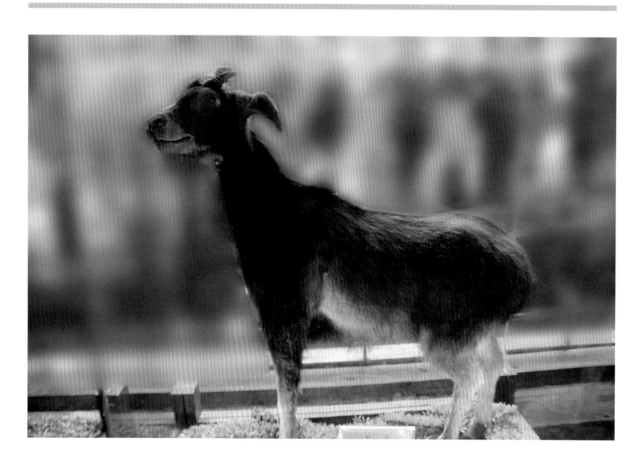

【别　　　名】苏门羚、明鬃羊（《中国经济动物志·兽类》），山驴（《新修本草》），四不像（广德、青阳、东至），野牛（绩溪县）。

【形态特征】头体长140～170 cm，肩高90～100 cm，体重85～140 kg。体型较大，外形略像驴，体高腿长，毛色深。耳宽大而尖，颈背有鬃毛。雌雄均有角，角粗短而尖并向后弯曲，左右分支。角基部粗，环棱紧密，中部环棱较疏，尖端光滑无棱。角长约20 cm。尾较短。全身黑色稍带棕色，额面部黑色，杂有灰白色毛。耳外侧黑棕色，内侧基部为白色。口角及吻部浅黄白色，喉部毛带白色毛尖，但无明显的白斑。颈背鬃毛为黑色或者掺杂有白色的毛。

【分布与生境】梵净山地区资源分布的代表区域：白云寺、骄子岩、上牛塘、白沙。栖息于崎岖陡峭多岩石的丘陵。

【中　药　名】鬣羚角（角），鬣羚骨（骨骼）。

【功效主治】■鬣羚角　清热解毒，平肝息风。主治癫痫，中风，小儿惊风，温热病等。

　　　　　　■鬣羚骨　祛风，止痛。主治风湿肢节疼痛，麻木不仁等。

【采收加工】■鬣羚角　全年均可猎捕，取角，镑丝即成。

　　　　　　■鬣羚骨　全年均可猎捕，剥皮取骨骼，置通风处晾干。

【用法用量】■鬣羚角　内服：先煎，5～10 g；或入丸、散。

　　　　　　■鬣羚骨　内服：先煎，10～15 g；或泡酒。

【用药经验】温热病高热：鬣羚角、玄参、生地、石膏各50 g，水煎服，口服3次。

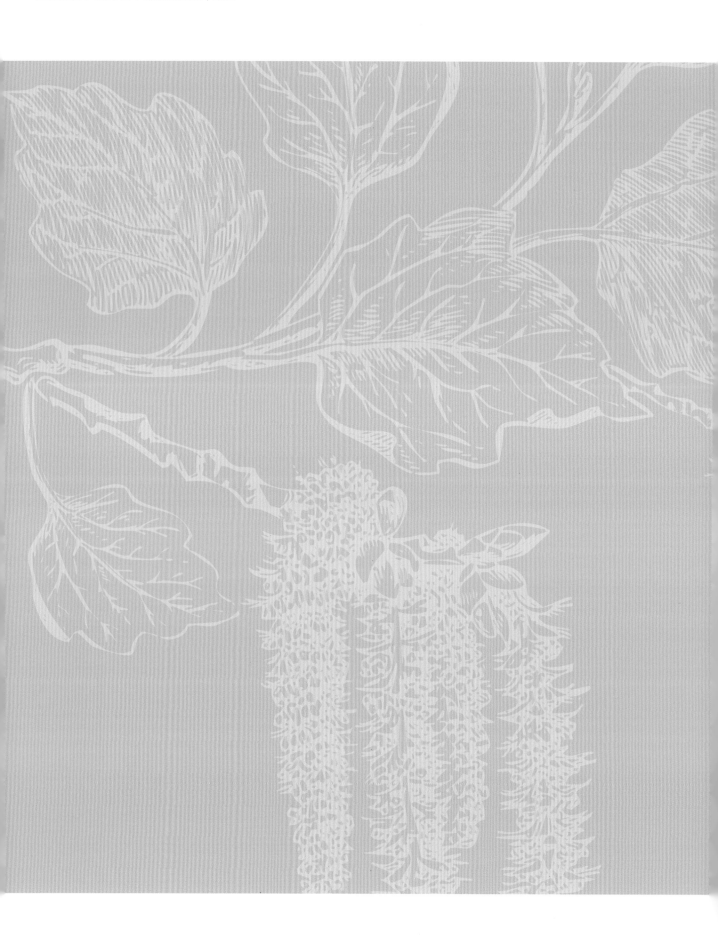

# THIRD CHAPTER

## 第三章

梵净山药用矿物资源

# 雌 黄 Auripigmentum

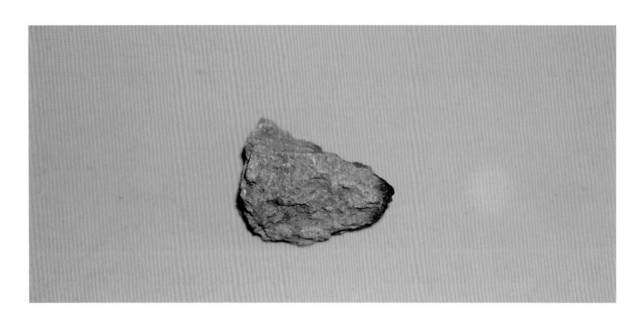

【别　　　名】黄安（《石药尔雅》）。

【形 态 特 征】硫化物类雌黄族矿物。单斜晶系。晶体常呈柱状，往往带有弯曲的晶面，集合体则呈杆状、块状、鸡冠状。柠檬黄色，有时微带浅褐色。条痕与矿物本色相同，唯色彩更为鲜明。光泽视方向不同而变化，由金刚光泽至脂肪光泽，新鲜断面呈强烈的珍珠光泽。半透明。解理完全。硬度1.5～2。比重3.4～3.5。具柔性，薄片能弯曲，但无弹性。

【分布与生境】梵净山地区资源分布的代表区域：半坡台、大园址。通常产于低温热液矿床中，温泉及火山附近也有存在，常与雄黄等共生。

【中　药　名】雌黄（矿石）。

【功 效 主 治】燥湿，杀虫，解毒。主治疥癣，恶疮，蛇虫蜇伤，癫痫，寒痰咳喘，虫积腹痛。

【采 收 加 工】全年均可采收，采挖后，除去杂石和泥土。

【用 法 用 量】内服：入丸、散。外用：研末调敷。

【用 药 经 验】①癫痫抽筋：雌黄、炒铅丹各30 g，共研为末，加麝香少许，在牛乳汁半升中熬成膏，仔细捣匀，做成丸，如麻子大。每次服三五丸，温水送下。②癫疮：用雌黄粉加醋和鸡蛋黄调匀，抹疮上。③牛皮顽癣：用雌黄粉加水银粉，调猪油抹患处。④咳嗽喘急：雌黄0.3 g，雄黄0.6 g，杏仁7枚（汤浸，去皮、尖、双仁麸炒微黄），上药细研为末，以蟾蜍和丸，如粟米大。不计时候，以灯心煎汤下3丸。

# 蓝铜矿 Azurite

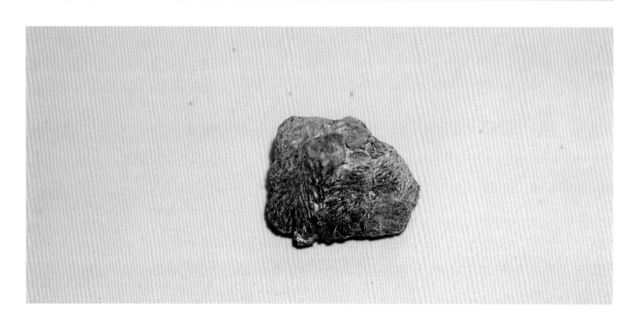

【别　　　名】白青（《神农本草经》），石膏、大青（《本草纲目》），碧青、鱼目青（《新修本草》）。

【形 态 特 征】碳酸盐类孔雀石族矿物。单斜晶系。晶体短柱状或板状。通常呈粒状、肾状、散射状、土状等块体或被覆在其他铜矿之表面，呈深蓝色。条痕为浅蓝色。光泽呈玻璃状、金刚石状或土状。半透明至不透明。断口呈贝壳状，硬度3.5~4。比重3.7~3.9。性脆。

【分布与生境】梵净山地区资源分布的代表区域：铜矿厂、岩棚。常与孔雀石、辉铜矿等共生，多产于铜矿脉的氧化带。

【中 药 名】扁青（矿石）。

【功 效 主 治】祛痰，催吐，破积，明目。主治风痰癫痫，惊风，目痛，目翳，创伤，痈肿。

【采 收 加 工】于铜矿脉的氧化带中采集，选深蓝色、具玻璃光泽者入药。先捣罗，更以水飞极细，候干，再研用。

【用 法 用 量】内服：0.5~1 g，入丸、散。外用：研末作撒布剂或搽剂，用量视情况而定。

【用 药 经 验】①小儿急惊风：扁青30 g，天竹黄15 g，牛黄0.3 g，俱研极细末，每服一二分，生姜汤调下。②目痛，目痒，并翳膜不明：石青9 g，珍珠3 g，研极细，用银簪脚点少许。

# 黄铜矿 Chalcopyrite

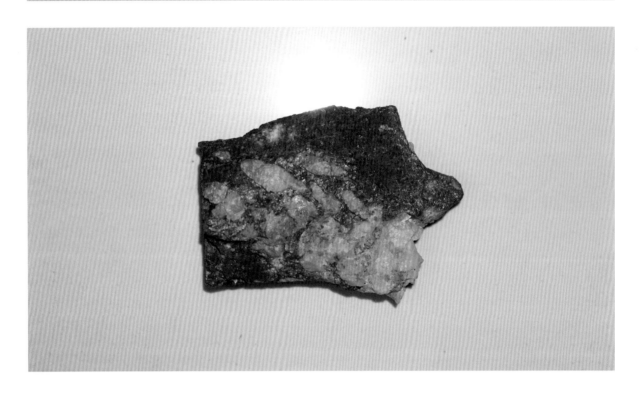

【形态特征】硫化物类黄铜矿族矿物。形成四面体状晶体，相对少见，多呈不规则粒状及致密块状集合体，也有肾状、葡萄状集合体。颜色为铜黄色，常有暗黄色或斑状锖色。条痕为微带绿的黑色，金属光泽。硬度3～4，性脆，解理平行不完全。比重4.1～4.3。能导电。

【分布与生境】梵净山地区资源分布的代表区域：铜矿厂。常产于与基性岩有关的铜镍硫化物矿床中，与磁黄铁矿、镍黄铁矿共生；在中温热液矿床中，与方铅矿、闪锌矿、黄铁矿等共生。

【中 药 名】自然铜（矿石）。

【功效主治】散瘀止痛，接骨续筋。主治跌打损伤，筋断骨折，血瘀疼痛，积聚，瘿瘤，疮疡，烫伤。

【采收加工】全年均可采收，采后除去杂质，砸碎，以火煅透，醋淬，研末或水飞用。

【用法用量】内服：煎汤，3～9 g；或入丸、散。外用：研末调敷。

【用药经验】①心气刺痛：自然铜火煅醋淬九次，研末，醋调服。②跌打扑伤：自然铜（研极细，水飞过）、当归、没药各半钱。以酒调频服，仍以手摩痛处。

# 辰 砂 Cinnabar

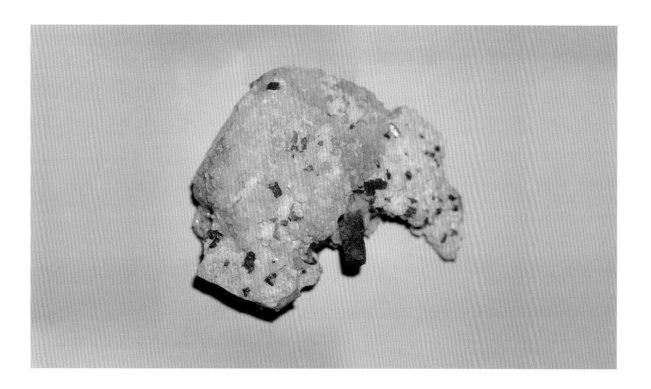

【别　　　名】丹粟（《山海经》），朱丹（《穆天子传》），赤丹（《淮南子》），汞砂（《石药尔雅》），光明砂（《外台秘要》）。

【形 态 特 征】硫化物类辰砂族矿物。晶体结构为三方晶系。呈多个菱面组成的尖锥状单晶分散于脉石中，或细粒状侵染在矿化岩石里，有时富集成辰砂细脉或粒块。朱红色，表面或因风化呈黯黑锈色，条痕红色，具金刚光泽。脆，易碎裂成片。硬度2～2.5。易碎裂成片，有平行的完全解理。断口呈半贝壳状或参差状，相对密度8.09～8.2 g/cm$^3$。

【分布与生境】梵净山地区资源分布的代表区域：三十闹。产于石灰岩、板岩、砂岩中。

【中　药　名】朱砂（矿石）。

【功 效 主 治】清心镇惊，安神解毒。主治心悸易惊，失眠多梦，癫痫发狂，小儿惊风，视物昏花，口疮，喉痹，疮疡肿毒。

【采 收 加 工】将采集到的辰砂矿石劈开，取出岩石中夹杂的少数朱砂，除去杂石，将凿碎的矿石放在直径约30 cm的淘洗器中，与水中托淘洗器旋转，朱砂重于石，在下，分出朱砂后再用磁铁吸净含铁杂质。

【用 法 用 量】内服：研末，0.3～1 g；或入丸、散；或伴染其他药（如茯苓、茯神、灯心草等）同煎。外用：适量。本品有毒，内服不宜过量和持续服用，孕妇禁服。入药忌火煅。

【用药经验】①小儿鹅口疮：朱砂、白枯矾、牙硝各15 g，共为细末。搽舌上。②心虚遗精：猪心一个，批片相连，以飞过朱砂末掺入，线缚，白水煮熟食之。

# 萤 石 Fluoritum

【别　　　名】赤石英、银花（《矿物本草》）。

【形态特征】卤素化合物类氧化物类萤石族矿物。晶体呈立方体、八面体、少有菱形十二面体及其聚形。集合体呈致密粒状或块状。颜色多样，无色及紫、蓝、绿、红、黑、淡蓝、绿黄、乳白等色。条痕白。半透明至透明，玻璃光泽断面（解理面）

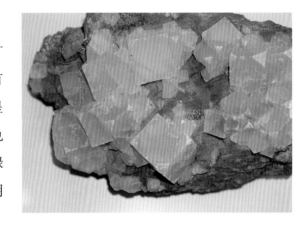

油脂光泽，解理依八面体，四组完全，斜交，断口阶状。硬度4，性脆，相对密度3.18 g/cm³，在阴极射线下发荧光。

【分布与生境】梵净山地区资源分布的代表区域：石棉厂。来自火山岩浆，在岩浆冷却过程中形成，存在花岗岩、伟晶岩、正长岩等岩石内。

【中　药　名】紫石英（矿石）。

【功效主治】镇心定惊，温肺降逆，散寒暖宫。主治心悸，怔忡，惊痫，肺寒咳逆上气，女子宫寒不孕。

【采收加工】采得后，选择紫色者入药，去净外附的沙砾及黏土。

【用法用量】内服：煎汤，10～15 g，打碎先煎；或入丸、散。宜火煅醋淬，研末水飞晒干用。

# 赤铁矿 Haematitc

【别　　　名】代赭石（《神农本草经》），代赭（《名医别录》），丁头代赭（《本草图经》）。

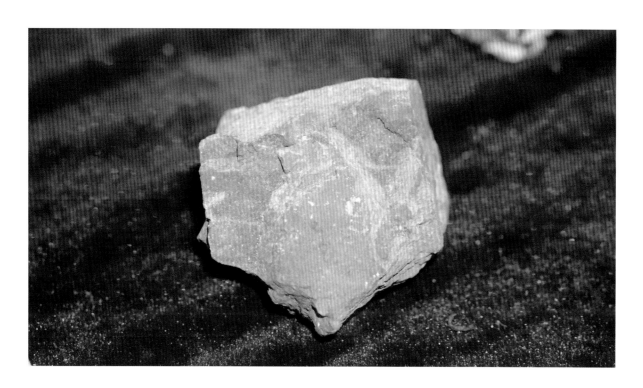

【形态特征】氧化物类刚玉族矿物。晶体结构为三方晶系。呈薄板状，菱面体状；但完整晶体较少见，常呈致密隐晶块状、鳞片状、肾状、鲕状、块状或土状等。结晶质赤铁矿呈钢灰色至铁黑色，常带浅蓝色。隐晶质的鲕状、豆状、肾状赤铁矿集合体则呈暗红色至鲜红色。条痕均为樱红色。金属至半金属光泽或暗淡无光泽。硬度5.5～6。性脆，无解理。相对密度5.0～5.3 g/cm³。

【分布与生境】梵净山地区资源分布的代表区域：标水岩、肖家河、燕子阡。以细分散粒状广泛分布于各种岩石当中。

【中　药　名】赭石（矿石）。

【功效主治】平肝潜阳，重镇降逆，凉血止血。主治头痛，眩晕，心悸，癫狂，惊痫，呕吐，嗳气，呃逆，咳嗽，气喘，吐血，鼻衄，崩漏，尿血，便血。

【采收加工】全年均可采，采后选取表面有"钉头"的部分，除去泥土、杂石，砸碎生用。或以火煅后醋淬用。

【用法用量】内服：煎汤，15～30 g，打碎，先煎；或研末，每次3 g；或入丸、散。外用：适量，研末撒或调敷。一般生用，止血煅用。

【用药经验】①赤眼肿闭：赭石0.6 g，石膏0.3 g。为末，新汲水调，敷眼头尾及太阳穴。②喉痹肿痛：赭石煮汁饮。③胃火牙龈作痛：生赭石30 g（轧细），怀牛膝30 g，滑石18 g，甘草3 g。煎汤服。

# 褐铁矿 Limonite

**【别　　　名】**太一余粮、石脑（《神农本
草经》），白余粮（《名医
别录》），石中黄（《本草
衍义》），石中黄子（《新
修本草》）。

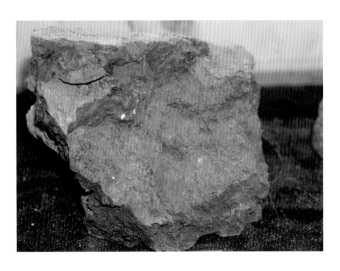

**【形态特征】**氢氧化物类矿物。形态为不
规则隐晶质块体或分泌体、
结核；肉眼见不到针铁矿晶
体，或在甲壳层中有纤状微
晶。表面多凹凸不平或覆有粉末状褐铁矿。通常呈黄褐色至褐黑色，条痕为黄褐
色，呈半金属光泽或土状光泽。不透明。硬度随矿物形态而异，无磁性。相对密度
$3.3 \sim 4.3 \ \text{g/cm}^3$。

**【分布与生境】**梵净山地区资源分布的代表区域：铜矿厂、回香坪。主要形成于地表风化壳中，是
氧化条件下极为普遍的次生物质，在硫化矿床氧化带中常构成红色的"铁帽"。

**【中 药 名】**禹余粮（矿石）。

**【功效主治】**涩肠止泻，收敛止血。主治久泻久痢，大便出血，脱肛，崩漏带下。

**【采收加工】**全年均可采挖，挖出后去净杂石、泥土和污物。

**【用法用量】**内服：煎汤，$9 \sim 15 \ \text{g}$；或入丸、散。外用：适量，研末撒或调敷。

**【用药经验】**①冷劳，大肠转泄不止：禹余粮120 g（火烧令赤，于米醋内淬，如此七遍后，捣研
如面），乌头30 g（冷水浸一宿，去皮、脐，焙干，捣罗为末）。上药相和，用醋
煮面和为丸如绿豆大。每服食前，以温水下五丸。②瘢痕：禹余粮、半夏等分。末
之，以鸡子黄和。先以新布拭瘢令赤，以涂之勿见风，日二。

# 黄铁矿 Pyrite

**【别　　　名】**石髓铅（《雷公炮炙论》），方块铜（《药材学》）。

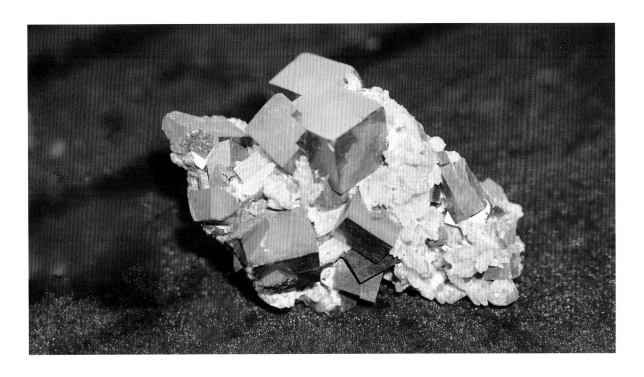

【形 态 特 征】硫化物类黄铁矿族矿物。晶形多为立方体，集合体呈致密块状。表面亮淡黄色，有金属光泽；有的黄棕色或棕褐色，无金属光泽。具条纹，条痕绿黑色或棕红色。体重，质坚硬或稍脆，易砸碎，断面黄白色，有金属光泽；或断面棕褐色，可见银白色亮星。硬度6～6.5，性脆。相对密度4.9～5.2 g/cm³。无解理，断口参差状。

【分布与生境】梵净山地区资源分布的代表区域：漆树坪、铜矿厂、牛头山、桃树岭。地质作用中还原条件下的产物，形成于原生热液矿床；也见于含铜硫化物矿床氧化带下部，常与赤铁矿、孔雀石、辉铜矿等伴生。

【中 药 名】自然铜（矿石）。

【功 效 主 治】散瘀止痛，接骨疗伤。主治跌打损伤，筋骨折伤，瘀肿疼痛。

【采 收 加 工】采挖后，除去杂石及有黑锈者，选黄色明亮的入药。

【用 法 用 量】内服：3～9 g，多入丸、散，若入煎剂宜先煎。外用：适量。

【用 药 经 验】杖疮：自然铜15 g（醋淬7次），乳香、没药各9 g，茴香12 g，当归15 g，上为细末，每服15 g，温酒调下。

# 雄 黄 Realgar

【别 名】黄食石（《神农本草经》），天阳石（《石药尔雅》），鸡冠石（《石雅》）。

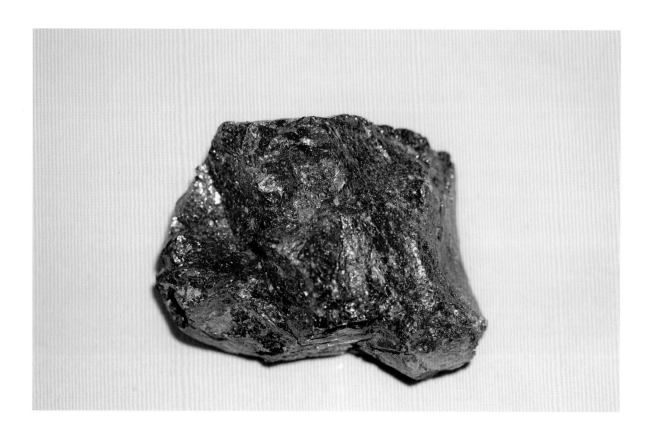

【形 态 特 征】简单硫化物类雄黄族矿物。晶体结构属单斜晶系。晶体细小，呈柱状、短柱状或针状，但较少见。通常多呈粒状，致密块状，有时呈土状、粉末状、皮壳状集合体。橘红色，表面或有暗黑及灰色的锈色。条痕浅橘红色。晶体呈金刚光泽，断口树脂光泽。硬度1.5～2，相对密度3.5 g/cm³，阳光久照会发生破坏而转变为淡橘红色粉末。锤击之有刺鼻蒜臭。

【分布与生境】梵净山地区资源分布的代表区域：半坡台、大园址。雄黄主要为低温热液、火山热液矿床中的典型矿物，与雌黄紧密共生；偶尔发现于煤层和褐铁矿层中，为有机质分解所产生的硫化氢与含砷溶液作用的产物。

【中　药　名】雄黄（矿石）。

【功 效 主 治】燥湿祛痰，解毒杀虫，截疟。主治痈肿疔疮，蛇虫咬伤，虫积腹痛，惊痫，疟疾。

【采 收 加 工】本品在矿中质软如泥，一般用竹刀剔取已熟透部分。遇空气即变坚硬。采挖后除去杂质、泥土，研成细粉或经水飞制成极细粉末后用。

【用 法 用 量】内服：入丸、散，0.3～1.2 g。外用：研末撒、调敷或烧烟熏。

【用 药 经 验】①遍身虫疥虫癣：雄黄、蛇床子各等分，研细。以猪油和捣匀，入水银再研，以不见星为度。早、晚以汤洗净，搽药。②蛇缠疮：雄黄为末，醋调涂，仍用酒服。凡为蛇伤及蜂虿、蜈蚣、毒虫、癫犬所伤，皆可用。

# 钟乳石 Stalactitum

【别　　　名】石钟乳（《神农本草经》），夏乳根（《石药尔雅》），芦石、夏石（《名医别录》），黄石砂（《药性论》）。

【形 态 特 征】碳酸盐类钟乳石族矿物。晶体为三方晶系。呈扁圆锥形或圆柱形，长短粗细不等。表面白色，灰白色或棕黄色，粗糙，凹凸不平。体重，质硬，易砸碎，断面较平整，白色至浅灰白色，对光观察具闪星状的亮光，近中心常有一圆孔，圆孔周围有多数浅橙黄色同心环层。硬度3，性脆，密度2.6~2.8 g/cm³。

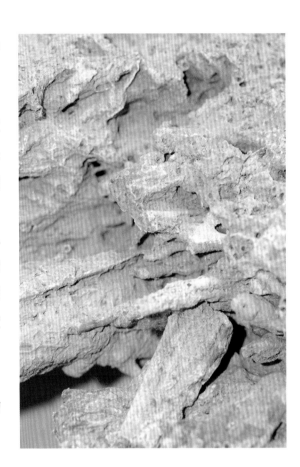

【分布与生境】梵净山地区资源分布的代表区域：牛角洞、狗舌条。在石灰岩组成的山地中，主要成分是碳酸钙。

【中 　药　名】钟乳石（矿石）。

【功 效 主 治】温肺，助阳，平喘，利窍通乳。主治寒痰喘咳，阳虚冷喘，阳痿早泄，腰膝冷痛，乳汁不通等。

【采 收 加 工】石灰岩山洞中采集，除去杂石，洗净，砸成小块，晒干。

【用 法 用 量】内服：煎汤，9~15 g，打碎先煎；或研末，1.5~3 g；或入丸、散。外用：适量，研末调敷。

【用 药 经 验】①一切劳嗽：石钟乳、雄黄、佛耳草、款冬花等分，为末。每用3 g，安香炉上焚之，以筒吹烟入喉中，一日2次。②吐血损肺：练成钟乳粉，每服6 g，糯米汤下，立止。③乳汁不通：因气少血衰，脉涩不行，导致乳少，可练成钟乳粉6 g，浓煎漏芦汤调下。

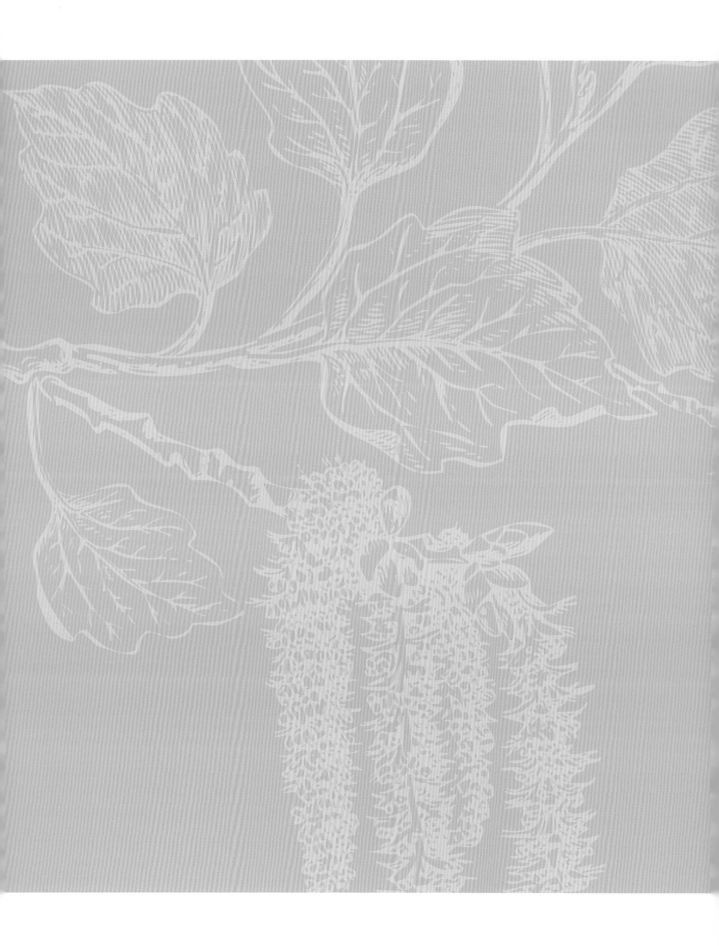

# APPENDIX

附：

梵净山特有物种

# 鳞毛蕨科

## 微孔鳞毛蕨 *Dryopteris porosa* Ching.

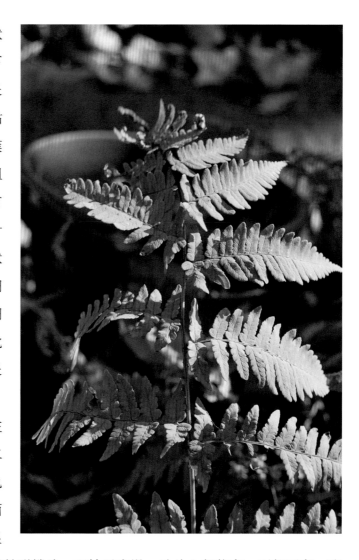

【形态特征】植株高65~120 cm。根状茎粗壮斜升，连同叶柄下部具棕色、阔披针，长2~2.5 cm、宽1 cm、长钻状尖头的鳞片。叶近簇生；柄长25~40 cm，粗5~8 mm，深禾秆色，有纵沟，下部以上光滑；叶片三角状披针形或卵圆状披针形，渐尖头，三回羽状或三回深羽裂；侧生羽片8~11对，斜展，彼此靠近，基部一对最大，长三角形披针形或披针形，先端钝尖，基部有1 cm左右的短柄，二回羽状或二回羽状深裂。叶干后绿色或褐棕色，厚革质，两面光滑；叶脉上下面均明显凹陷；叶轴被褐棕色、披针形鳞片，羽轴近光滑。叶片上部能育，下部不育，孢子囊群大，圆形，在小羽轴两侧各成一行，囊群盖大，圆肾形，纸质，深棕色，宿存。

【分布与生境】梵净山地区资源分布的代表区域：董家堰、青岗岭、岩高坪。生于山沟杂木林下。

【评　　述】模式标本采自梵净山。

# 钻鳞耳蕨 *Polystichum subulatum* Ching ex L. B. Zhang

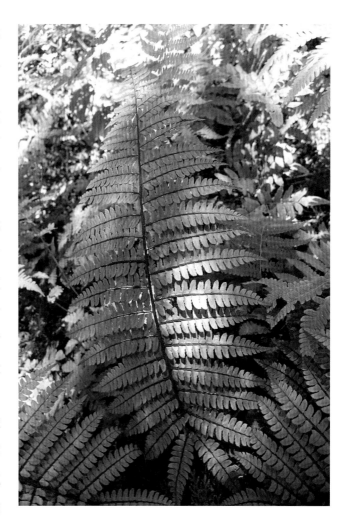

【形态特征】植株高60~80 cm。根状茎短而直立或斜升，密生线形棕色鳞片。叶簇生；叶柄黄棕色，具线形、披针形鳞片，鳞片在叶柄下部密生，卵形或卵状披针形；叶片椭圆状披针形，先端渐尖，能育，向基部略缩短，下部能育，二回羽状；羽片18~26对，互生，平伸，具短柄，披针形，先端渐尖，基部不对称，羽片基部上侧一片最大，羽状深裂几达主脉；小羽片具羽状脉，侧脉6~8对，二歧分叉。叶草质，上面近光滑，下面疏生短纤毛状小鳞片；叶轴和羽轴腹面有纵沟，背面生线形和钻形、倒生的深棕色鳞片，钻形鳞片边缘流苏状。孢子囊群每小羽片5~7对，主脉两侧各1行，位于主脉与小羽片边缘之间的中部，生于小脉末端；囊群盖圆形，盾状，边缘近全缘。

【分布与生境】梵净山地区资源分布的代表区域：护国寺、钟灵寺等地。生于山谷、路边的阔叶林、针叶林、竹林下潮湿处。

【评　　述】模式标本采自贵州印江。

# 松　科

## 梵净山冷杉　*Abies fanjingshanensis* W. L. Huang

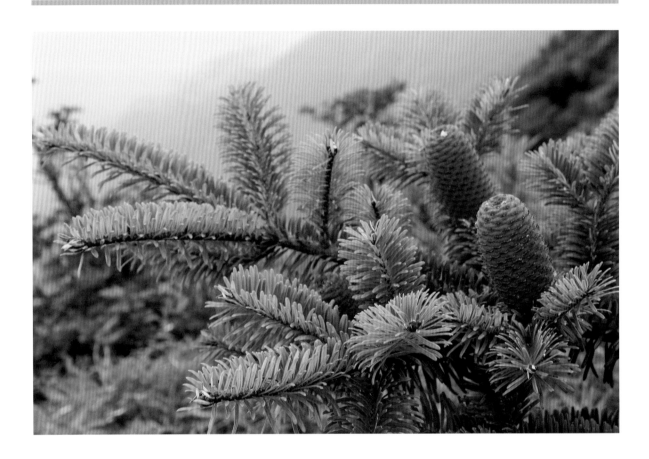

【形态特征】乔木，高15～25 m。枝平展，较粗，一年生枝黄褐色，密被灰黄色短柔毛；叶枕近条形，稍隆起。叶螺旋状着生成辐射伸展；叶片条形，多少成镰状弯曲或直，长4～6 cm，宽2.5～3 mm，先端圆，基部渐窄成叶柄，下面沿中脉两侧显著的粉白色气孔带。球果成熟前绿色，熟时由栗色变暗褐色，卵圆形、长卵圆形或长椭圆形，长5～10 cm，直径1.5～3 cm；种鳞13～16枚，近圆形或扁圆形，长1.5～2.5 cm，宽1～1.5 cm，背面密被微透明的短柔毛；种翅膜质，黄褐色，呈不对称的长椭圆形或椭圆状倒卵形，长10～15 mm，宽4～6 mm。

【分布与生境】梵净山地区资源分布的代表区域：烂茶顶、锯齿山、白云寺、三张碑等地。生于陡峻岩石上。

# 长苞铁杉 *Tsuga longibracteata* W. C. Cheng

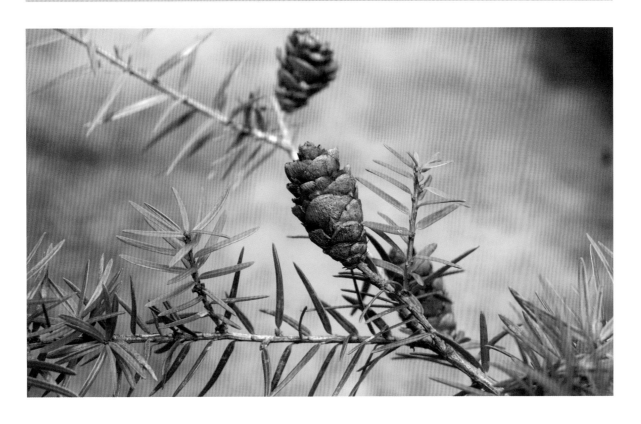

【别　　　名】贵州杉（《中国树木分类学》），铁油杉（《经济植物手册》）。

【形态特征】乔木，高达30 m，胸径达115 cm。树皮暗褐色，纵裂；一年生小枝干时淡褐黄色或红褐色，光滑无毛，二年生、三年生枝呈褐灰色、褐色或深褐色，基部有宿存的芽鳞；冬芽卵圆形，无树脂，基部芽鳞的背部具纵脊。叶辐射伸展，条形，直，长1.1~2.4 cm（多为2 cm），宽1~2.5 mm（多为2 mm），上部微窄或渐窄，上面平或下部微凹，有7~12条气孔线，微具白粉，下面中脉隆起、沿脊有凹槽，两侧各有10~16条灰白色的气孔线，柄长1~1.5 mm。球果直立，圆柱形，长2~5.8 cm，直径1.2~2.5 cm；中部种鳞近斜方形，长0.9~2.2 cm，宽1.2~2.5 cm，先端宽圆，中部急缩，中上部两侧突出，熟时深红褐色；苞鳞长匙形，上部宽，边缘有细齿，微露出。种子三角状扁卵圆形，长4~8 mm，下面有数枚淡褐色油点，种翅较种子为长，先端宽圆，近基部的外侧微增宽。花期3月下旬至4月中旬，球果10月成熟。

【分布与生境】梵净山地区资源分布的代表区域：土地庙、牛头山、长坂坡、棉絮岭等地。生于气候温暖、湿润、云雾多、气温高、酸性红壤、黄壤地带。

【评　　　述】模式标本采自梵净山。

# 猕猴桃科

## 美味猕猴桃 *Actinidia chinensis* Planch. var. *deliciosa* (A. Chevalier) A. Chevalier

【别　　名】山洋桃（《贵州草药》），毛桃子、毛梨子（四川），鬼桃、野洋桃（湖南）。

【形态特征】大型落叶藤本。花枝多数较长，达15~20 cm，被黄褐色长硬毛，毛落后仍可见到硬毛残迹。叶倒阔卵形至倒卵形，长9~11 cm，宽8~10 cm，顶端常具突尖，叶柄被黄褐色长

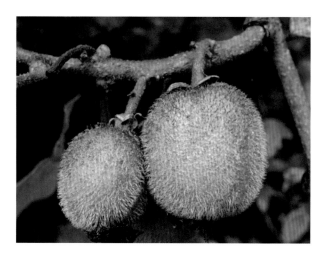

硬毛。聚伞花序1~3花，花较大，直径3.5 cm左右；苞片小，卵形或钻形；花初放时白色，放后变淡黄色，有香气；萼片3~7片，通常5片，阔卵形至卵状长圆形，花瓣5片，有时少至3~4片或多至6~7片，阔倒卵形，有短距；雄蕊极多，花丝狭条形。果实黄褐色，近球形、圆柱形、倒卵形或椭圆形，长5~6 cm，被常分裂为2~3数束状的刺毛状长硬毛。花期6~7月，果期8~9月。

【分布与生境】梵净山地区资源分布的代表区域：钟灵寺、铜矿厂、漆树坪等地。生于山林地带。

## 滑叶猕猴桃 *Actinidia laevissima* C. F. Liang

【形态特征】中型落叶藤本。着花小枝长2~6 cm，直径2~3 mm，洁净无毛，皮孔显著，芽体被紧密锈色茸毛；隔年生枝直径4~5 mm，皮孔明显，髓白色，片层状。叶膜质，卵形至长卵形或矩状卵形，长6~10 cm，宽4~7 cm，边缘有芒尖状的斜举或开展的小锯齿，腹面绿色，无毛或偶见靠边部分有一些星散的短糙伏毛，背面粉绿色，洁净

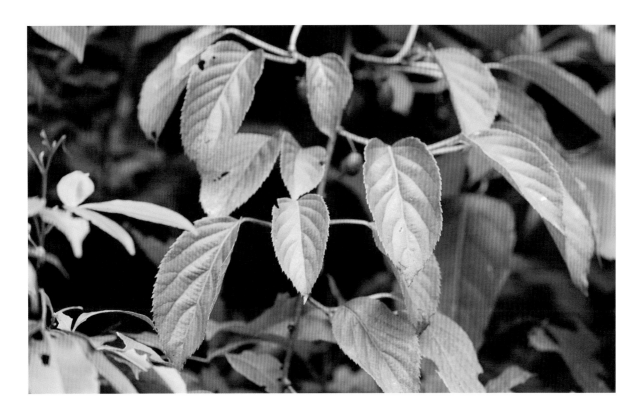

无毛，叶脉很不发达，侧脉7～8对，网脉不易察见；叶柄水红色，长3～5 cm。花单生，粉红色，直径15 mm左右；花柄丝状，长10～15 mm；萼片4枚，长圆形；花瓣5枚，倒卵形，长8～9 mm；花丝丝状，长2.5～3.5 mm，花药黄色，卵形；子房柱状近球形，长约3 mm，薄被黄灰色短茸毛，花柱比子房稍长。果实暗绿色，秃净，具黄褐色斑点，柱状长圆形，长15 mm以上，直径8 mm左右。种子长1～1.5 mm。花期5月上旬至6月上旬。

【分布与生境】梵净山地区资源分布的代表区域：大黑湾、大罗河、枫香坪等地。生于灌丛或疏林中。

【评　　述】模式标本采自贵州江口。

# 冬青科

# 显脉冬青 *Ilex editicostata* Hu et Tang

【形态特征】常绿灌木至小乔木，高6 m。分枝粗壮，当年生幼枝褐黑色，具棱，二年生枝棕灰色至黑色；皮孔稀疏，圆形，不明显，叶痕大，半圆形；顶芽圆锥形，被黄白色缘毛。叶仅生于当年生

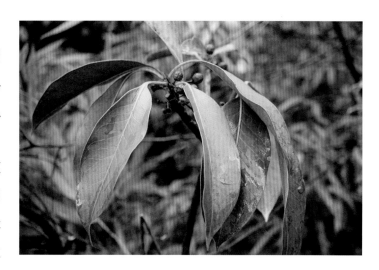

至二年生枝上，叶片厚革质，披针形或长圆形，长10～17 cm，宽3～8.5 cm，先端渐尖，全缘，反卷，主脉在叶面明显隆起，侧脉10～12对；叶柄粗壮，长1～3 cm。聚伞花序或二歧聚伞花序单生于当年生枝的叶腋内；花白色，4或5基数；雄花序：总花梗长12～18 mm，花梗长3～8 mm；花萼浅杯状，直径2～3 mm，4或5浅裂，裂片阔三角形；花冠辐状，直径约5 mm，花瓣阔卵形，开放时反折；雄蕊短于花瓣，花药卵状长圆形，纵裂；退化子房垫状。果实近球形或长球形，直径6～10 mm，成熟时红色，宿存花萼平展；宿存柱头薄盘状，5浅裂；分核4～6，长圆形，长7～8 mm，具1浅沟，内果皮近木质。花期5～6月，果期8～11月。

【分布与生境】梵净山地区资源分布的代表区域：炕药洞、骄子岩、双狮子、叫花洞等。生于常绿阔叶林和林缘处。

【评　　述】模式标本采自梵净山。

# 凤仙花科

## 梵净山凤仙花 *Impatiens fanjingshanica* Y. L. Chen

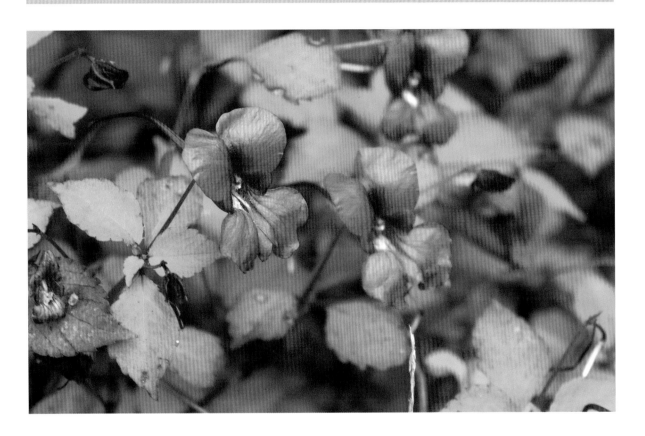

【形态特征】一年生草本，全株无毛。茎匍匐或平卧，长达50 cm，有分枝，下部膨大，常有纤维状不定根。叶互生，具柄，叶片卵形或卵状披针形，长3～8 cm，宽1.5～3.5 cm，边缘具圆齿状锯齿，向基部边缘具2～3对刚毛状腺体，侧脉5～7对；叶柄长1～2 cm，基部具1～2对钻形腺体。总花梗单生于上部叶腋，短于叶，具1花；花梗细，上部具苞片；苞片卵形或卵状披针形，中肋背面被短毛；花较大，紫色或蓝紫色，长3～4.5 cm；侧生萼片2，宽卵形至近圆形，背面中肋绿色；旗瓣兜状，圆形，直径11 mm，顶端微凹，中肋背面具不明显的龙骨状突起，上端具小尖，翼瓣近无柄，长17 mm，2裂，唇瓣宽漏斗形，宽约20 mm，基部渐狭成长2～2.5 cm内弯的距；花丝线形，花药卵圆状；子房纺锤形。蒴果线状圆柱形。种子5～6，长圆状球形。花期6～10月。

【分布与生境】梵净山地区资源分布的代表区域：马槽河、艾家坝、黄泥沟、乱石河等地。生于山谷潮湿处或溪涧。

# 贵州凤仙花 *Impatiens guizhouensis* Y. L. Chen

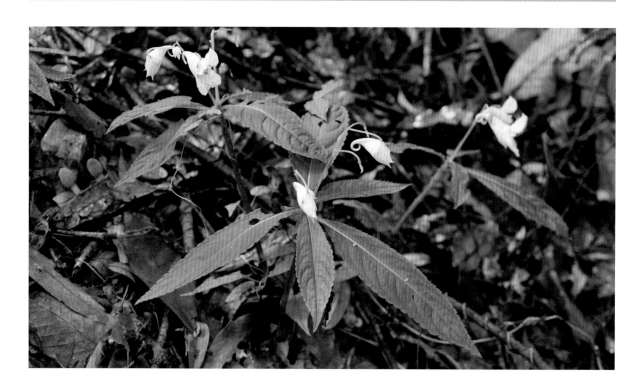

【形态特征】一年生草本，高20~45 cm，全株无毛。茎肉质，直立，下部的节膨大。叶互生，常密集于茎上部，具柄，叶片膜质，长圆状披针形或披针形，长8~21 cm，宽2~4 cm，侧脉7~11对。总状花序，具3~11花；总花梗较粗，单生于上部叶腋；花梗细，基部具1苞片；苞片卵形或舟形，花期脱落；花粉红色，开展，长4~4.5 cm；侧生萼片4，外层2枚斜卵形，内层2枚线形；旗瓣椭圆状倒卵形或近圆形，具龙骨状突起，翼瓣近无柄，短，基部裂片倒卵形，具红色斑点，上部裂片较长，背面具半卵形反折的耳，唇瓣宽漏斗状，长3~3.5 cm，具红色斑点，口部斜升，基部渐狭成长15~20 mm内弯的距；花丝线形，花药卵圆形，顶端钝；子房纺锤状。蒴果棒状，顶端具长喙尖，具3~4枚种子。种子长圆形，深褐色，平滑。花期6~9月。

【分布与生境】梵净山地区资源分布的代表区域：鱼坳、二道拐、小黑湾、马槽河等地。生于山坡林下或阴湿处。

# 秋海棠科

## 长柄秋海棠 *Begonia smithiana* Yü ex Irmsch.

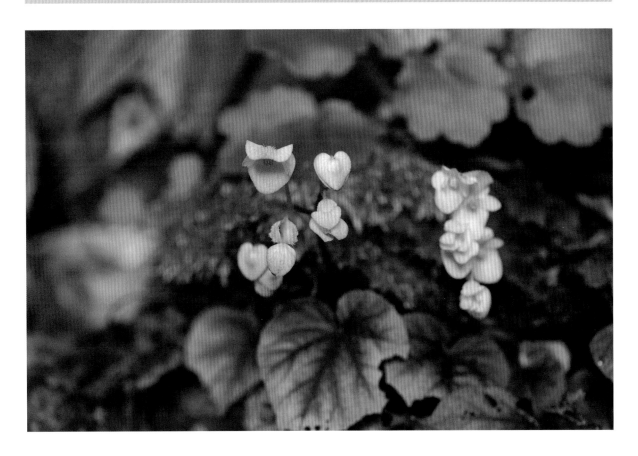

【形态特征】多年生草本，无茎或具极短缩之茎。根状茎斜出或直立，呈念珠状，节密。叶多基生，具长柄；叶片均同形，两侧极不相等，轮廓卵形至宽卵形，稀长圆卵形，长（3.5~）5~9（~12）cm，宽3（5~8）cm，先端尾尖或渐尖，基部极偏斜，呈斜心形，窄侧宽1.8~3 cm，呈圆形，宽侧宽2.5~4.5 cm，呈宽大耳状，上面带紫红色，散生短硬毛，下面亦常带紫红色，色淡；脉常带紫红色，沿主脉、侧脉和小脉被或疏被短硬毛，掌状6~7条脉，中部以上呈羽状脉；叶柄变异较大，长9~25 cm，常带红色，散生卷曲毛，近顶端密；托叶卵形。花粉红色，少数，呈二歧聚伞状；雄花花梗无毛；花被片4，外面2枚，宽卵形，外面中间部分被刺毛，内面2枚，长圆卵形，无毛；雄蕊多数，花药倒卵形；雌花花梗无毛；花被片3（~4），外面的宽卵形，外面微被毛，内面窄椭圆形至长圆倒卵形。蒴果下垂，轮廓倒卵球形，被毛，具3不等之翅。种子极多数，小，浅褐色，平滑。花期8月，果期9月。

【分布与生境】梵净山地区资源分布的代表区域：观音阁、小黑湾、鱼坳、马槽河等地。生于海拔650～900 m的山谷林缘、沟边等。

【评　　述】模式标本采自梵净山。

# 小檗科

# 梵净小檗 *Berberis xanthoclada* Schneid.

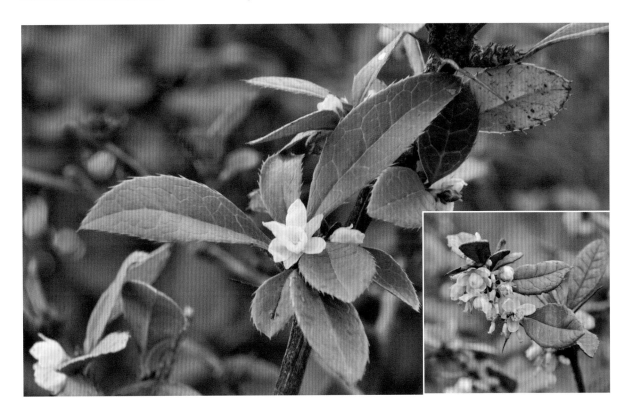

【形态特征】常绿灌木，高1~2.5 m。老枝暗灰色，具条棱，无疣点，幼枝棕黄色，明显具棱槽，光滑无毛；茎刺圆柱形，与枝同色，长1~3 cm，但老枝通常无刺。叶薄革质，椭圆形或阔椭圆形，偶有卵形，长4~8 cm，宽1.5~3 cm，先端急尖，具短尖头，基部渐狭，上面亮暗绿色，中脉明显凹陷，侧脉清晰可见，背面黄绿色，不被白粉或偶微被白粉，中脉明显隆起，侧脉微隆起，两面网脉不显，叶缘平展，每边具12~25刺齿；叶柄长2~4 mm。花2~6朵簇生，花瓣倒卵形，长约5 mm，宽2.2~3 mm，先端缺裂，基部缢缩呈爪，具2枚分离腺体。浆果椭圆形，黑色，顶端具短宿存花柱，不被白粉。花期4~5月，果期6~9月。

【分布与生境】梵净山地区资源分布的代表区域：苗匡、马肚子沟、凤凰山等。生于山坡下或山顶灌丛。

【评　　述】模式标本采自梵净山。

# 短茎淫羊藿 *Epimedium brachyrrhizum* Stearn

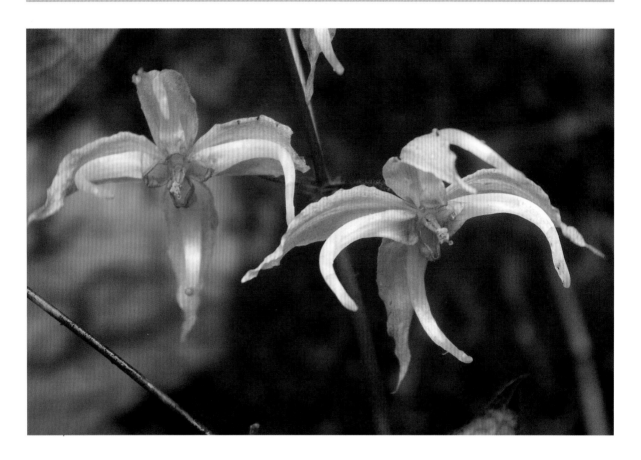

【形态特征】多年生矮小草本，植株高约23 cm。根状茎细短，节间紧密。一回三出复叶基生和茎生，小叶3枚；小叶革质，卵形或狭卵形，长6~10 cm，宽3.5~5 cm，先端渐尖，基部深心形，顶生小叶基部裂片圆形，几等大，侧生小叶基部裂片明显偏斜，内裂片较外裂片小，近圆形，外裂片急尖，上面深绿色，无毛，背面仅脉上和叶柄着生处被疏毛，叶缘具细密刺齿；花茎具1叶。总状花序具6~12朵花，长约14 cm；花梗长约2 cm，被稀疏腺毛；花大，直径约4 cm；萼片2轮，外萼片倒卵形，先端钝，内萼片披针形，淡红色；花瓣稍长于内萼片，长距状，明显弯曲，白色，基部带红色，几无瓣片；雄蕊不外露，花丝纤细，带白色，花药黄色，瓣裂；雌蕊长约6 mm，花柱长约2.5 mm，柱头啮蚀状。花期4~5月。

【分布与生境】梵净山地区资源分布的代表区域：铜矿厂、鱼坳、密麻树、马槽河、瓦溪河、盘溪、两岔河等地。生于林缘、沟边、疏林下的岩石上。

# 桦木科

## 香 桦 *Betula insignis* Franch.

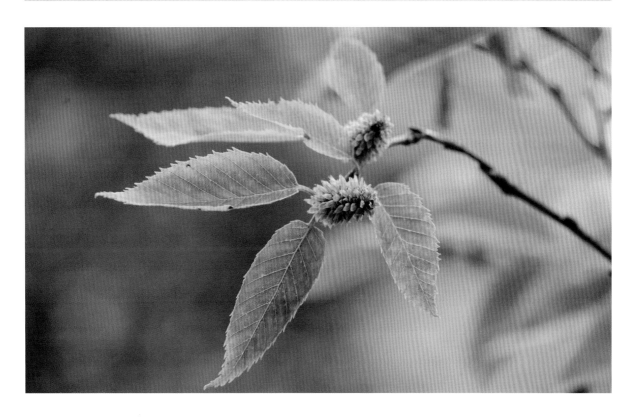

【**形 态 特 征**】乔木，高达25 m。树皮灰黑色，有香味；幼枝被黄色柔毛。叶椭圆形或卵状披针
形，长8～13 cm，先端渐尖或稍尾尖，基部宽楔形或圆，上面疏被长柔毛，下面密
被树脂腺点，沿脉被长柔毛，脉腋具髯毛，具骤尖重锯齿，侧脉12～15对；叶柄长
0.8～2 cm，幼时密被白色长柔毛。雌花序直立或下弯，长圆形，长2.5～4 cm，序
梗不明显；苞片长0.7～1.2 cm，密被柔毛，近缘具纤毛，裂片均为披针形，侧裂片
直立，长及中裂片1/2。小坚果窄长圆形，长约4 mm，无毛。果期9～10月。

【**分布与生境**】梵净山地区资源分布的代表区域：鱼坳、铜矿厂、马槽河、密麻树、瓦溪河等地。
生于岸边或山沟间的杂木林中。

# 卫矛科

## 双歧卫矛 *Euonymus distichus* Lévl.

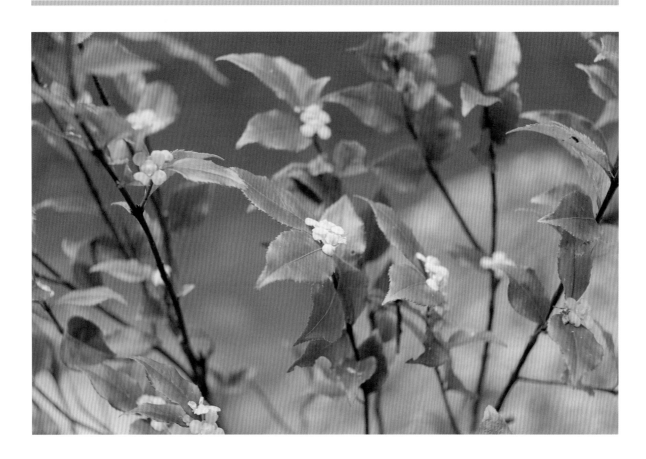

【形态特征】常绿灌木，高100～150 m。小枝细，四棱状。叶2列，对生，椭圆形、窄椭圆形或长椭圆形，长2～7 cm，宽1～3 cm，先端短渐尖，叶缘具细密浅锯齿或重锯齿，锯齿稍呈钩状，齿端常具黑色腺点；叶柄短或近无。花序腋生，具1花，花梗长约2 mm；小花梗稍长；花4数，淡黄色；萼片先端具黑色腺点；花瓣近圆形；雄蕊无花丝，花药顶裂；子房4棱锥状。蒴果4深裂，裂瓣近球状，每室内一种子。种子长圆状，假种皮红色。花期6～7月，果期9月。

【分布与生境】梵净山地区资源分布的代表区域：小黑湾、青龙洞、洼溪河等地。生于小山头或林中。

【评　　述】模式标本采自梵净山。

## 景天科

# 梵净山景天 *Sedum fanjingshanensis* C. D. Yang et X. Y. Wang

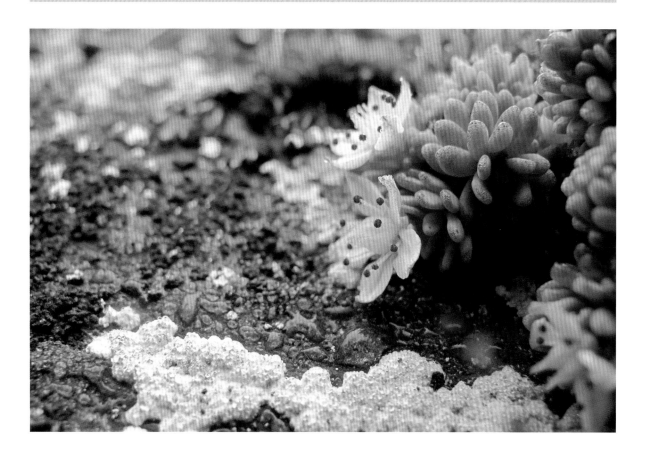

【形态特征】多年生草本，植株矮小，莲座状，无毛。茎肉质，匍匐枝长5～8 mm。叶密生，厚肉质，倒卵形，长4～6 mm，宽1.5～2 mm，有紫红色鳞片，先端圆钝，基部楔形，有时紫红色，无距。花单生于枝顶；苞片披针形，长2 mm；花梗长1 mm；花萼5，披针形，基部合生，外面有稀疏紫红色鳞片；花瓣5，初粉红色，后白色，中上部具紫红色鳞片，宽椭圆形，先端急尖，长4.5～5 mm，宽约3 mm；雄蕊10，2轮，长4～4.5 mm，与花瓣等长或稍短；鳞片5，倒卵形，黄褐色，长0.3 mm，先端钝圆；心皮5，无柄，基部合生，直立或近直立，卵状披针形；花柱长1 mm。蓇葖果长约4 mm。种子1～4，矩圆形，无翅，具密的乳头状突起。花期5～6月，果期6～7月。

【分布与生境】梵净山地区资源分布的代表区域：老金顶、炕药洞、凤凰山、滴水岩、叫花洞等。生于岩石潮湿处。

# 柿 科

## 梵净山柿 *Diospyros fanjingshanica* S. Lee

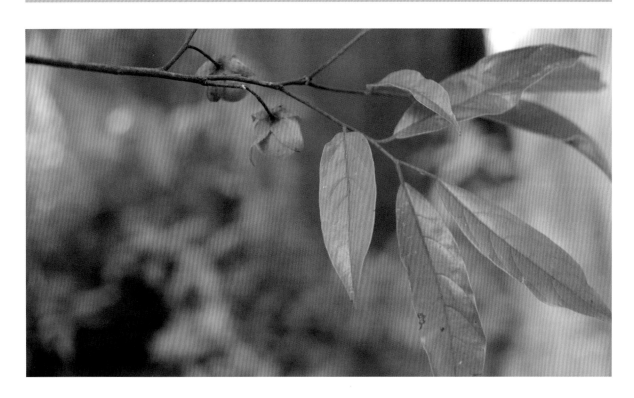

【形态特征】灌木或小乔木。嫩枝褐色，稍纤细，无毛或基部稍被小伏毛；二三年生枝灰色或灰褐色，有纵裂，狭唇形的小皮孔。叶薄革质，长椭圆形，长7~11.2 cm，宽2.2~4 cm，上面深绿色，有光泽，下面淡绿色，除嫩叶下面有硬伏毛外，两面无毛，中脉上面凹陷成狭沟，侧脉每边约9条，下面明显凸起，末端距叶边3~5 mm处弯拱向上，和上方的侧脉联结，形成一波浪形的边脉，小脉纤细，结成不规则的小网状，两面都明显；叶柄稍纤细，上面有短柔毛。果实生于嫩枝下部，单生；果实近球形，嫩时绿色，初时被短硬伏毛，成熟时变无毛，有种子约4颗。种子长圆形，略呈三棱形，侧扁，背部较厚；宿存萼4深裂，裂片厚纸质，卵形，长约2 cm，宽约1.1 cm，两面稍被小伏毛，纤细的纵脉和网脉在两面上都稍突起；果柄略纤细，长约2 cm，有微小柔毛。果期12月。

【分布与生境】梵净山地区资源分布的代表区域：凯马、大黑湾、黄泥沟、龙泉寺等地。生于密荫林谷中。

# 胡颓子科

## 贵州羊奶子
*Elaeagnus guizhouensis* C. Y. Chang

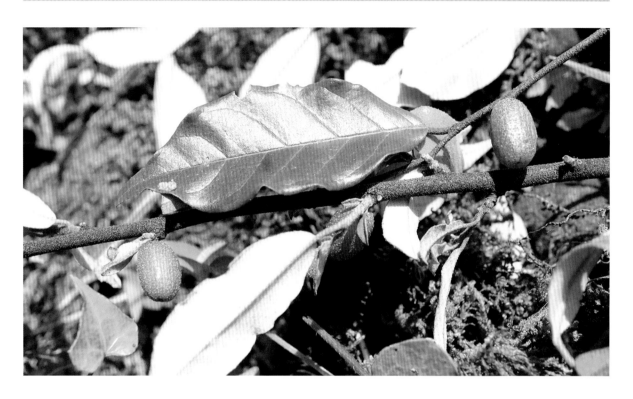

【形态特征】落叶或半常绿直立灌木，高2 m，无刺。枝纤细，圆柱形，被秕糠状锈色鳞片。叶纸质，阔椭圆形，长5.5～7 cm，宽2.6～3.8 cm，顶端急渐尖，基部圆形或近圆形，边缘微反卷，上面干燥后栗色或暗绿色，有光泽，下面灰绿色，密被灰白色和散生褐色星状短柔毛，侧脉5～7对，上面凹下，近边缘分叉而互相连接，下面明显凸起；叶柄纤细，有时弯曲，长10～12 mm，密被锈色鳞片。花淡褐白色，俯垂或开展，密被白色和褐色鳞片，常3～7花生于叶腋短小枝上成伞形总状花序；花梗极短；花被筒钟状；裂片下扩展，子房之上明显收缩，内面几无毛。果实长卵形，橙红色。花期4月，果期5～7月。

【分布与生境】梵净山地区资源分布的代表区域：太平楠、老街一带。生于海拔400～600 m的向阳山坡灌丛中。

【评　　述】模式标本采自贵州江口。

# 棟 科

## 贵州地黄连 *Munronia unifoliolata* Oliv. var. *trifoliolata* C. Y. Wu ex How et T. Chen

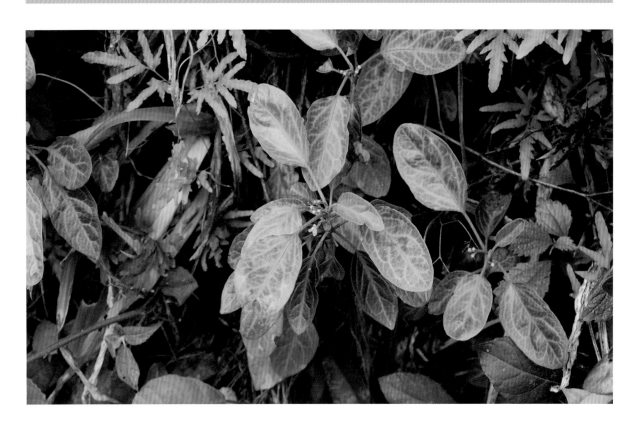

【形态特征】矮小亚灌木，高15~30 cm。茎分有小枝，小枝上部的叶有小叶3枚，近全缘；全株被微柔毛。单叶，互生，坚纸质，长椭圆形，长3~5.5（~7）cm，宽1.3~1.5 cm，先端钝圆或短渐尖，基部宽楔形或圆形，全缘或有钝齿状裂片1~3个，两面均被微柔毛，侧脉每边4~6条，纤细，斜举；叶柄长1.2~3 cm，被微柔毛。聚伞花序腋生，有花1~3朵；花萼5裂，裂片披针形，长2~2.5 mm；花冠白色，长1.7~2 cm，花冠管纤细，与裂片等长或更长，被稀疏的微柔毛，裂片倒披针状椭圆形；雄蕊管略突出，裂片10，线形至披针形，花药微凸头，与裂齿等长，互生；花盘筒状；子房卵形，被毛，5室，每室有叠生的胚珠2颗。蒴果球形，被柔毛。种子背部半球形，腹面凹入。花期7~9月。

【分布与生境】梵净山地区资源分布的代表区域：茶园。生于林缘或路旁潮湿处的岩石上。

【评　　述】模式标本采自贵州印江。

## 毛茛科

# 梵净山乌头 *Aconitum fanjingshanicum* W. T. Wang

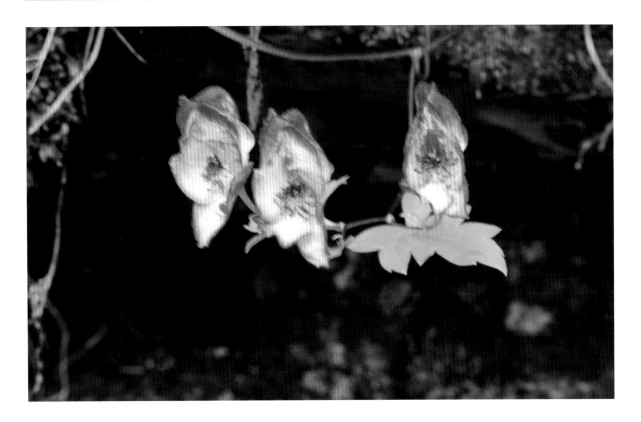

【形态特征】块茎胡萝卜形。茎约70 cm，顶部分枝，中间疏生开展的短柔毛，在别处无毛。中间茎生叶具长叶柄；叶柄5.5 cm，疏生开展的短柔毛；叶片近五角形，约5.4 cm×8.5 cm，革质，背面无毛，正面短柔毛在脉上，基部心形，3深裂；菱形的中央裂片，3深裂，末级的裂片狭卵形；侧面裂片斜扇形，不相等的2深裂。轴无毛苞片叶状。花梗1.7~2.5 cm，稀少开展的短柔毛几乎至先端，很少无毛，具2小苞片在中部；小苞片狭椭圆形，长方形，或线形，5~7.5 mm，正面短柔毛在脉上，边缘具缘毛；萼片蓝色，无毛，下部萼片狭卵形或长圆形，侧生萼片斜宽倒卵形，上部萼片高盔状，高1.5~1.7 cm，具短喙，下缘稍凹，1.6~1.7 cm；花瓣无毛，唇约4 mm，2裂的在先端；雄蕊约6 mm，无毛，花丝全缘；心皮5，无毛。

【分布与生境】梵净山地区资源分布的代表区域：滴水岩、炕药洞、牛风包、骄子岩、牛头山等。生于疏林下。

# 华中铁线莲 *Clematis pseudootophora* M. Y. Fang

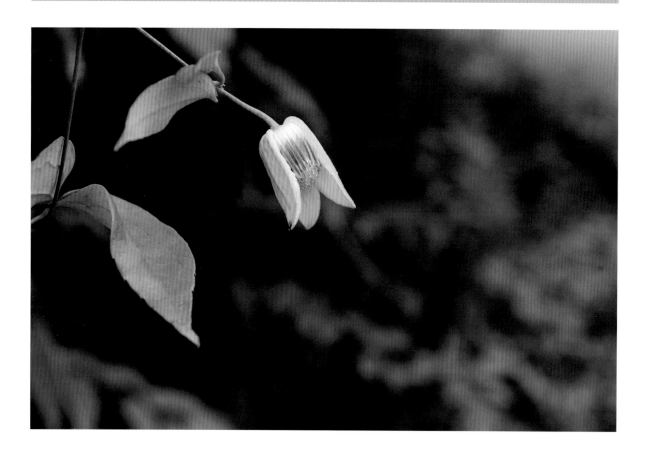

【形态特征】攀缘草质藤本。茎圆柱形，有6条浅的纵沟纹，枝、叶光滑无毛。三出复叶；小叶片纸质，长椭圆状披针形或卵状披针形，长7~11 cm，宽2~5 cm，上部边缘有不整齐的浅锯齿，下部常全缘，基出主脉3条，稀5条，在背面隆起；小叶柄短，常扭曲，叶柄长4~7 cm。聚伞花序腋生，常1~3花，花序梗长2~7 cm，顶端生1对叶状苞片；苞片长椭圆状披针形，长5~9 cm，宽1~2.5 cm，具长约1 cm的细弱短柄；花梗长1~4 cm；花钟状，下垂，直径2~3.5 cm；萼片4枚，卵圆形或卵状椭圆形，长2.5~3 cm，宽1~1.2 cm，外面无毛，内面微被紧贴的短柔毛；雄蕊比萼片短，长1.5~2 cm，花丝线形，花药及药隔密被短柔毛，药隔在顶端有尖头状突起；花柱细瘦被绢状毛。瘦果棕色，纺锤形或倒卵形，宿存花柱长4~5 cm，丝状，被黄色长柔毛。花期8~9月，果期9~10月。

【分布与生境】梵净山地区资源分布的代表区域：钟灵寺、护国寺、天庆寺等。生于阳坡沟边、林下及灌丛中。

# 蔷薇科

## 梵净山悬钩子 *Rubus fanjingshanensis* L. T. Lu ex Boufford et al.

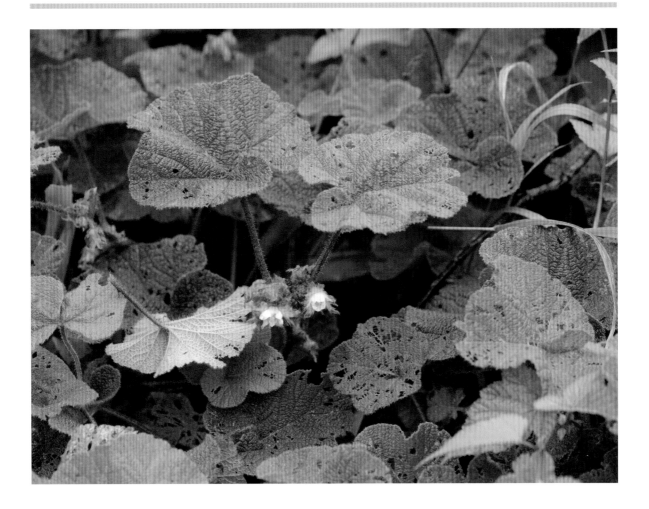

【形态特征】藤状灌木，匍匐状。茎长4～7 m，密被红褐色长腺毛。叶近圆形，浅3裂，先端钝圆形，下面及叶柄被褐色腺毛。花3～5朵成总状花序或3～5朵簇生于叶腋，白色；花萼长9 mm，宽6 mm，矩圆形，先端尾尖，背面具长柔毛，先端被长柔毛，尾端外萼常3～5裂；花瓣近圆形，长7～8 mm，宽6～7 mm，白色；花丝短于花柱。近球形的聚合果，无毛，带有很多联合的小核果；果核近肾形，明显具皱纹。

【分布与生境】梵净山地区资源分布的代表区域：滴水岩、炕药洞、九龙池、上牛塘等。生于林缘、灌丛中或疏林下。

# 翠蓝绣线菊无毛变种 *Spiraea henryi* Hemsl. var. *glabrata* Yu et Lu

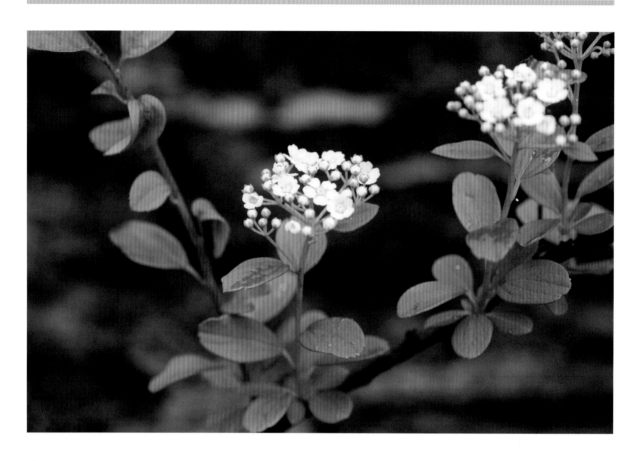

【形态特征】落叶灌木，高1~2.5 m，幼枝无毛。叶椭圆形或倒卵形，长2~7 cm，宽8~23 mm，先端急尖，基部楔形，边缘具疏粗锯齿，两面无毛；叶柄长2~5 mm。复伞形花序密集在侧枝顶端；萼筒钟形，两面无毛，裂片5，卵状三角形；花瓣5，白色，倒卵形或近圆形，先端常微凹；雄蕊20，与花瓣等长。蓇葖果小，无毛；萼片直立。花期4~5月，果期7~8月。

【分布与生境】梵净山地区资源分布的代表区域：棉絮岭、锯齿山、滴水岩、烂茶顶等地。生于林缘、路旁。

# 贵州绣线菊 *Spiraea kweichowensis* T. T. Yu et L. T. Lu

【形态特征】灌木，高50~80 cm。小枝幼时暗红褐色，稍呈"之"字形弯曲，无毛。叶卵形，长

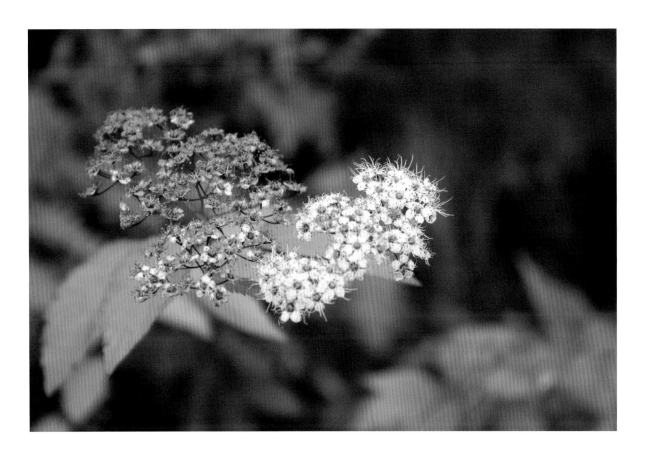

1.5～4 cm，宽1～3 cm，先端急尖，基部圆形至心形，边缘具重锯齿；叶柄长2～3 mm。复伞房花序，花序生于当年生小枝顶端，花梗长2～4 mm；花萼无毛，萼筒钟状，萼片三角形；花瓣近圆形，花粉红色。花期6～7月。

【分布与生境】梵净山地区资源分布的代表区域：剪刀峡、炕药洞、锯齿山、烂茶顶等。生于林缘、灌丛中等。

# 椴树科

# 椴 树 *Tilia tuan* Szyszyl.

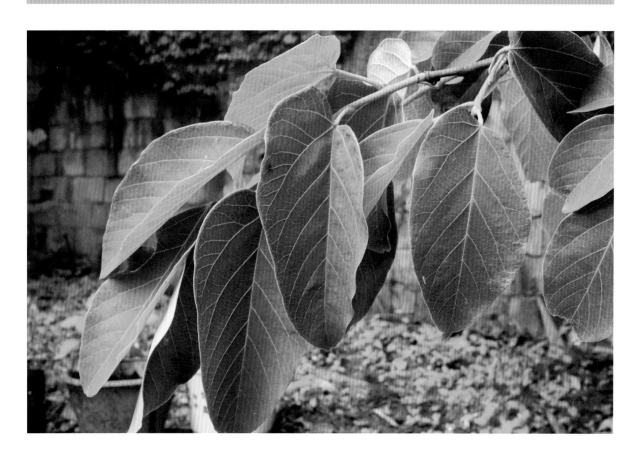

【形态特征】落叶乔木。嫩枝被黄色茸毛，顶芽近秃净。叶长圆形，膜质，长8～13 cm，宽3.5～4.8 cm，先端锐尖或渐尖，基部圆形、平截或不等侧心形，表面干后黄绿色，仅中肋上有毛，背面被黄色茸毛，侧脉每边8～11条，全缘；叶柄长1.5～2 cm。聚伞花序长8～10 cm，被茸毛，苞片与花序等长，或稍短，被毛，柄长3～5 mm；花柄长8～10 mm；萼片卵形，长5 mm，被毛；花瓣长6～7 mm；雄蕊与花瓣等长；子房被茸毛。

【分布与生境】梵净山地区资源分布的代表区域：洋溪、黄牯山、长坂坡等。生于林缘、疏林中。

## 山茶科

# 贵州毛枴 *Eurya kueichouensis* Hu et L. K. Ling

【形态特征】灌木或小乔木，高2~6 m。嫩枝圆柱形，密被黄褐色披散柔毛，小枝灰褐色或红褐色，几无毛或无毛；顶芽卵状披针形，密被黄褐色柔毛。叶革质或坚革质，长圆状披针形或长圆形，长6.5~9 cm，宽1.5~2.5 cm，顶端渐尖至尾状渐尖，尾长1~1.5 cm，边缘除基部外，密生细锯齿，齿尖有黑色小尖头，中脉在上面凹下，下面凸起，侧脉10~13对，在离叶缘处弧曲而联结，网脉两面均不明；叶柄长2~3 mm。花1~3朵腋

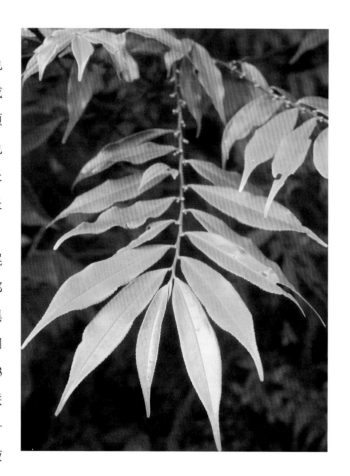

生，花梗长2~3 mm；雄花：小苞片2，萼片状，卵圆形；萼片5，膜质，近圆形或阔卵圆形，长约2 mm，顶端圆，并有黑色小尖头；花瓣5，白色，倒卵状长圆形，长3.5~4 mm，基部稍联合；雄蕊15~18枚，花药具4~6分格；雌花的萼片、花瓣与雄花同，但较小；子房卵形，3室，花柱长3.5~4.5 mm，顶端3裂。果实卵状椭圆形；种子每室10~13个，褐色，有光泽。花期9~10月，果期翌年4~7月。

【分布与生境】梵净山地区资源分布的代表区域：桃树岭、二道拐、密麻树、刘家纸厂等。生于林中阴湿地或山谷溪岸岩石边。

## 荨麻科

# 华中冷水花
*Pilea angulata* (Bl.) Bl. subsp. *latiuscula* C. J. Chen

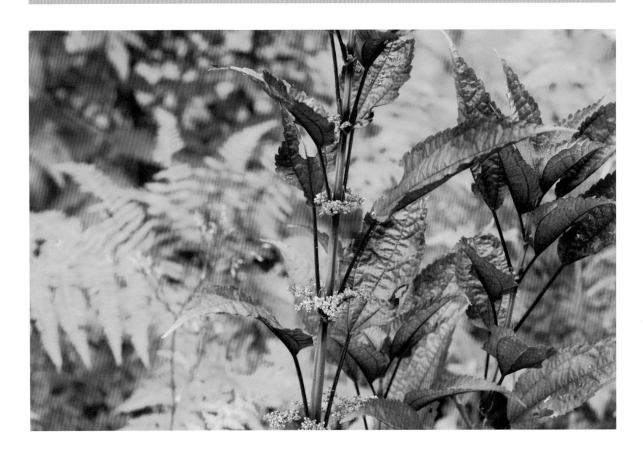

【形态特征】多年生草本。茎高30~40 cm，直径2~4 mm。叶近膜质，卵形或圆卵形，长3.5~10 cm，宽3~5 cm，先端渐尖，基部心形，稀圆形，边缘具牙齿状锯齿；叶柄长1~4.5 cm；托叶薄膜质，褐色，长圆形，近宿存。花雌雄异株；雄花序为聚伞圆锥状或聚伞状，雄蕊小，长近1 mm，红色，花被片外面近先端几乎无短角状突起；雌花花被片3。瘦果卵形。花期6~7月，果期10月。

【分布与生境】梵净山地区资源分布的代表区域：清水江、大罗河、跑马场、火烧岩等地。生于山谷林下阴湿处。

【评　　述】模式标本采自梵净山。

# 伞形科

## 贵州柴胡 *Bupleurum kweichowense* Shan

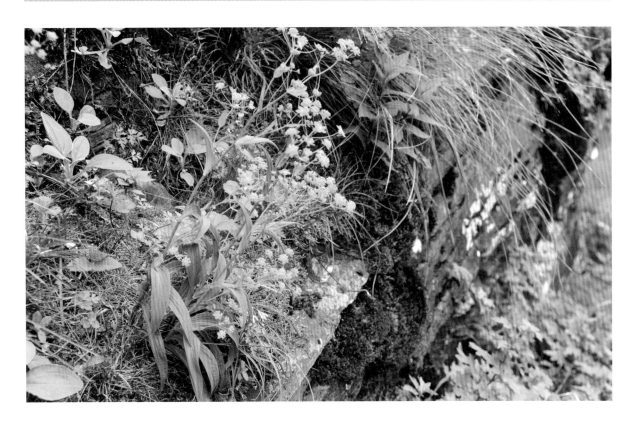

【形态特征】多年生草本。根细，木质化。高15～35 cm，直立，在上部有1～2分枝。基生叶多数，狭匙形至披针形，基部收缩成长柄；下部和中部叶排成2列，长椭圆状披针形，长5～12 cm，宽0.7～1.5 cm，顶端钝尖，基部变窄抱茎，具7平行脉；茎上部的叶渐短小，无柄，基抱茎。复伞形花序顶生或腋生；小伞形花序常再生出一伞形花序，不等长；总苞片1，早落，卵圆形，顶端锐尖；小总苞片5，倒卵形，长4～5 mm，5～7脉，顶端圆钝有小突尖头，基部楔形，带紫色；小伞形花序有花10～14朵。果实卵形或椭圆形，褐色，棱粗，淡褐色，棱槽油管4～5，合生面4～6。花、果期8～10月。

【分布与生境】梵净山地区资源分布的代表区域：万宝岩、新金顶、骄子岩、炕药洞、凤凰山等。生于山坡草地中，或潮湿处的岩石上。

【评　　述】模式标本采自梵净山。

# 菊 科

## 梵净山紫菀 *Aster fanjingshanicus* Y. L. Chen et D. J. Liu

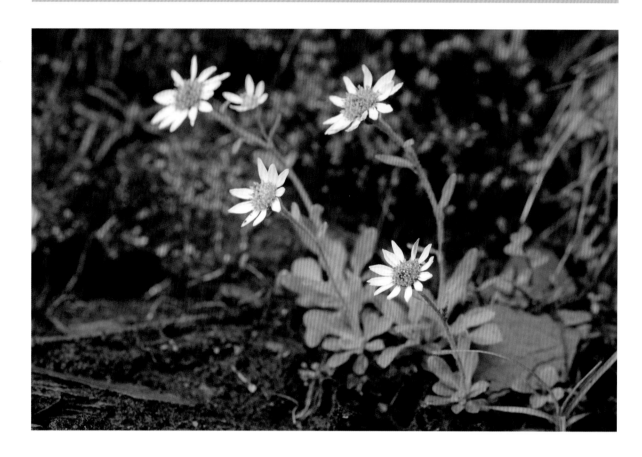

【形态特征】多年生矮小草本，根状茎直立，具多数纤维状根；茎纤细，直立，高4~7 cm，不分支，具细条纹，被白色短糙毛，杂有腺毛。叶具柄，基生叶密集成莲座状，在花期存在；叶片倒披针状匙形或匙形，顶端圆形，或具小尖，基部楔形渐狭成具翅的叶柄，全缘，两面具短毛，边缘有白色长缘毛，侧脉2~3对；茎生叶4~5枚，倒披针形或匙形；无柄或近无柄。头状花序单生于茎端；总苞钟状或半球形；总苞2~3层，近等长，外层长圆状披针形，内层线形，边缘狭膜质；舌状花1层，有花11~13朵，管部长约2 mm，舌片白色，长圆形，顶端具2枚细齿或全缘；管状花多数，淡黄色，裂片5枚。瘦果长圆形，被疏短毛。花期6~7月。

【分布与生境】梵净山地区资源分布的代表区域：滴水岩、新金顶、凤凰山、炕药洞、叫花洞等。生于海拔2000~2400 m的潮湿岩石上等处。

# 梵净蓟 *Cirsium fanjingshanense* Shih

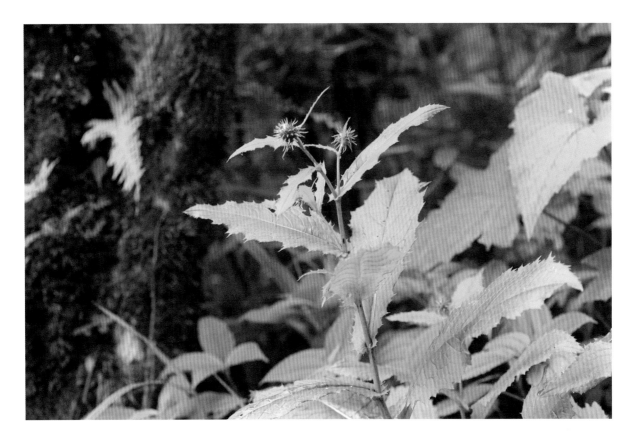

【形态特征】多年生草本，高50～100 cm。茎上部分枝，无毛。上部茎叶宽椭圆形或卵状椭圆形，长8～16 cm，宽5～9 cm，无柄，基部扩大耳状半抱茎，顶端急尖或钝，边缘具锯齿，齿顶及齿缘有极短的针刺及稀疏的针刺，针刺及缘毛状针刺长0.5～2 mm；全部叶两面同色，绿色。头状花序少数，生于枝顶端，并不形成明显的伞房花序式排列；总苞宽钟状，直径2～2.5 cm；总苞片向内层渐长，外层和中层卵状披针形、长椭圆形或披针形，长1.2～1.7 cm，宽2～3.5 mm，顶端渐尖成短刺尖，最内层苞片宽线形，长1.5 cm；小花花冠长1.8 cm，细管部长8 mm，檐部长1 cm。冠毛污白色，多层，基部联合成环，长羽毛状，长达1.3 cm。花期6～7月。

【分布与生境】梵净山地区资源分布的代表区域：滴水岩、烂茶顶、叫花洞、炕药洞等地。生于山顶部林缘、沟旁或疏林中等。

# 梵净火绒草 *Leontopodium fangingense* Ling

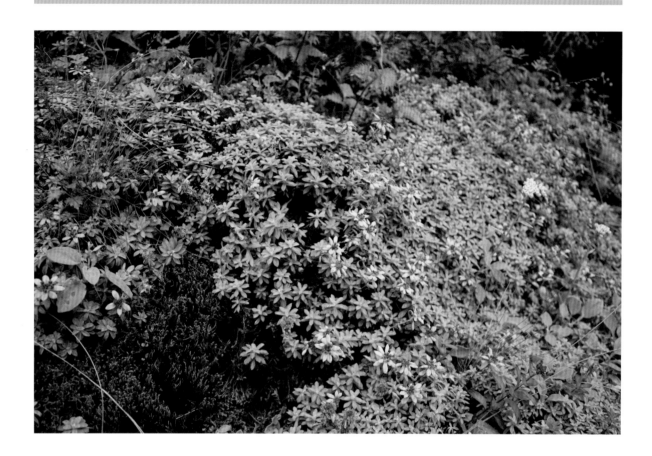

【形态特征】多年生草本。根状茎分枝细长，横走或斜升，长3~9 cm或更长，上部分枝挺直，较短，全部有密集枯萎宿存的叶或仅留褐色短鞘的和顶生的叶丛，与花茎密集或疏散丛生。花茎长0.5~4 cm，草质，不分枝，被白色或污白色棉毛状茸毛，节间长约5 mm，或几无花茎。叶开展，椭圆状倒披针形或近匙形，长0.7~1.7 cm，宽0.2~0.5 cm，顶端有细长的尖头，上面被蛛丝状毛，下面被白色或污白色棉状茸毛，有不明显的三出脉；基部叶与莲座状叶同形，苞叶多数，与上部叶近同形，两面被白色或下面被稍带黄白色的密茸毛，花序稍长或长2~2.5倍，开展成密集的、直径2.5~3.5 cm的苞叶群。头状花序或有时单生；总苞半球形，被棉毛；小花异形，外围有较少的雌花，或雌雄异株；雄花花冠管状，有披针形裂片；雌花花冠丝状或细丝状；雄花冠毛上部较粗厚；雌花冠毛细丝状。花期5~7月，果期7~8月。

【分布与生境】梵净山地区资源分布的代表区域：新金顶、老金顶、叫花洞、凤凰山、炕药洞、骄子岩等。生于湿润岩石上或灌丛林缘的潮湿处。

# 桔梗科

## 银背叶党参 *Codonopsis argentea* Tsoong

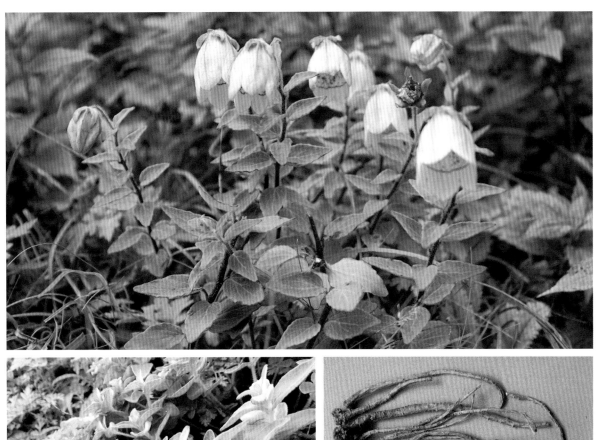

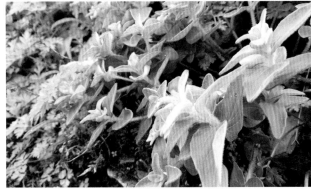
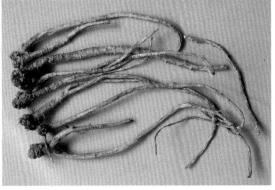

【形态特征】茎直立或上升，长达30 cm，侧枝具花而且有密集叶片，木质化，被浅棕色或黄色开展绒毛。叶在主茎上的互生，在侧枝上的近于对生，无柄或有长不过3 mm的短柄；叶片卵形或矩圆状卵形，长0.7～2 cm，宽0.2～1.2 cm，顶端稍钝，基部心形，叶缘波状或近全缘而微反卷，上面被平伏茸毛，下面密被白色茸毛，近于革质。花多数，着生于主茎顶端及侧枝顶端，微下垂；花梗被绒毛状的浅棕黄色刺毛；花萼贴生至子房中部，筒部半球状，裂片间弯缺宽钝，裂片远隔，三角状卵形或卵状披针形，顶端急尖或稍钝，近全缘，反卷，外面被稀疏刺毛，内面密被近棕色刺毛；花冠钟状，长约2.2 cm，直径2～2.5 cm，淡蓝色，浅裂，裂片顶端急尖，圆形，内外被刺毛，而通常内面毛长而易碎断；花丝基部微扩大，长约6 mm，花药长4～5 mm。

【分布与生境】梵净山地区资源分布的代表区域：新金顶、老金顶、上牛塘、叫花洞、骄子岩、凤凰山等。生于灌丛或草丛中。

【评　　述】模式标本采自梵净山。

# 苦苣苔科

## 钝齿唇柱苣苔 *Chirita obtusidentata* W. T. Wang

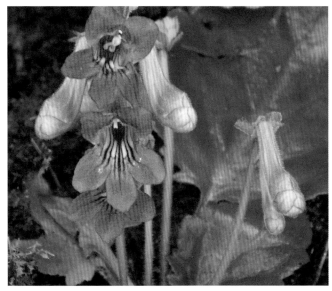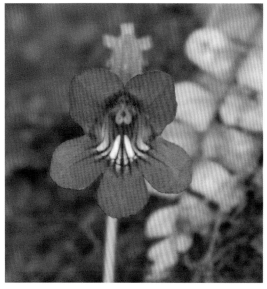

【形态特征】多年生草本。根状茎短，长约1 cm，直径8 mm。叶约6，均基生；叶片纸质，卵形或椭圆状卵形，长6.5～13 cm，宽3.8～7 cm，边缘有钝牙齿或浅牙齿，侧脉每侧4～5条；叶柄长2.8～8 cm，扁，宽2.5～6 mm。花序3～4条，二回分枝，每花序有6～12花；花序梗长10～13 cm；苞片对生，边缘有浅齿；花梗长3～7 mm；花萼5裂达基部，裂片线形；花冠蓝色，长约3.5 cm，筒近筒状，长2.7 cm，口部直径8 mm，上唇长7 mm，2浅裂，下唇长11 mm，3裂至中部；雄蕊的花丝着生于距花冠基部14 mm处，长11 mm，在基部之上膝状弯曲，花药长4 mm；退化雄蕊2，披针状狭线形；花盘环状；雌蕊长约2.9 cm，子房长1.5 cm，宽1.5 mm，柱头线形，顶端微凹。花期6月。

【分布与生境】梵净山地区资源分布的代表区域：大黑湾、漆树坪、密麻树、大岩屋等。生于海拔800～1700 m的疏林下、林缘等。

# 杜鹃花科

## 贵州杜鹃 *Rhododendron guizhouense* Fang f.

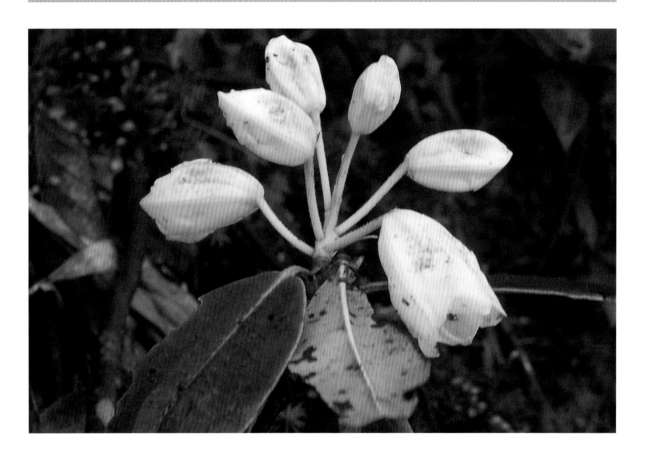

【形态特征】灌木或小乔木,高4~7 m。枝条细瘦,当年生幼枝嫩绿色;老枝灰白色,有层状剥落。叶多密生于枝顶,6~9枚,叶片薄革质,椭圆状披针形至卵状披针形,长5~10 cm,宽1.5~3.6 cm,中脉在上面下陷,在下面显著隆起,侧脉10~12对;叶柄短,长1~1.5 cm。总状伞形花序,常4~6花;总轴长约5 mm,疏被短绒毛或近于无毛;花梗细瘦,长1~2 cm;花萼小,5齿裂;花冠宽钟状碗形或杯状,长2.5~3 cm,口径3~4 cm,基部宽阔,白色,下方一瓣有红色斑点,5裂,裂片近于圆形,长1.5 cm,宽1.7~2 cm;雄蕊10,长1~2 cm,不等长,基部有短柔毛;子房圆柱状锥形,花柱长约2.5 cm,光滑无毛,柱头膨大。花期4~5月。

【分布与生境】梵净山地区资源分布的代表区域:白云寺、回香坪、长坂坡等。生于杂木林中。

【评　　述】模式标本采自梵净山。

# 八蕊杜鹃 *Rhododendron octandrum* M. Y. He

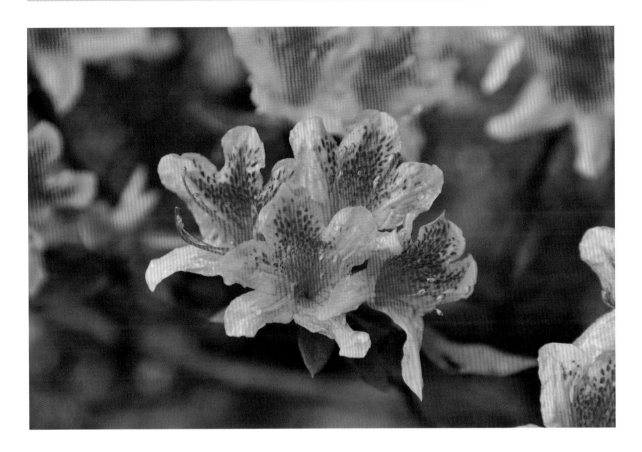

【形态特征】灌木，高约2 m。分枝繁多，枝细瘦，近于圆柱状，常4~7轮生，当年生枝密被棕褐色扁平糙伏毛；老枝灰色，近于无毛。叶薄纸质，狭椭圆状披针形或长圆状披针形，全缘，嫩时两面密被淡黄棕色绢状糙伏毛，老时上面凋存糙伏毛，下面被淡黄棕色糙伏毛，中脉在下面凸出，侧脉和细脉均不发育；叶柄长2~4 mm。伞形花序顶生，有花3~5朵；花梗长4 mm；花萼裂片披针形，长3 mm，外面被糙伏毛；花冠漏斗形，淡红色，长2.2~2.7 cm，直径2.5 cm，花冠管圆筒状，长1.2~1.5 cm，裂片5，膜质，长圆形或倒卵形，开展，长1~1.2 cm，宽6 mm；雄蕊8，不等长，长2.3~2.7 cm，花丝扁平，花药长圆形；子房圆锥状，花柱略伸出花冠外，柱头褐色，头状。蒴果圆锥状，5片裂，被糙伏毛。花期5月，果期9月。

【分布与生境】梵净山地区资源分布的代表区域：苏家坡、护国寺等。生于林缘、灌丛中。

【评　　　述】模式标本采自梵净山。

# 报春花科

## 梵净山点地梅 *Androsace medifissa* Chen et Y. C. Yang

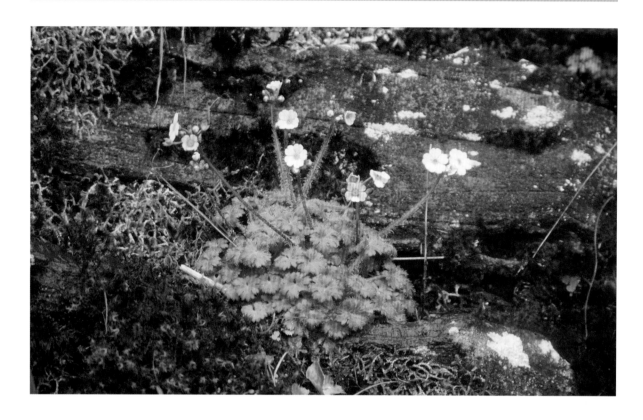

【形态特征】多年生草本。主根不明显，具细长支根。根状茎短，有时具1~2分枝。叶基生，叶片圆形，直径13~18 mm，基部心形弯缺深达叶片的1/3~1/2，边缘掌状7~9中裂，裂片近矩圆形，先端具2~3齿，两面密被贴伏的硬毛状白色长毛；叶柄细长，长5~7 cm，被开展的白色柔毛。花葶自叶丛中抽出，细弱，高9~11 cm，密被开展的柔毛；伞形花序4~6花；苞片线形或狭披针形，长3~3.5 mm，疏被柔毛；花梗长10~15 mm，被贴伏的短硬毛；花萼阔钟形，长约3 mm，分裂达中部，裂片卵状披针形或狭三角形，先端钝，被稀疏柔毛；花冠粉红色，直径约6 mm，裂片倒卵形，先端2浅裂。花期5~6月。

【分布与生境】梵净山地区资源分布的代表区域：大河边、徐家沟等。生于林缘、路旁、田埂等。

【评　　述】模式标本采自梵净山。

# 梵净报春 *Primula fangingensis* Chen et C. M. Hu

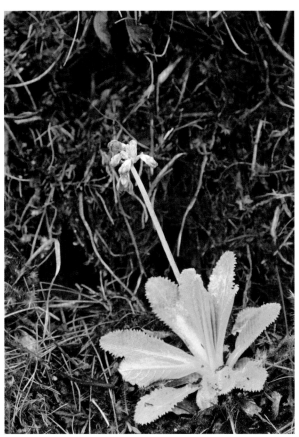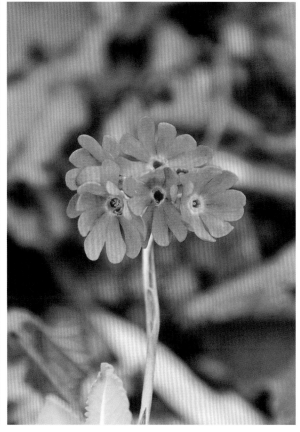

【形态特征】多年生草本。根状茎粗短，具成丛之长根。叶丛基部外围有少数舌状膜质苞片；叶倒卵形至矩圆状倒卵形，连柄长2.5～9 cm，宽1～2.5 cm，果期长可达13 cm，边缘具啮蚀状小牙齿，上面近于秃净，下面疏被小腺体，中肋宽扁，在下面稍隆起，侧脉6～10对，在下面明显；叶柄甚短或与叶柄近等长，具狭翅。花葶高10～16 cm，近顶端被乳白色粉；伞形花序12～16花；苞片披针形，背面被粉质小腺体；花萼钟状，分裂达中部，裂片矩圆形或倒卵状矩圆形；花冠紫红色或淡蓝色，冠筒口周围黄色，冠檐直径1.5～2 cm，裂片倒卵形，先端深2裂；长花柱花：雄蕊着生于冠筒中部，花柱长达冠筒口；短花柱花：雄蕊着生于冠筒上部，花药顶端平冠筒口。花期5月。

【分布与生境】梵净山地区资源分布的代表区域：白云寺、叫花洞、炕药洞、牛头山、凤凰山等。生于林缘岩石或石壁潮湿处。

【评　　述】梵净山特有种。

## 木犀科

# 网脉木犀 *Osmanthus reticulatus* P. S. Green

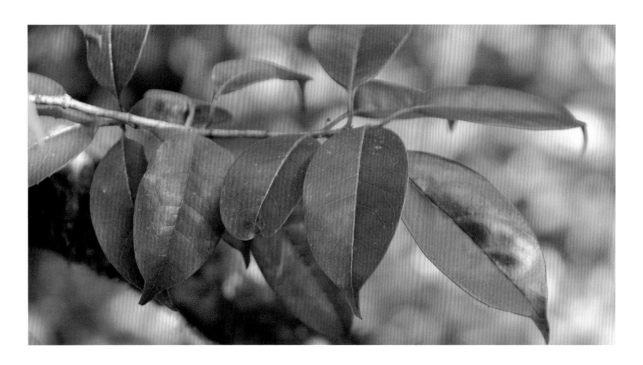

【形态特征】常绿灌木或小乔木，高3~8 m，最高可达12 m。枝灰白色，小枝黄白色，具较多皮孔。叶片革质，椭圆形或狭卵形，长6~9 cm，宽2~3.5 cm，先端渐尖，略呈尾状，基部圆形或宽楔形，全缘或约有15对锯齿，多达30对，腺点在两面均极明显，中脉在上面凹入，下面凸起，侧脉6~9对，稀可达12对，与小脉连成网状，在两面均明显凸起；叶柄长0.5~1.5 cm。花序簇生于叶腋；苞片无毛，或被少数柔毛，长2~3 mm；花梗长3~5 mm，稀可达7~8 mm，无毛；花萼长约1 mm，具不等的短裂片；花冠白色，长3.5~4 mm，花冠管长约2 mm，裂片长1.5~2 mm；雄蕊着生在花冠管中部，花丝长约1 mm，花药长1~1.5 mm，药隔明显延伸成一小尖头；雌蕊长约2 mm，子房圆锥形，花柱头头状，2裂，极浅。果实长约1 cm，呈紫黑色。花期10~11月，果期5~6月。

【分布与生境】梵净山地区资源分布的代表区域：回香坪、骄子岩、九龙池、金竹坪等。生于山地密林、山谷疏林及溪岸边。

【评　　述】模式标本采自梵净山。

# 玄参科

# 斯氏马先蒿 *Pedicularis stewardii* Li

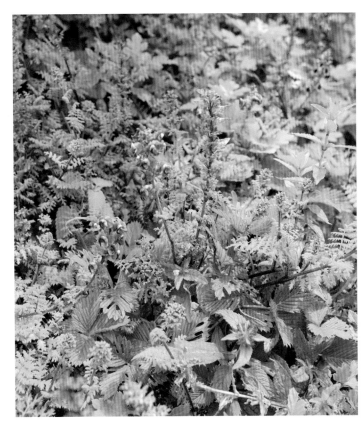 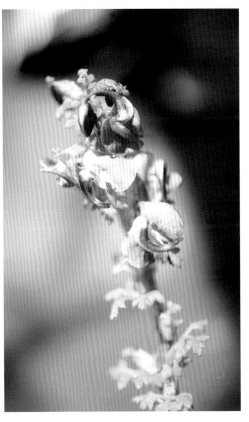

【形态特征】多年生草本，高20～30 cm。茎单出，坚挺，中空，基部稍木质化，上部被短柔毛，基部以上有多数分枝，常假对生。茎出叶互生，柄长约1.5 cm；叶片膜质，卵形或卵状长圆形，长2～2.5 cm。宽1～1.3 cm，羽状全裂，裂片每边5～7枚，裂片线状长圆形或披针形，边缘羽状浅裂，小裂片约3对，有锯齿。总状花序生于枝或分枝的顶端，长2～3 cm，花6～7朵；苞片常深3裂；花萼卵圆形，萼齿3枚，长约为萼筒的1/2或稍短；花冠小，玫瑰色，管伸直，长约为花萼的2倍；子房长圆形。蒴果长圆形。花期7月，果期8～10月。

【分布与生境】梵净山地区资源分布的代表区域：炕药洞、叫花洞、凤凰山等。生于岩石缝中。

【评　　述】为我国特有种，产自梵净山。

## 莎草科

# 拟穿孔薹草 *Carex foraminatiformis* Y. C. Tang et S. Yun Liang

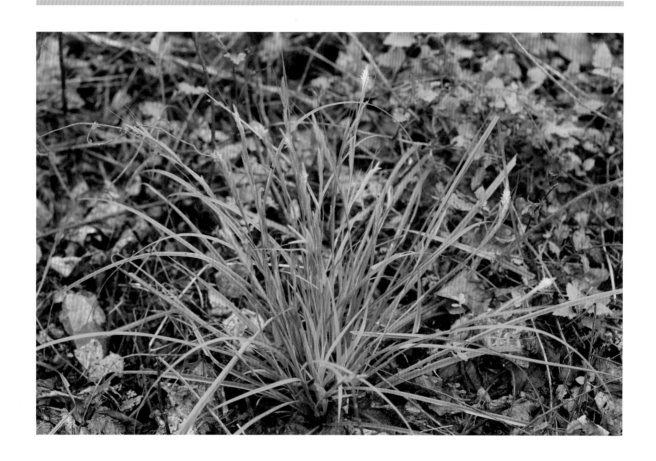

【形态特征】根状茎粗壮，外被碎裂纤维。秆除顶生外，还可从叶腋中生出，高30～40 cm，压扁，平滑，基部具枯的淡褐色叶鞘，且多撕裂成纤维状。叶长短于秆，宽6～12 mm，柔软，平展，两面平滑，边缘粗糙。小穗4～5个，顶生者雄性，圆柱形；侧生小穗雌性，间距疏远，圆柱形，具密生的花；雄花鳞片倒狭披针形，淡黄栗色，背部具1条明显中脉，顶端尖或具短尖；雌花鳞片长圆形，顶端具短尖，背部具3条明显的脉。果囊约等长于鳞片，卵形，具多条隆起的脉，疏被微毛；小坚果紧包于果囊中，卵形，成熟后褐色，棱上不凹陷，仅在棱面下部稍凹陷。花、果期3～4月。

【分布与生境】梵净山地区资源分布的代表区域：江口。生于沟边或林下草地。

## 百合科

# 梵净山韭
*Allium fanjingshanensis* C. D. Yang et G. Q. Gou

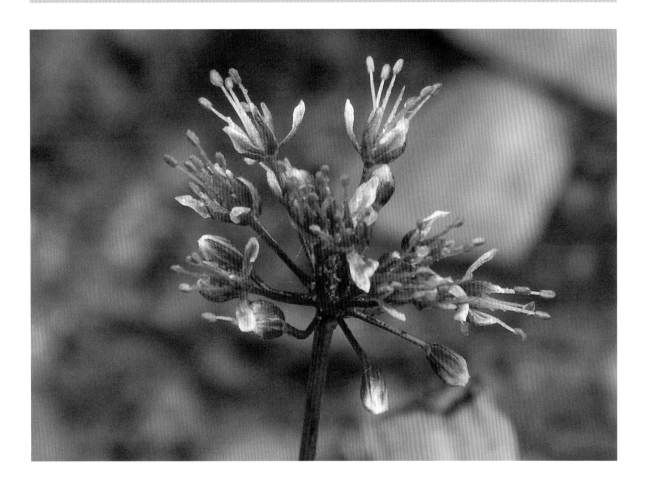

【形态特征】鳞茎单生或2~4枚聚生，近圆柱状，长5~17 cm，直径0.4~1 cm，外皮灰褐色，破裂成纤维状。叶2枚，近对生，宽条形或长菱形，长10~25 cm，宽1~3 cm，具明显隆起的中脉，先端渐尖或尾尖，基部长渐狭；叶柄长5~15 cm，淡紫红色，上面具槽。花葶圆柱状，高20~35 cm，中生；伞形花序半球形状，花20~30朵，小花梗不等长；花白色，花被矩圆形，长2.5~3 mm，宽1~1.5 mm，全缘，顶端圆钝，外轮花被片与内轮近等大小；花丝等长，短于花被片，外轮锥形，内轮狭三角形，长2 mm，宽1.6~1.7 mm，基部比外轮的宽。花期7月，果期8月。

【分布与生境】梵净山地区资源分布的代表区域：凤凰山、骄子岩、牛头山、中坡等。生于疏林下岩石上。

# 梵净山菝葜
*Smilax vanchingshanensis* Wang et Tang

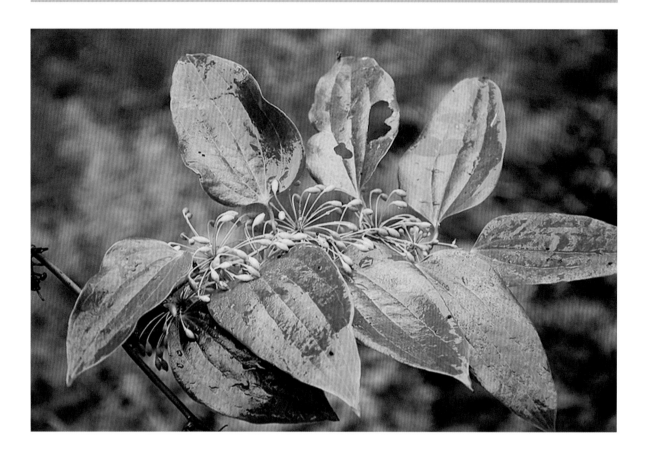

【形态特征】攀缘灌木。茎长可达5 m，枝条具纵条纹，无刺或具疏刺。叶革质，卵状矩圆形、狭卵形至近披针形，长8~16 cm，宽4~9 cm，先端渐尖至短骤凸，基部近截形或浅心形，表面稍有光泽；叶柄长1~2 cm，占全长的1/5~1/3具狭鞘，有卷须，脱落点位于近中部。伞形花序1~2个生于叶腋，具多数花；总花梗稍长于叶柄，近基部有一关节，着生点上方有1枚与叶柄相对的鳞片（先出叶）；花序托膨大，近球形，在果期直径约3 mm；花黄绿色；雄花外花被片长7~8 mm，宽约1.6 mm；内花被片宽约为外花被片的一半；雄蕊花丝基部约1 mm合生成柱，占雄蕊全长1/8~1/7；雌花比雄花小一半，具6枚退化雄蕊。浆果直径9 mm。花期9~10月，果期12月至翌年1~2月。

【分布与生境】梵净山地区资源分布的代表区域：江口、印江等。生于海拔1400 m以下的疏林、林缘或山坡草丛中。

## 禾本科

# 梵净山类芦 *Neyraudia fanjingshanensis* L. Liu

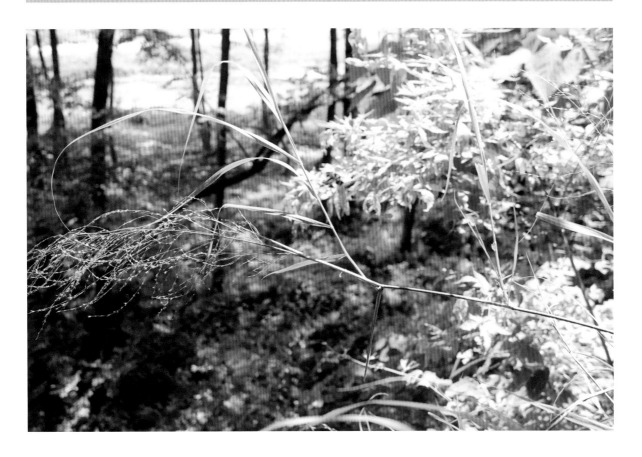

【形态特征】多年生丛生草本。具木质短根状茎；秆直立，高80～120 cm，直径2～3 mm，具5～6节，节下被白粉，节间长15～25 cm，质地坚硬似竹，有分枝。叶鞘长为其节间的1/2～2/3，颈部具长柔毛；叶舌密生一圈长2～3 mm之柔毛；叶片挺直，长10～20 cm，宽2～4 mm，顶端长渐尖，常纵卷。圆锥花序大型，长约30 cm，多数簇生于主轴各节；小穗含2～3花，长约4 mm；颖具1脉，第二颖长约1.5 mm；第一外稃不孕，无毛，长约2 mm，第二孕性外稃长约3 mm，边脉上具长1～2 mm之柔毛，边缘具短柔，顶端具长1～2 mm向外反曲的短芒，基盘生短毛；内稃膜质，短于其外稃。花、果期8～9月。

【分布与生境】梵净山地区资源分布的代表区域：凯马、黑湾河、艾家坝、快场等。生于山坡河沟石质草地上。

# 梵净山玉山竹 *Yushania complanata* Yi

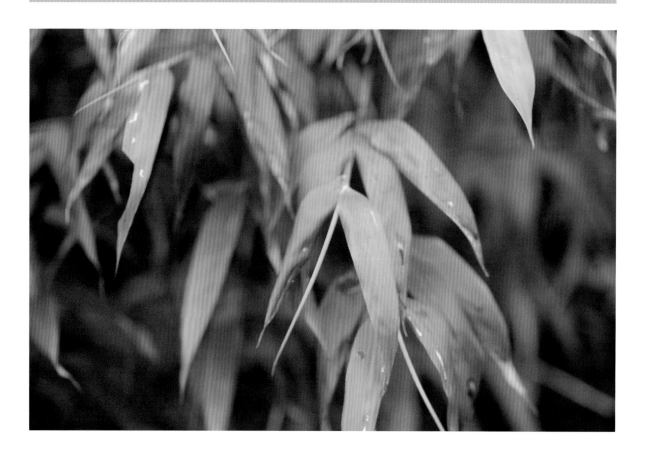

【形 态 特 征】竿柄长在15 cm以上，实心。竿散生，高3～4.5 m，直径0.5～1.2 cm；节间长16～24 cm，竿基部节间长2.5～5 cm，圆筒形，但常在分枝的一侧之下半部扁平并具纵脊，幼时有白色蜡粉，平滑，竿壁厚1.5～2 mm，髓呈锯屑状；箨环隆起；竿环微隆起或隆起；节内长2～4 mm。竿芽长卵形。竿每节分3～6枝，枝与竿成锐角而开展，长达50 cm，直径1.5～3 mm。箨鞘早落，三角状矩形，薄革质；箨耳无，鞘口初时有直立继毛，后脱落而无毛；箨舌下凹；箨片外翻，边缘近于平滑。小枝具5～7叶；叶鞘长3.5～5.2 cm；无叶耳，鞘口两肩无继毛或初时各有1～3条长1～3 mm灰黄色直立之继毛；叶舌截形或偏斜的截形；叶柄长1.5～2.5 mm，有白粉；叶片披针形，长7～14 cm，宽1～1.6 cm，次脉4（5）对，小横脉在叶片下表面不清晰，在上表面则较清晰，叶缘一侧具小锯齿，另一侧近于平滑。笋期4月。

【分布与生境】梵净山地区资源分布的代表区域：九龙池、烂茶顶、上牛塘、凤凰山等。生于山顶。

# 兰 科

## 梵净山铠兰 *Corybas fanjingshanensis* Y. X. Xiong

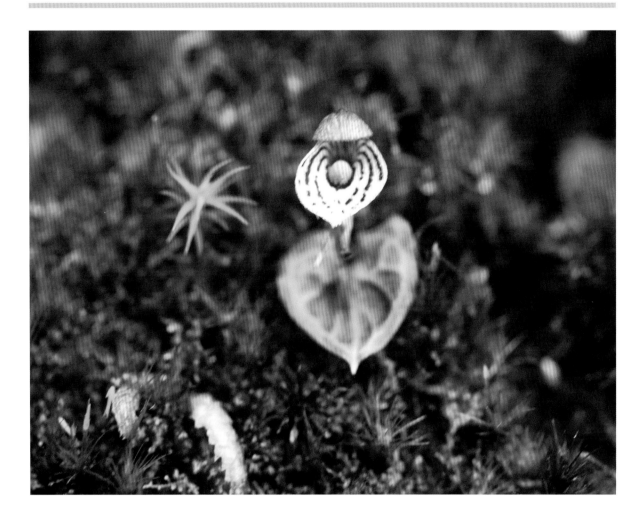

【形态特征】多年生草本。地下块茎球形，直径4～6 mm；茎纤细，直立，基部具1～2枚膜质鞘。叶单生于茎近顶部，心形或阔卵形，具白色的网状叶脉，基部心形。花单一顶生，淡红色，具深红色条纹，无柄；苞片披针形；中萼片匙形，直立，具7～9条紫色条纹，先端圆形，侧萼片与花瓣相似；花瓣长于萼片，长6～7 mm，宽0.5～1 mm，唇瓣倒卵形，基部管状，上部圆形，边缘齿蚀状，基部具一圆形、粉红色的胼胝体；距2个，角状，长3 mm。

【分布与生境】梵净山地区资源分布的代表区域：烂茶顶、锯齿山、白云寺等。生于铁、冷杉林中。

# 梵净山石斛 *Dendrobium fanjingshanense* Z. H. Tsi ex X. H. Jin et Y. W. Zhang

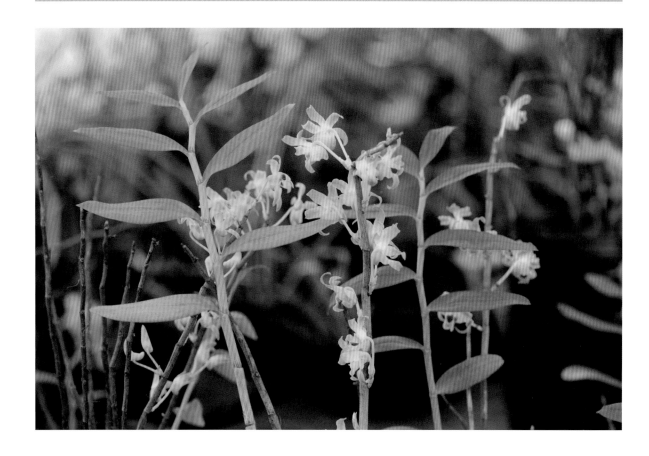

【形态特征】附生草本。茎丛生，节间长1~1.5 cm。叶5~6枚生于茎的上部，近革质，矩圆状披针形，长2~5 cm，宽5~15 mm，先端稍钝，并且稍有钩转，基部具抱茎的鞘；鞘筒状，膜质。花序侧生于去年已经落叶的茎上部，具1~2朵花；花序梗长2~3 mm，基部具3~4枚膜质的鞘，鞘长3~4 mm；花苞片卵状三角形，长3~5 mm，具紫褐色的斑块；花开展，花梗连同子房长2~3 cm；花被片反卷而边缘稍成波状，橙黄色；中萼片长圆形，长约2 cm，中部宽6~7 mm，先端近钝尖，侧萼片为稍斜卵状披针形，与中萼片等长，但稍窄，先端近钝，基部与蕊柱足形成萼囊，萼囊倒圆锥状，长约8 mm，宽约6 mm，末端钝；花瓣近椭圆形，长约2 cm，中部宽约6 mm，先端近钝，唇瓣橙黄色，长约2 cm，下部具1块大的扇形斑块，其上密布短绒毛，不明显3裂，侧裂片近半圆形，上举，在基部（两侧裂片间）具1条淡紫色的胼胝体，中裂片卵形，长约1 cm，宽约7 mm，先端近钝而下弯，上面具1条隆起的脊突，无毛，蕊柱乳白色，长约3 mm，具长约9 mm的蕊柱足，内侧具紫色条纹，无毛；药帽乳白色，近菱形，无毛；花粉团4个。

【分布与生境】梵净山地区资源分布的代表区域：黑湾河、白云寺等地。生于海拔800~1450 m的山地林中树上或岩石上。

# 西南尖药兰 *Diphylax uniformis* (T. Tang et F. T. Wang) T. Tang

【形 态 特 征】植株高10~18.5 cm。无块茎，具细长圆柱状、肉质的根状茎；茎直立，基部具1~2枚筒状鞘，鞘之上具1（2）枚大叶，大叶之上具约4枚小的苞片状小叶。叶直立伸展，叶片椭圆形至卵形。总状花序，具花5~20朵，长3~7 cm，偏向一侧；花苞片披针形；花白色，花瓣与萼片紧贴生，与侧萼片近等长，先端钝；唇瓣向前伸，稍向下弯，线状长圆形，长8 mm，向基部稍微膨大，卵状圆筒形，颈部之下膨大，而后向末端变狭，末端钝，中部之下宽2.5 mm；蕊柱较短，花药直立，长1 mm；退

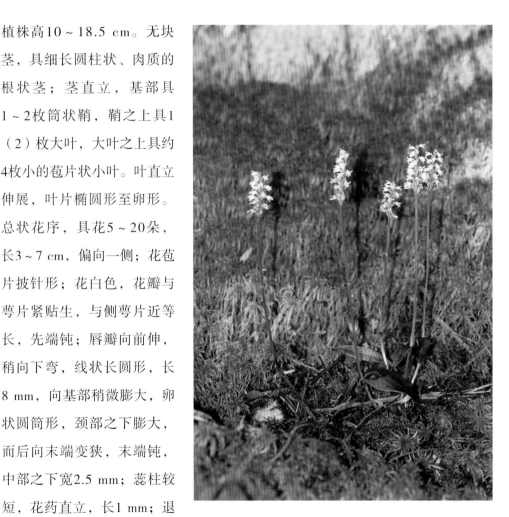

化雄蕊颇大，卵圆形或倒卵形，较药室顶稍低。花期8~9月。

【分布与生境】梵净山地区资源分布的代表区域：回香坪、黄柏沟、白云寺。生于山坡密林下阴处或覆土的岩石上。

【评 述】模式标本采自梵净山。

# 江口盆距兰 *Gastrochilus nanus* Z. H. Tsi

【形 态 特 征】多年生草本植物，茎匍匐。叶互生，深绿色带紫红色斑点，排成2列，椭圆状长圆形，长8～10 cm，宽5～6 mm，先端急尖。伞形花序出自茎的近顶端，具5～6朵花；花序柄近直立，基部被1～2枚筒状鞘；花苞片绿色带紫红色斑点，卵状三角形，先端急尖；花淡黄绿色；中萼片椭圆形，先端钝，具1条脉，侧萼片多少斜长圆形，与中萼片等大；花瓣长圆形，比萼片小，前唇肾形，向前伸展，先端近截形并且凹缺，边缘和上面密布白色毛，上面中央增厚的垫状物橄榄绿色，后唇近圆筒状，上端的口缘稍抬起而其前端

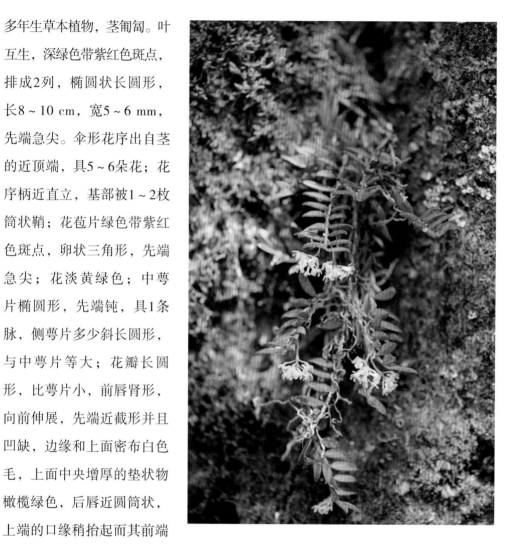

无明显的凹口；药帽前端收窄为喙状。花期8月。

【分布与生境】梵净山地区资源分布的代表区域：大黑湾、青龙洞。生于山地林缘树干上。

【评　　　述】模式标本采自梵净山。

# 中华盆距兰 *Gastrochilus sinensis* Z. H. Tsi

【形 态 特 征】茎匍匐状，细长，长10～20 cm或更长。叶绿色带紫红色斑点，2列，彼此疏离，

互生，与茎交成90°角而伸展，椭圆形或长圆形，长1~2 cm，宽5~7 mm，先端锐尖并且稍3小裂，基部具极短的柄。总状花序缩短成伞状，具2~3朵花；花序柄纤细，长约1 cm，上端扩大，下部被2~3枚杯状鞘；花苞片卵状三角形；花梗连同子房黄绿色带紫红色斑点，具条纹；花小，开展，黄绿色带紫红色斑点；中萼片近椭圆形，凹陷，先端钝，具3条脉，侧萼片稍斜长圆形，与中萼片等大，先端钝，具1条脉；花瓣近倒卵形，比萼片小，先端近圆形，具3条脉，仅中脉到达先端，前唇肾

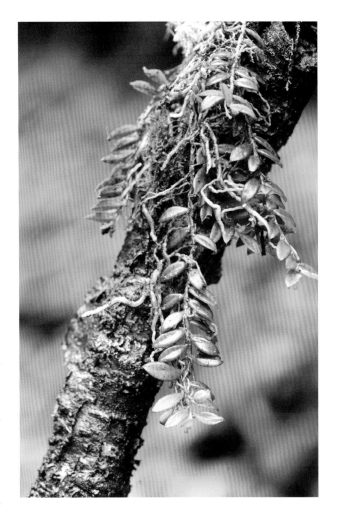

形，先端宽凹缺，中央具增厚的垫状物，后唇近圆锥形，多少两侧压扁，末端圆钝并且稍向前弯曲，上端的口缘稍抬起而稍比前唇高，口缘的前端具宽的凹口；药帽前端收窄呈狭三角形。花期10月。

【分布与生境】梵净山地区资源分布的代表区域：小黑湾、鱼坳、石棉厂、马槽河等。生于山地林中树干上或山谷岩石上。

# 主要参考文献

［1］国家中医药管理局《中华本草》编委会.中华本草［M］.上海：上海科学技术出版社，1999.

［2］杨传东，石磊，雷孝平.梵净山药用植物［M］.贵阳：贵州科技出版社，2016.

［3］吴兴亮，邓春英，张维勇，等.中国梵净山大型真菌［M］.北京：科学出版社，2014.

［4］熊源新，石磊.梵净山苔藓［M］.贵阳：贵州科技出版社，2014.

［5］贵州省中医研究所.贵州草药：第一、二集［M］.贵阳：贵州人民出版社，1970.

［6］《贵州植物志》编委会.贵州植物志：第一卷［M］.贵阳：贵州人民出版社，1982.

［7］《贵州植物志》编辑委员会.贵州植物志：第一－三卷［M］.贵阳：贵州人民出版社，1986-1990.

［8］《贵州植物志》编辑委员会.贵州植物志：第四－九卷［M］.成都：四川民族出版社，1988-1989.

［9］陈谦海.贵州植物志：第10卷［M］.贵阳：贵州科技出版社，2004.

［10］何顺志，徐文芬.贵州中草药资源研究［M］.贵阳：贵州科技出版社，2007.

［11］江苏新医学院.中药大辞典［M］.上海：上海科学出版社，1999.

［12］王培善，王筱英.贵州蕨类植物志［M］.贵阳：贵州科技出版社，2001.

［13］吴兴亮，卯晓岚，图加古尔，等.中国药用真菌［M］.北京：科学出版社，2013.

［14］张宪春.中国石松类和蕨类植物［M］.北京：北京大学出版社，2012.

［15］中国科学院植物研究所.中国高等植物图鉴［M］.北京：科学出版社，1980.

［16］中国科学院植物研究所.中国高等植物［M］.青岛：青岛出版社，2001.

［17］中国科学院中国植物志编辑委员会.中国植物志［M］.北京：科学出版社，2004.

［18］高士贤.中国动物药志［M］.长春：吉林科学技术出版社，1996.

［19］贵州省中药资源普查办公室，贵州省中医研究所.贵州中药资源［M］.北京：中国医药科技出版社，1992.

［20］肖培根.新编中药志：第一－四卷［M］.北京：化学工业出版社，2002.

［21］贾敏如，张艺.中国民族药辞典［M］.北京：中国医药科技出版社，2016.

# 索　引

## 一、药用植物拉丁学名索引

# 二、药用动物拉丁学名索引

T

*Tabanus mandarinus* Schiner / 1903
*Tamiops maritimus* Bonhote / 1969
*Teleogryllus occipitalis* (Serville) / 1884
*Trionyx sinensis* (Wiegmann) / 1932

U

*Uroctea compactilis* L. Koch. / 1855
*Ursus thibetanus* Cuvier / 1979

V

*Vespula orbital* (du Buysson) / 1905

*Viridovipera stejnegeri* (Schmidt) / 1948
*Viverra zibetha ashtoni* Swinhoe / 1987
*Viverricula indica* Desmarest / 1987
*Vulpes vulpes hoole* Swinhoe / 1977

W

*Whitmania pigra* Whtman. / 1853

Z

*Zaocys dhumnades* (Cantor) / 1941

# 三、药用植物中文名索引

# 四、药用动物中文名索引